Bienstein / Fröhlich
Basale Stimulation® in der Pflege

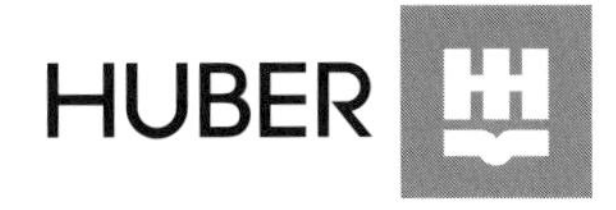

Christel Bienstein
Andreas Fröhlich

Basale Stimulation® in der Pflege

Die Grundlagen

7., korrigierte Auflage

Verlag Hans Huber

Christel Bienstein. Hon.-Prof., Dipl. Päd., Leiterin des Departments für Pflegewissenschaft an der Universität Witten-Herdecke. Entwicklerin der „Basalen Stimulation® in der Pflege".
Christel.Bienstein@uni-wh.de

Andreas Fröhlich. Prof. Dr., Begründer und Entwickler der Basalen Stimulation®.
polyhandycap@aol.de

Lektorat: Jürgen Georg
Herstellung: Shatuna Sellaiah
Illustrationen: Sabine Meyer-Marc
Fotos: Christel Bienstein (S. 128, 132, 178), Doris Leuscher
Umschlag: Claude Borer, Basel
Druckvorstufe: punktgenau gmbh, Bühl
Druck und buchbinderische Verarbeitung: Hubert & Co., Göttingen
Printed in Germany

Bibliografische Information der Deutschen Nationalbibliothek
Die Deutsche Nationalbibliothek verzeichnet diese Publikation in der Deutschen Nationalbibliografie; detaillierte bibliografische Daten sind im Internet unter http://dnb.d-nb.de abrufbar.

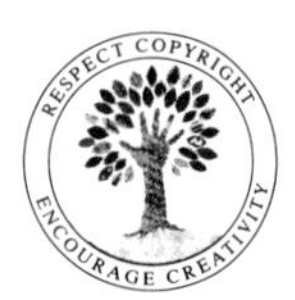

Anregungen und Zuschriften bitte an:
Verlag Hans Huber
Lektorat Pflege
Länggass-Strasse 76
CH-3000 Bern 9
Tel: 0041 (0)31 300 4500
Fax: 0041 (0)31 300 4593
verlag@hanshuber.com
www.verlag-hanshuber.com

7., korrigierte Auflage 2012

(E-Book-ISBN 978-3-456-95110-2)
ISBN 978-3-456-85110-5

Inhaltverzeichnis

Die Basis

Menschen werden mit unterschiedlicher genetischer Ausstattung, mit unterschiedlichen Fähigkeiten und Möglichkeiten in diese Welt hineingeboren. Vom ersten Lebenstag an begeben sie sich in Interaktionen mit ihren Bezugspersonen und ihrer personalen und dinglichen Umwelt. Durch ihre Eigenaktivität im Austausch mit den an sie herangetragenen Angeboten entwickeln sie sich und entfalten ihre Fähigkeiten. Bereits als Säugling oder Kleinkind sind Menschen kompetente Akteure ihrer eigenen Entwicklung und keineswegs nur Objekte von Pflege, Versorgung und Erziehung.

Wir sprechen hier von der Selbstorganisation alles Lebendigen und meinen damit, dass die eigentlichen Entwicklungskräfte im jeweiligen Menschen selbst liegen. Jeder Mensch ist Subjekt und die bestimmende Größe seiner persönlichen Entwicklung. Niemand wird „von außen gemacht".

Alle Entwicklungsprozesse des Lebendigen können durch Bedingungen beeinträchtigt werden, die im Individuum selbst oder auch in der Umwelt geschaffen werden: Genetische Störungen, Erkrankungen, Unfälle, äußere Not, unzureichende Zuwendung und Anregung, elementarer Mangel. Geschehnisse während der vorgeburtlichen Zeit und des ganzen nachgeburtlichen Lebens können das Entwicklungspotenzial eines Menschen beeinträchtigen, es hemmen oder verzögern. Dies ändert jedoch nicht die Tatsache, dass eine beeinträchtigte Entwicklung in Krankheit und Behinderung trotzdem eine selbstbestimmte Entwicklung ist. Angesichts der behindernden und einschränkenden Umstände ist diese Entwicklung vielmals sogar eine besondere Leistung. Krankheit bedeutet eine existenzielle Herausforderung für die einzelnen Menschen und ihre sozialen Umgebung, die immer mit betroffen ist. Wenn eine vorher gesunde Mutter beispielsweise nicht mehr wie gewohnt mit ihrem Mann und den Kindern interagieren kann, wirkt sich ihre Krankheit unmittelbar und sofort auf das soziale Gefüge der Familie aus. Der Austausch zwischen den Interaktionspartnern wird plötzlich oder schleichend erheblich gestört.

Hier wird ein erster Aspekt von „Ganzheitlichkeit" offenbar, wenn erkannt und akzeptiert wird, dass nicht allein die Patientin oder der Patient krank und pflegebedürftig ist, sondern dass diese Störung systemisch, d. h. ganzheitlich auftritt. So betrifft Krankheit und Pflegebedürftigkeit immer auch die Interaktion zwischen den Bezugspersonen und erschwert diese. Als Folge können weitere Belastungen und Entwicklungsbeeinträchtigungen auftreten.

Jede Entwicklung des Menschen, sei er gesund, krank oder behindert, strebt zunächst nach größerer Autonomie, d. h. nach einer Unabhängigkeit von der unmittelbaren Unterstützung durch andere. Das Kind möchte seine Aktivitäten selbst und allein gestalten und der Betroffene oder Patient seine „Selbstpflegekompetenz", mit Hilfe der Pflegenden, wiedererlangen oder zumindest in Teilbereichen sichern. Das Streben nach Autonomie steht dabei nur scheinbar im Widerspruch zu dem Bedürfnis nach Nähe, Zärtlichkeit und Geborgenheit, das für alle Menschen bedeutsam ist. Auch das Bedürfnis nach Anerkennung und Wertschätzung durch andere Menschen entspricht dem Gedanken der Autonomie, d. h. einer Selbstständigkeit im Denken, Fühlen und Handeln. In der Wechselbeziehung mit dem Gegenüber, hier also mit dem Patienten, verwandte Bestrebungen zu entdecken, schafft Gemeinsamkeit und ermöglicht auf der Basis respektvoller Begegnung ein gemeinsames Handeln. Dieses gemeinsame Handeln ist der Kern unseres Konzepts. Es geht uns nicht um die fremdbestimmte, von vornherein zum Scheitern verurteilte Einflussnahme auf Individuen, sondern um die Entwicklung gemeinsamer Interessen, vereinter Ziele und, daraus abgeleitet, die Ermöglichung gemeinsamer pflegerischer und selbstpflegerischer Aktivitäten. Wir respektieren Patientinnen und Patienten als Subjekt, als auf ihre individuelle Weise gleichberechtigte Gegenüber mit einer einzigartigen Biografie.

Dieser Respekt ist auf das Engste verbunden mit den Grundsätzen der Menschenwürde, wie sie im Grundgesetz der Bundesrepublik Deutschland und in der Charta der Menschenrechte der Vereinten Nationen festgeschrieben sind. „Die Würde des Menschen ist unantastbar", dieses Prinzip stellt für uns einen der höchsten Werte dar. Die Würde des Menschen kann durch Entwicklungsbeeinträchtigung, Krankheit, Verwirrtheit und auch durch ein Leben im Koma mit scheinbarer tiefer Bewusstlosigkeit nicht einschränkt oder verändert werden, sie ist jedem Menschen gleichermaßen eigen.

Mit den hier vorgelegten, deutlich überarbeiteten und aktualisierten Ausführungen möchten wir Ihnen, liebe Leserinnen und Leser, die Möglichkeit geben, sich mit einem Pflegekonzept vertraut zu machen, das die Würde des Menschen, sein Streben nach Autonomie und den Respekt vor dem Individuum ganz besonders achtet und würdigt. In den vergangenen Jahren haben wir immer wieder mit großem Nachdruck darauf verwiesen, dass keine Situation im Leben eines Menschen, sei sie auch durch Krankheit, Unfall oder den Abbau von Lebensenergie gekennzeichnet, diesen Menschen außerhalb des Geltungsbereichs des oben genannten Grundprinzips stellt. Das so genannte Bewusstsein, die Fähigkeit zur kritischen Reflexion, die Verfügung über Sprache oder andere Kommunikationsformen sind zwar typisch für Menschen, sie begründen aber nicht das Menschsein. Patientinnen und Patienten, die über diese Fähigkeiten nicht verfügen, sind nicht „weniger Mensch" als andere. Sie haben einen Anspruch auf respektvolle Pflege, Begleitung und Förderung ihrer Fähigkeiten.

Aus diesem Grund stehen wir älteren und neueren Entwicklungen im Umgang mit beschädigtem und bedrohtem Leben skeptisch gegenüber. Aus unserer Überzeugung heraus kann es keine Verfügbarkeit über menschliches Leben geben. In diesem Zusammenhang spannt sich der Bogen über die verbrauchende Embryonenforschung, die Präimplantationsdiagnostik, die pränatale Diagnostik, über Fragen der Intensivmedizin und letztlich der Transplantationsmedizin und Sterbehilfe. Die wissenschaftlich/technische Machbarkeit legitimiert unseres Erachtens keineswegs zwangsläufig das daraus resultierende „therapeutische" Handeln. Immer dann, wenn über einen Menschen zu Gunsten eines anderen oder einer Gruppe verfügt wird, ist höchster Zweifel angebracht. Kritischste Aufmerksamkeit und ebensolches Hinterfragen der jeweiligen Motive sind immer dann erforderlich, wenn Eingriffe, Forschungen oder sogar die Hilfe zu einem vorzeitigen Tod zu fremden Nutzen eingesetzt werden.

So haben wir in unseren „zentralen Zielen/Lebensthemen", die das Kernstück des vorliegenden Buches darstellen, auch ausdrücklich **Leben erhalten** als erstes Ziel/Lebensthema formuliert. Wir wissen wohl, dass zum Leben auch das Sterben gehört, doch muss das in einem würdigen, dem einzelnen Menschen entsprechenden Prozess geschehen können. Leiden gilt es zu vermindern. Dies ist eine der großen Aufgaben jeglicher Pflege, aber das Leben darf nicht verhindert oder verkürzt werden.

Wir versuchen in unserem praxisorientierten Konzept Gestaltungsmöglichkeiten für ein Zusammenleben mit kranken und beeinträchtigten Menschen vorzustellen. Möglichkeiten, wie Menschen während ihrer Entwicklung zur Genesung oder auch am Lebensende begleitet werden können. In vielen Bereichen konnten wir sehr konkrete, praktische Hinweise und Hilfen entwickeln und hoffen, dass diese auch auf andere Situationen im Pflegealltag übertragbar sind. Jede Neuerung in der medizinisch-pflegerischen Versorgung kranker und behinderter Menschen wird neue Fragen aufwerfen, jede Einzelsituation trägt ihren besonderen Charakter, dem in einem Buch nur schwer vorgegriffen werden kann. So möchten wir unsere Leserinnen und Leser ermuntern, im Austausch mit den Ihnen Anvertrauten eigene Schritte zu gehen. Die großen Linien versuchen wir aufzuzeigen. In einem Arbeitsbuch (Fröhlich, 2010) können Sie das Gelesene vertiefen und noch stärker auf Ihre eigenen Praxiserfahrungen hin orientieren.

Christel Bienstein, Andreas Fröhlich,
Witten und Kaiserslautern im Frühjahr 2012

Einleitende Gedanken

Menschen werden langsam oder auch plötzlich zu Menschen, die der Unterstützung anderer bedürfen. Der am häufigsten verbreitete Begriff bezeichnet sie dann als Patienten. Sie erleiden, wie der lateinische Begriff *patiens* (leidend, erduldend, geduldig) beschreibt, etwas: Schmerz, Funktionsstörungen, Übelkeit, Verwirrung und auch Angst. Diese Menschen erleiden aber auch Behandlung, Eingriffe, Manipulationen und viele, zum Teil fremde und verwirrende Maßnahmen am eigenen Körper. In dieser Situation werden sie vom selbstbestimmten Subjekt zu einem relativ fremdbestimmten Objekt von Diagnostik, Therapie und Pflege.

Das Ereignis oder der Prozess, der einen Menschen zum Patienten werden lässt, wird entweder als Schock, aggressiver Akt oder auch als schleichender Abbauprozess erlebt. Patient* werden heißt auch immer, Verluste in Kauf nehmen zu müssen, „nicht mehr der Alte zu sein" und sich bedroht zu fühlen. Patienten sind also nicht nur krank, sondern stehen inmitten eines oft sehr dynamischen, ja, turbulenten Entwicklungsprozesses ihrer Persönlichkeit. „Etwas" ist aus den Fugen geraten, ist nicht mehr stimmig und organisiert sich neu, ohne dass der betroffene Mensch weiß, in welche Richtung diese Entwicklung geht.

Es ist uns bewusst, dass beispielsweise Menschen mit demenziellen Prozessen nicht automatisch zu Patienten werden. Aus diesem Grunde wechseln wir innerhalb des Textes häufig die Bezeichnungen. So reden wir von Betroffenen, beeinträchtigten Menschen oder eben von Patienten.

Pflegende haben die Aufgabe, sich mit dem ganzen Menschen auseinander zu setzen. Sie können sich nicht ausschließlich auf seine Funktionsstörungen, auf die Krankheitssymptomatik im klassischen Sinn konzentrieren, sondern müssen all die Ängste, Aufregungen und Verwirrungen des Erkrankten mit berücksichtigen. Die Angehörigen nehmen in diesem Prozess eine bedeutende Rolle ein. Nicht nur der Betroffene selbst, sondern auch seine Angehörigen bedürfen der Unterstützung, um in die veränderte Situation hineinzuwachsen. Hier sind Aufklärung, Anleitung aber auch nahe Begleitung erforderlich.

* Es wurde zumeist die männliche Form gewählt, gemeint sind jedoch ebenso Frauen und Mädchen.

Nur die ganze Person kann mit der Hilfe von Medizin, Pflege und therapeutischen Interventionen gesunden. Ein Pflegeverständnis, das sich zu eng auf die Krankheit bezieht, kann dem Menschen in einer sehr schwierigen Lebensphase nicht gerecht werden.

In diesem Buch beschäftigen wir uns insbesondere mit Menschen, die eine schwere längerfristige Einschränkung in wichtigen vitalen Funktionen zeigen. Die Patienten, von denen hier gesprochen wird, sind Patienten auf neurochirurgischen oder allgemeinen Intensivstationen ebenso wie Frühgeborene und Babys, die einer intensivmedizinischen Betreuung bedürfen. Zudem sprechen wir von ausgeprägt altersverwirrten Menschen und neurologisch Beeinträchtigten sowie von Menschen, die sich im Sterben befinden.

All diese Menschen haben ein höchst individuelles Schicksal erlitten und dennoch kann von gewissen Gemeinsamkeiten ausgegangen werden. Ihre Identität, ihr Körper hat sich durch einen Schock, eine Verletzung, einen ärztlichen Eingriff oder eben durch Abbauprozesse und Funktionsverluste in radikaler Weise verändert. Die empfundenen Schmerzen lassen sie den eigenen Körper als feindlich erleben und das Gefühl von Verwirrung bewirkt eine persönliche Entfremdung. Davon ausgehend, dass das „Körper-Ich" das primäre Selbst eines Menschen darstellt, wird leicht offensichtlich, dass auch körperliche Beeinträchtigungen eine existenzielle Bedrohung der Identität darstellen. Es kommt zum Verlust der persönlichen Integrität (integer, lateinisch = unberührt, unangetastet, heil, ganz).

Folgende Gedanken könnten für Patienten in dieser Situation typisch sein:

„Ich bin nicht mehr derjenige, der ich gewesen war, ich erkenne mich in meinem jetzigen Zustand kaum wieder. Ich fühle mich bedroht, habe Angst, so nicht mehr weiter leben zu können. Mein eigener Körper ist mir kein Zuhause mehr. Er wird mir fremd, bedroht mich sogar und scheint sich aufzulösen. Ich spüre, dass ich angegriffen und in Gefahr bin, mich selbst zu verlieren."

Menschen, die sich in solchen Lebenssituationen befinden, fühlen sich gespalten und nicht mehr als die Person, die sie einmal waren.

Pflegerische und medizinische Maßnahmen traditioneller Art widmen sich insbesondere den gestörten bzw. geschädigten Bereichen des Körpers und ihren Funktionen. Sie tragen vergleichsweise wenig Sorge dafür, dass die leibseelische Ganzheit durch die Maßnahmen zusammengehalten wird. Häufig treibt die starke Konzentration auf pflegerische und medizinische Tätigkeiten, die die Krankheit und gestörte Organfunktionen betreffen, die Spaltung weiter voran. Gesundung, so unsere Überzeugung, ist hingegen ein aktiver Prozess des ganzen Menschen. Des Menschen, der sich selbst wieder neu organisieren muss, um zu einer neuen, möglicherweise veränderten Einheit zu finden.

Es kann nicht mehr von der traditionellen Sichtweise der Trennung von Körper, Geist und Seele ausgegangen werden. Diese Trennung ist rein virtuell und dient lediglich der Betonung eines bestimmten Schwerpunktes. Der Körper ist durch die Anwesenheit von Geist und Seele geprägt, er ist, bildlich betrachtet, durchwoben. Alle Erfahrungen des Körpers sind auch Erfahrungen, die die Psyche und das Bewusstsein des Menschen berühren. Körperliche Verletzungen können zu Ängsten oder in ihrer Aufarbeitung zur Herausbildung von Vermeidungsstrategien führen, die dann bereits im Vorfeld quasi präventiv eingesetzt werden. Ebenso prägen psychische Verletzungen den Körper. Offensichtlich wird das bei depressiven Menschen, deren Körperhaltung ihrem Erleben angepasst ist, obwohl der Körper an sich nicht krank ist.

Das Konzept der Basalen Stimulation verspricht dieser „Verwobenheit" Rechnung zu tragen. Es stellt ein Angebot dar, die Neuorganisation des Patienten zu unterstützen. Die Selbstheilungskräfte, so unsere Annahme, sind im Wesentlichen im Patienten selbst zu suchen. Unsere Aufgabe ist, ihm Hilfestellung zu geben, eine Atmosphäre und Umgebung zu schaffen, in der er die verbleibenden Kräfte nutzen kann, um sich selbst neu auszutarieren.

Pflege kann in nahezu aussichtslos erscheinenden Situationen helfen, den Alltag ertragbar zu machen. Pflege **macht** nicht gesund, Pflege **hilft** beim Gesundwerden. Gleiches gilt für medizinische Bemühungen. Auch sie müssen in einem aktiven Prozess, der nicht zwangsläufig Erfolg verspricht, in den Patienten integriert werden.

Selbst in der Sterbephase übernimmt der Betroffene den wesentlichsten Anteil. Die Pflege kann ihm dabei nur Angebote zur Erleichterung und Begleitung des Sterbeprozesses machen. Der Sterbende selbst ist derjenige, der über ihre Bedeutung entscheidet. Viele Sterbende erleben es als bedrohlich, sich im letzten Lebensabschnitt zu verlieren (Kutzner, 2001). Für Menschen, deren Lebensweg zu Ende geht, kann eine ganzheitliche, basal stimulierende Pflege eine wichtige Hilfe sein, sich auf das Ende und den Übergang in eine andere Daseinsform zu ordnen und orientieren. Unsere Erfahrungen haben gezeigt, dass die basale Stimulation für sehr viele Menschen eine große Erleichterung ist.

Sie können sich mit dieser Unterstützung eher in Frieden von der Welt verabschieden und sie hinter sich lassen.

Ein wesentlicher Grundgedanke, der unser pflegerisches Handeln bestimmt, ist in dem Begriffsbestandteil „basal" enthalten. Basal meint, dass wir uns der einfachsten und elementarsten Möglichkeiten bedienen wollen, um einen anderen Menschen zu erreichen und mit ihm in Kontakt zu treten. Basal bedeutet aber auch, dass wir auf die Basis, d. h. das Fundament des menschlichen Handelns, zurückgreifen. So einfach wie nur möglich, ohne Forderungen an den Patienten zu stellen und ohne stillschweigende Voraussetzungen zu formulieren, die unser pflegerisches Handeln erst in Gang setzen. Der Patient braucht keine Leistung zu erbringen, er muss sich nicht in einer bestimmten Art und Weise verhalten, er muss sich nicht einmal kooperativ oder offen zeigen. Gerade angesichts tief bewusstloser Menschen kommt der Gedanke des Basalen zum Tragen. In diesem Zustand ist deutlich, dass der Mensch physisch anwesend ist. Er ist durch seinen Körper mit dieser Welt existenziell aufs Engste verbunden. Auch wenn der Mensch unter zur Hilfenahme von herkömmlichen Mitteln nicht mit uns in Verbindung zu treten scheint, akzeptieren wir seinen Körper als seine Existenzform.

Tiefe Bewusstlosigkeit, das Leben im Koma, heißt nicht zwangsläufig, dass der Mensch in keinem Kontakt mehr mit der Welt steht (Bienstein/Fröhlich, 1994). Eine Annäherung an den Patienten ist möglich, auch wenn er von sich aus keine Reaktion zu zeigen scheint. Wir setzen darauf, dass Patienten sehr viel mehr in ihren psychischen Tiefen wahrnehmen als von außen beobachtet werden kann (Zieger, 2000). Wir geben ihnen Hinweise über ihre Situation, wir vermitteln ihnen Kontakt und Kommunikation, wir sorgen dafür, dass sie mit der Welt in einer basalen Beziehung bleiben. Wir gehen davon aus, dass die körperliche Bewusstlosigkeit nicht mit einer seelischen oder psychischen Bewusstlosigkeit gleichzusetzen ist. Wir verfügen mittlerweile über viele Erfahrungen, dass Menschen, obwohl sie nach klassischen Erkenntnissen eindeutig bewusstlos waren, das Geschehen um sich herum wahrnahmen und später darüber berichten konnten (Claussen, 1996; Tavalaro, 1997).

So lange Menschen leben – und zu diesem Leben gehört auch der Sterbeprozess – stehen sie in einer elementaren Verbindung mit der sie umgebenden Welt. Pflegende sind ein wichtiger Teil dieser Welt. Ihnen möchten wir Möglichkeiten eröffnen, auch dann mit den Patienten kommunizieren und in Interaktion treten zu können, wenn dies nach tra-

ditionellen Vorstellungen nicht mehr möglich scheint und vielleicht sogar als sinnlos betrachtet wird.
Der Begriff der „Stimulation" wurde in der Zeit der Begründung des Konzepts synonym mit dem Begriff des „Angebots" verwendet. Während Stimulation im heil- und sonderpädagogischen Bereich in dieser Form interpretiert wurde, entwickelte er sich im Bereich der Pflege zuerst zum Selbstläufer, in dem Stimulation mit „ständigem Anregen" gleichgesetzt wurde. Dabei richtete sich das Augenmerk auf das Ziel, „etwas Sichtbares" zu erreichen. Das Konzept erhielt damit die Dimension der Leistung, des möglichst messbaren und nachweisbaren Erfolges. Zu Beginn der Übertragung des Konzeptes in die Pflege, wurden auch Patienten stimuliert und „beglückt", die nicht stimuliert und beglückt werden wollten.

Pflegende und Pädagogen unterschieden sich hier maßgeblich.

Sonderpädagogen gehen davon aus, dass die Schritte nur langsam gemacht werden können und die Betroffenen darüber selbst entscheiden. Ferner ist es gerechtfertigt, dass sich nicht in dem Maße „weiterentwickelt" wird, wie der Pädagoge es wünscht. Pflegende hingegen waren auf Entwicklung als ein unbedingtes Muss ausgerichtet. Schon in ihrer Ausbildungszeit lernen sie, dass alles was sie tun, der Erlangung von Gesundheit oder dem Wiedererwerb von Fähigkeiten dienen sollte. Besonders im Krankenhausbereich war und ist dieses Verhalten ausgeprägt. Hier ist man nicht, weil es einem so weiter gehen soll wie bisher, sondern, weil etwas aus einem werden soll. Der individuell Betroffene verschwindet hinter den Anforderungen des Betriebes. Die Pflegenden scheinen häufig regelrecht getrieben zu sein, sichtbare, greifbare Entwicklungen ihrer Patienten vorweisen zu können.

Zurück bleibt bei den Pflegenden ein hohes Maß an Unzufriedenheit, den Bedürfnissen der Patienten nicht Rechnung tragen zu können, sondern in das Funktionieren eingespannt zu sein. Goffman verglich 1976 die Krankenhäuser mit militärischen Hochburgen. Daran hat sich bisher noch zu wenig geändert. Im Rahmen der Einführung der Fallpauschalen in den Krankenhäusern (DRG's) muss sogar mit einer Verschärfung gerechnet werden. Die Handlungsdichte nimmt durch die verkürzte Verweildauer zu, dieses ist jedoch nur zu erreichen, wenn sich der Patient nahtlos in den strukturellen Ablauf des Klinikalltages eingliedert.

Der gemeinsame Austausch zwischen Heilpädagogik und Pflege auf der Basis des Konzepts hat jedoch dazu geführt, dass eine gegenseitige Partizipation und Achtung eingetreten ist. Mit der Hilfe des Konzepts der Basalen Stimulation können Pflegende ihre ursprüngliche berufliche Intention, Menschen in schwierigen Situationen zu begleiten, umsetzen.

Inzwischen liegen auch im Pflegebereich umfängliche Erfahrungen mit dem Konzept vor. Sie sind nicht nur für Patienten und ihre Angehörigen hilfreich, sondern zeigen auch dem Pflegepersonal die Möglichkeiten ihres Berufes auf und lassen die Freude an ihm spürbar werden.

BASALE STIMULATION

ist ein Konzept zur Förderung von Menschen in krisenhaften Lebenssituationen, in denen ihre Austausch- und Regulationskompetenzen deutlich vermindert, eingeschränkt oder dauerhaft behindert sind. Dabei stehen die Fähigkeiten zur Wahrnehmung, Kommunikation sowie zur Bewegung im Zentrum des Konzepts.

Durch einfache und grundlegende Austauschangebote und -hilfen sollen Kompetenzen erhalten, gesichert und aufgebaut werden.

Basale Stimulation ist eine Form ganzheitlicher, körperbezogener Kommunikation für Menschen mit wesentlichen Einschränkungen.

Basale Stimulation versteht sich

- als Angebot körperbezogenen und ganzheitlichen Lernens
- als umfassende Entwicklungsanregung in sehr frühen Lebensphasen
- als Orientierung in unklaren, Wahrnehmungs-, Kommunikations- und Bewegungssituationen
- als Stressreduzierung für Menschen in belastenden Grenzsituationen, z. B. in schweren gesundheitlichen Krisen
- als Begleitung von Menschen in ihrem Sterben
- als psychotherapeutisch orientierte Begleitung in schwierigen Wahrnehmungs- und Kommunikationsphasen.

Basale Stimulation ist immer ausgerichtet an grundlegenden, einfachen und primären Bedürfnissen des Not leidenden Menschen in unterschiedlichen, schwierigen Lebenssituationen.

Elemente der Basalen Stimulation können auch in anderen Situationen für Menschen ohne wesentliche Beeinträchtigungen anregend, entspannend oder bereichernd sein. In diesen Fällen sollte man aber nicht von Basaler Stimulation, sondern von „basal orientierter Anregung“ oder „basal orientiertem Arbeiten“ sprechen.

1. Einführung in das Konzept

Basale Stimulation in der Pflege ist zunächst ein körperorientiertes Konzept. Der Körper des Patienten ist anwesend, er ist gewissermaßen das Hauptbetätigungsfeld der Pflegenden. Pflege für den Menschen findet zumeist über den Körper und am Körper statt. Dieser Körper ist aber nichts Losgelöstes, sondern die Existenzform des Menschen in dieser Welt. Ohne Körper können wir nicht sein, überall da, wo ein menschlicher Körper lebt, ist auch ein ganzer Mensch. Manche Autoren sprechen vom Leib, um diesen vom eher physikalisch verstandenen Körper zu unterscheiden. Der Leib gilt dann als der beseelte Körper. Wir möchten im Folgenden aber weiterhin vom Körper sprechen, da wir grundsätzlich davon ausgehen, dass eine Aufteilung in Leib – Seele – Körper zum derzeitigen Wissensstand wenig hilfreich ist. Wo wir seelische, psychische oder körperliche Aspekte hervorheben wollen, werden wir dies ausdrücklich tun, ohne den Gedanken der Ganzheitlichkeit dabei in Frage zu stellen.

Spüren

Der Körper eines gesunden Menschen steht ständig mit sich selbst und der Umwelt in Kontakt. Dieser Kontakt besteht hauptsächlich in unterschiedlichen Formen von Berührungen.

Im Schlaf drehen wir uns während einer Nacht viele Male um, verändern unsere Lage und bieten unserem Körper variierende Kontakte. Beim Aufwachen recken und strecken wir uns. Wir bieten dem Körper veränderte Spannung, Stellung und erneut unterschiedliche sensorische Möglichkeiten. Wir waschen uns, berühren uns an allen möglichen Stellen und vergewissern uns damit des eigenen Körpers. Nach dem Waschen, Frottieren und Eincremen fühlen wir uns wieder intakt und in Ordnung, der Körper ist bei sich und in hohem Maße integriert. Wir ziehen uns an und erneut bieten wir unserem Körper eine Fülle von unterschiedlichen sensorischen Reizen.

So könnten wir alle Aktivitäten des Tages unter dem Aspekt der sensorischen Anregung für den eigenen Körper beschreiben. Unser Gehen, unser Stehen, unser Sitzen, unser Arbeiten am PC, unsere Handgriffe bei der Pflege selbst, bieten uns immer eine Rückmeldung **über** den eigenen Körper (dieses **über** hat einen doppelten Sinn: **mittels** unseres Körpers bekommen wir Information **bezüglich** unseres eigenen Körpers). Diese Erfahrungen verschaffen wir uns durch körperliche Aktivität, das heißt durch Bewegung. Die enge Wechselwirkung von Bewegung und Wahrnehmung erfahren wir quasi „am eigenen Leib". Sie bilden gewissermaßen ein Paar, in dem das eine Element nicht auf das andere verzichten kann. Bewegungslosigkeit wird sehr schnell auch zu einer Wahrnehmungslosigkeit, die wir nur sehr schlecht ertragen können: Denken Sie daran, wie es Ihnen beispielsweise bei einem wenig spannenden Vortrag ergeht, wenn Sie lange Zeit still sitzen müssen. Entweder beginnen Sie unruhig zu werden, verändern ständig Ihre Körperposition, um den eigenen Körper wieder besser zu spüren, um wieder wach und wahrnehmungsfähig zu werden. Alternativ werden Sie müder und müder und nehmen sich und das Umfeld immer weniger wahr.

Die eigene Bewegungsfähigkeit wird benötigt, um sich selbst wieder zu spüren. Sie ist die Basis für nach außen gerichtete Wachheit und die Teilnahme am umgebenden Geschehen.

Bereits pränatal und bis in unser jetziges Alltagsleben hinein sorgen wir dafür, uns spüren und orten zu können. Bestimmte Rituale der Alltagsgestaltung, wie das morgendliche Kaffeekochen, die Fahrt zum Dienst mit dem Fahrrad oder die Begrüßung der Kollegen durch einen Handschlag sind hier einzuordnen. Wir sind unser eigener „Körperbewusstseinsunterhalter" und nutzen dazu viele Mittel und Möglichkeiten.

Wenden wir uns nun dem kranken Menschen zu, der zum Patienten geworden ist. Er wird, sofern eine schwere Erkrankung vorliegt, in der Regel in eine neue Umgebung gebracht. Das Krankenhaus stellt für Mediziner, Therapeuten und Pflegende das berufliche Arbeitsfeld dar, es ist im Wesentlichen nach ihren Bedürfnissen geplant und eingerichtet. Zugespitzt kann man sogar behaupten, dass der Patient zu einem „Werkstück" wird, welches verschiedene Berufsgruppen bearbeiteten. Sprachlich können Sätze, wie „An Frau Berger wird noch gearbeitet" oder „Die TEP ist in zehn Minuten fertig", diesen Wandlungsprozess skizzieren.

Der Patient wird auf eine geeignete Arbeitshöhe gebracht – die Pflegebetten sind für die Pflegenden konstruiert und es ist nicht von Interesse, ob der Patient seine Matratze zu Hause vielleicht auf dem Boden liegen hat. Er wird räumlich auf die knapp zwei Quadratmeter fixiert, die die Bettfläche zu bieten hat und immobilisiert. Der Patient muss eine ruhige, möglichst bewegungsarme Position einnehmen, denn nur so können die notwendigen Maßnahmen an ihm ergriffen werden.

Gerade wenn es um eine intensivmedizinische Versorgung geht, wird der Mensch in ein System von Geräten der Überwachung und Versorgung eingepasst, das von ihm die Kontrolle und Reduktion eigener wesentlicher Aktivitäten verlangt. Aus dem „bewegten Menschen" wird der „ruhende Patient". Wer sich diesen Erfordernissen nicht anpasst, wird sediert oder fixiert. Die Verminderung der Bewegungsfähigkeit ist gerade bei schwer kranken Patienten ein Grundprinzip, ohne die offensichtlich viele unserer medizinisch-technischen Errungenschaften nicht einsetzbar sind.

Mit der Verminderung der eigenaktiven Bewegungsfähigkeit, die ebenso charakteristisch für schwache oder apathische Patienten ist, verursacht man neue Probleme. Der eigene Körper wird nicht mehr normal wahrgenommen. Die überwiegend liegende Haltung führt zu einem Mangelempfinden das eigene Gewicht betreffend. Die eigenen Konturen verlieren sich, die Körperteile verlieren ihre Gestalt und damit ihr Wissen über sich selbst. Unser aktuelles Körpergefühl verändert sich. Mit fortschreitender Dauer kommt es auch zu massiven Veränderungen im Körperselbstbild. Das Empfinden im Hinblick auf den eigenen Körper gibt eine andere Vorstellung wieder, als das Bild, welches der Betrachter von außen als Wirklichkeit sieht.

Dieser Prozess kann durch die pflegerisch bedingte Lagerung der Patienten auf einer Weichlage- oder Luftkissenmatratze beschleunigt und vertieft werden. Aufgrund des Gefühls eines einheitlichen Auflagedrucks verschwinden gewohnte Orientierungspunkte wie Hüfte, Gesäß oder Schultern. Die Körperkonturen verschwimmen.

Das gewohnte Körperbild des Menschen repräsentiert aber seine Vorstellung von sich selbst. Jetzt ist er bedroht, sich zu verlieren. Damit verliert er gleichsam die Fähigkeit seinen Körper gezielt zu bewegen, zu spüren und sich im Raum zu orientieren.

Menschen mit Morbus Alzheimer sind besonders durch ihre motorische Unruhe gekennzeichnet. Sie versuchen, durch eine deutliche Bewegungszunahme über ihren Körper dem eintretenden Wissensverlust im „Hier und Jetzt" entgegenzuwirken. Die Ruhigstellung durch Fixierung oder Sedierung erhöht bei ihnen die gespürten Körperverlustängste.

IHRE EIGENE ERFAHRUNG

Sie brauchen eine Uhr und einen normalen gepolsterten Stuhl. Sie setzen sich auf den Stuhl und schieben von beiden Seiten Ihre Hände unter Ihr Gesäß, so dass die Handflächen auf dem Stuhl aufliegen. Wenn Sie jetzt merken, dass Sie einen großen Ring tragen, der nun drückt, setzen Sie ihn noch ab. Lassen Sie dann Ihre Hände ruhig, ohne die geringste Bewegung etwa 4 Minuten in dieser Position. Nun stellen Sie sich die folgenden Fragen und versuchen sie zu beantworten, ohne die Hände und die Finger zu bewegen:

- Welche Struktur hat die Oberfläche des Stuhls?
- Wie ist das Material, weich, hart, gibt es eine Form, die Sie erkennen können?
- Was empfinden Sie über Temperatur, was über Druck?

Bitte bewegen Sie Ihre Finger immer noch nicht und stellen Sie sich vor, Sie sollten Ihre Hand so zeichnen, wie Sie sie jetzt spüren. Fertigen Sie diese Zeichnung in Gedanken an.

Danach können Sie Ihre Hände wieder hervorziehen und bewegen.

Ihre Erfahrung könnte etwa so ausgesehen haben:

Statt eines wohlbekannten differenzierten Körperteils haben Sie etwas ganz Anderes gespürt:

- eine undifferenzierte Form wie Schwimmflossen oder Pfannkuchen,
- wenig Information über die einzelnen Finger, vielleicht gab es gar keinen Zusammenhang mit dem eigenen Körper mehr und kaum Information über die Umgebung – das Material des Stuhles,
- persönliches Missempfinden „so möchte ich mich nicht fühlen".

ZENTRALER HINWEIS

Eine sensorische Wahrnehmungssituation, die sich nicht verändert, wird immer undifferenzierter. Sie reduziert sich langsam auf elementare Wahrnehmungen wie Druck, Temperatur und Schmerz. Dieses Phänomen wird als Habituation (Gewöhnung) bezeichnet. Die aktive Fähigkeit der Wahrnehmung, Differenzierungen vorzunehmen, lässt dabei nach.

Sie haben als Leserin und Leser jetzt eine eigene Erfahrung mit dem Tastsinn gemacht. Dieser enge Zusammenhang zwischen Aktivität, Bewegung und Wahrnehmung gilt aber auch für die anderen Sinnesbereiche, mit denen wir uns in der Welt orientieren.

Hören

Ständig gleichbleibende Geräusche, wie zum Beispiel das Piepen von Monitoren, das Rauschen von Ventilatoren und der von draußen hereindringende gleichmäßige Straßenlärm werden langsam aus der aktiven Wahrnehmung herausgeblendet. Sie scheinen zu verschwinden, da sie dem Hörenden keine neue Information bieten. In diese Kategorie fallen auch das ständige Abspielen von Musik oder fortlaufend eingeschaltete Radiosender.

Der Mensch verfügt schon vor seiner Geburt über die Fähigkeit, Geräusche wahrzunehmen. Je länger er auf der Welt ist, desto mehr Erfahrungen hat er mit Geräuschen gemacht. Er kann diese zuorten und verorten, weiß, wo sie sich befinden und ob es sich um bedrohliche oder alltägliche Geräusche handelt. So sind wir in der Lage, das Geräusch einer Kaffeemaschine vom Geräusch eines herannahenden Zuges deutlich zu unterscheiden. Gerade in der Nacht oder in Räumen mit schlechter Beleuchtung verlassen wir uns besonders auf unseren Hörsinn, um die uns umgebende Situation einzuschätzen. Die Menschen verfügen durch dieses jahrelange Training über ein breites Spektrum von Hörerfahrungen. Vielfach können Schritte von Angehörigen oder Freunden voneinander unterschieden werden. Das Vorfahren des Ehemannes mit dem PKW, ein vertrautes Geräusch, kann ebenso identifiziert werden wie das Weinen des eigenen Kindes innerhalb einer Gruppe von Kindern. Diese Zuordnungsfähigkeit entlastet uns von dem ständigen Bemühen, neue Zuordnungen vorzunehmen. Es ist ein automatisierter Prozess. In schwierigen Lebenssituationen, in denen man ausschließlich auf das Hören angewiesen ist, kann diese Geräuschidentifikation beruhigend oder auch beängstigend wirken. Unsere biografischen Erfahrungen in der Zuordnung von Klängen und Tönen können positiv oder negativ besetzt sein. Jegliche Situation, die uns zwingt, uns auf unsere Hörerfahrungen einzulassen oder zu konzentrieren, stellt immer eine Assoziation mit gewonnenen Vorerfahrungen her. So kann eine knarrende Tür tagsüber keinerlei Ängste auslösen, bei Nacht oder in einer als bedrohlich erlebten Situation jedoch Panik auslösen.

ZENTRALER HINWEIS

Die Ohren des Menschen können nicht aktiv verschlossen werden. Von außen ist nicht erkenntlich, was und in welcher Lautstärke der Betroffenen wahrnimmt und in welchen interpretativen Rahmen es gelangt.

Riechen

Angenehme wie unangenehme Gerüche werden nach einiger Zeit nicht mehr wahrgenommen, da man sich an sie gewöhnt. An der schnell nachlassenden Wirkung des eigenen Parfüms kann dieses Phänomen selbst überprüft werden: Man nimmt den eigenen Duft nicht mehr wahr, weil sich der Geruch nicht verändert. Ebenfalls wird die verbrauchte Luft in einem Raum nach einiger Zeit nicht mehr wahrgenommen, weil unser Riechorgan immer gleichbleibende Informationen bekommt, kein Neuigkeitswert entsteht und stattdessen Habituation (Gewöhnung) eintritt.

Die Fähigkeit des Riechnervs kann schwerlich ausgeschaltet werden. Die Einatmung durch den Mund, unter Umgehung der Nasenatmung, kann lediglich einige Minuten durchgehalten werden, da der Mundraum unangenehm rasch austrocknet.

Den erlebten Riecherfahrungen werden Situationen zugeordnet, die positiv, neutral oder negativ besetzt sind. Aus diesem Grund können auch so genannte „angenehme“ Düfte, wie z. B. Kaffeeduft, völlig unterschiedliche Gefühle bei Menschen auslösen.

ZENTRALER HINWEIS

Der Riechnerv ist direkt mit dem Limbischen System verbunden, welches die Hauptverantwortung für die Bildung assoziativer Gefühle trägt. Jeder Mensch verfügt über eine eigene „Riechbiografie“, deren Aktivierung von außen nicht verhindert werden kann.

Sehen

Über das Sehen verschaffen wir uns eine Fülle von wichtigen Informationen in allen Lebenssituationen. Das Sehen ist eine außerordentlich effiziente Wahrnehmungsart, die uns auch über große Entfernungen hinweg erlaubt, Informationen aufzunehmen. Das Sehen funktioniert in der Regel außerordentlich schnell und differenziert.

Das Prinzip der Habituation können wir gut beim Leseprozess beschreiben. Die gedruckte Schrift zum Beispiel dieser Seite, die Sie jetzt lesen, ist eine relativ gleichbleibende und wenig differenzierte Information. Das, was Ihr Auge aufnimmt, ist ja nicht der Inhalt, sondern sind die geschriebenen und gedruckten Zeichen. Auf dieser Seite befindet sich lediglich eine Kombination von etwa 30 verschiedenen grafischen Zeichen, schwarz auf weiß. Das allein führt beinahe schon dazu, dass das Auge habituiert. Durch die eigenaktive Bewegung des Auges kommt es nun aber zu wichtigen Bewegungsabfolgen, die eben diese Habituation verhindern:

Die Augenbewegungen von links nach rechts:

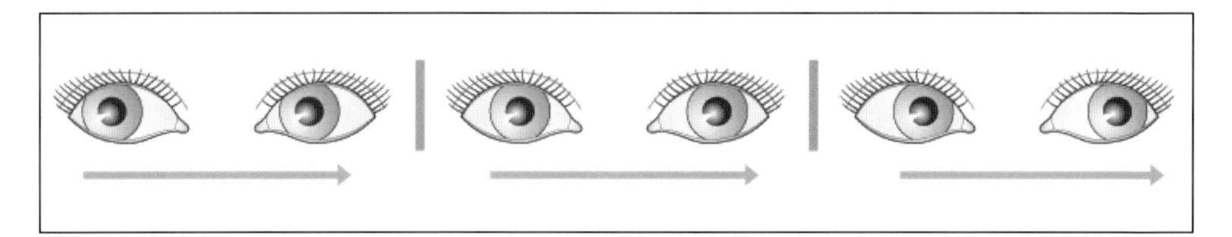

Die Augen folgen den Zeilen jeweils vom Anfang bis zum Ende und springen dann in die nächste darunter liegende Zeile. Natürlich verläuft dies zum Beispiel bei der Lektüre arabischer Schriftzeichen in umgekehrter Folge.

Die Wellenbewegung durch Abtasten der oberen Zeilenhälfte:

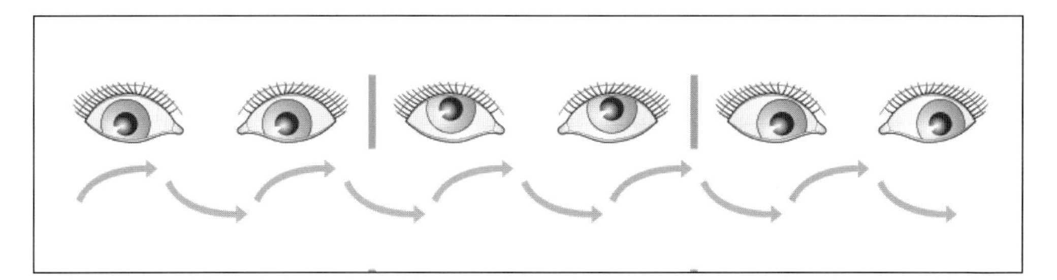

Feinere Augenbewegungen des geübten Lesers tasten die Wortkonturen ab und führen so zu einem sehr viel schnelleren Lesen als bei einer ausschließlichen Synthese der einzelnen Buchstaben zu Wörtern.

Die lateinische Schrift ist im oberen Bereich charakteristischer als im unteren, dies können Sie leicht ausprobieren, wenn Sie mit einem Blatt Papier zuerst die obere Hälfte dieser Zeile abdecken und versuchen, aus den verbleibenden Resten den unteren Teil zu lesen. Wenn Sie dann die untere Hälfte zudecken, werden Sie merken, dass die Erkennbarkeit nun wesentlich besser ist.

Der Nystagmus des Auges

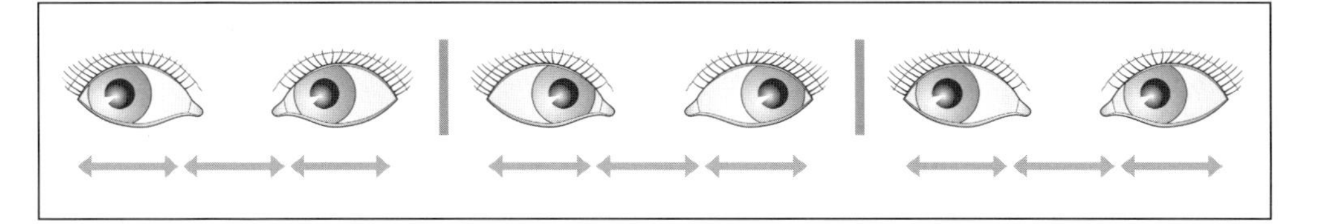

Die minimalen und schnellen nystagmusartigen Bewegungen des Auges führen dazu, dass, anders als beim starren Sehen, nicht immer die gleichen Sehzellen der Netzhaut – die Stäbchen und Zäpfchen – stimuliert werden und es damit zur Habituation kommt.

Wenn man als Leser müde ist und darüber hinaus einen Text lesen muss, der einen inhaltlich nicht sonderlich interessiert, so kommt es leicht zu einem Verschwimmen der Zeilen vor den Augen. Was ist der Grund?

Die Augenbewegungsaktivität lässt nach, gerade der leichte Nystagmus funktioniert nicht mehr und es kommt zur Habituation des Sehens. Die Bewegungsfähigkeit des Auges ist reduziert, aus ihr resultiert die verminderte Wahrnehmungsfähigkeit.

ZENTRALER HINWEIS

Veränderung und Bewegung ist die Grundlage für die optische Wahrnehmung von Information, ohne Bewegung und Veränderung erlischt die Wahrnehmung, bewegte Objekte werden sehr viel leichter und schneller wahrgenommen als unbewegte.

Dieser Prozess der Habituation kann aber in gewisser Weise auch aktiv eingeleitet werden, wenn man sich nämlich einer überwältigenden Reizfülle ausgesetzt sieht. Der betreffende Mensch reduziert dann seine gezielten Wahrnehmungsaktivitäten, um sich zu schützen und nicht von Reizen überflutet zu werden.

IHRE EIGENE ERFAHRUNG

Sie liegen im Sommer im Freibad. Um Sie herum eine Fülle ungeordneter, wilder, fast chaotischer Eindrücke. Sie riechen unterschiedlichste Sonnenöle und Badecremes. Sie hören Stimmen, schreiende Kinder, spritzendes Wasser, Musik und fernen Autoverkehr. Sie sehen Menschen, farbige Badeanzüge, Frotteetücher, Wolken, die Sonne und flatternde Blätter im Wind. Dieses Bild lässt sich weiter ausmalen ... Und dennoch gelingt es Ihnen in dieser Umgebung ganz ruhig zu werden und abzuschalten. Nach einer gewissen Zeit rücken alle Eindrücke in den Hintergrund, sie verschwimmen und werden zu einem einheitlichen „Brei", Sie selbst können sich, scheinbar entgegen der objektiven Realität, ganz allein und ungestört fühlen. Wie funktioniert das?

Sie „schalten ab", das heißt, Sie reduzieren Ihre Wahrnehmungsaktivitäten, legen sich ruhig hin, schließen die Augen und folgen mit dem Hören nicht mehr den einzelnen Geräuschen, sondern schalten Ihr Gehör „auf Durchzug". Genau genommen lassen Sie die Habituation sehr schnell zu, indem Sie Ihre Wahrnehmungsaktivität vermindern. Man kann das auch als Schutz vor Überstimulierung durch eine zu große Reizfülle verstehen.

Die Übertragung dieser Situation und dieses Zustands auf eine Situation in der sich tagtäglich Patienten befinden, wird Ihnen leicht möglich sein.

Betrachten wir das Krankenhaus als eine Lebenswelt für den Patienten, so kommen wir nicht umhin, diese Umwelt als einerseits reizarm und andererseits als verwirrend und überstimulierend einzuschätzen. Die notwendigen medizinisch-technischen Maßnahmen, ganz besonders auf Intensivstationen, führen zu einer ganz erheblichen Einschränkung normaler sensorischer Wahrnehmung. Der Raum, die Lage im Raum, die visuellen (Sehen) und auditiven (Hören) Eindrücke, die Einschränkung der eigenen Bewegungsfähigkeit bedeuten eine drastische Verminderung der sensorischen Angebote, mit denen wir normalerweise leben. Insbesondere die Einschränkung der körperlichen Bewegungsfähigkeit bewirkt sehr schnell eine dramatische Veränderung der Selbstwahrnehmung. Langes Liegen, insbesondere auf Weichlagerungsmatratzen, führt zum unmittelbaren Verlust von Körpergefühl. Hinzu kommen die Einbußen an auditiven und visuellen Orientierungsmöglichkeiten. Bleibt der Blick an die Decke gerichtet, so gibt es nur noch ein milchiges Weiß, in das gelegentlich schnelle Schatten treten. Für das

Hören bleibt ein Gewirr unentschlüsselbarer Laute und Geräusche, die sich nicht in einen Zusammenhang mit der eigenen Person bringen lassen. Die Folge davon, so haben Erfahrungen gezeigt, ist ein weiteres „Verdämmern", um sich der Fülle der unverständlichen Reize, gerade im Hörbereich, zu entziehen. Notwendige sedierende Maßnahmen tun ein Weiteres, den Menschen von seiner Umgebung zu trennen. Diese „Reizdeprivation" (Entzug sensorischer Angebote) führt zu einer Verstärkung der geschilderten Prozesse bezüglich des eigenen Körpers und damit der eigenen Person. Aus der Entwicklungs- und Wahrnehmungspsychologie ist bekannt, dass sich solche Deprivationen folgenschwer auf die Gesamtpersönlichkeit auswirkt. Im Speziellen deaktiviert sie neuronale Netzwerke und wirkt somit der Selbstorganisation und Selbststabilisierung des Menschen entgegen.

Durch basal stimulierende Pflege wird versucht, dem schwer beeinträchtigten Menschen sensorische Angebote zu machen, die seiner jeweiligen Befindlichkeit entsprechen und eine Orientierungsfähigkeit im „Hier und Jetzt" ermöglichen. Dadurch ergeben sich neue und angemessene Möglichkeiten, die Patienten können sich entsprechend ihrer gesundheitlichen Situation öffnen und Bezüge zu der sie umgebenden Wirklichkeit herstellen.

2. Perspektiven der Beteiligten

Im folgenden Kapitel wollen wir versuchen, unterschiedliche Sichtweisen des Erlebens darzustellen und miteinander in Beziehung zu setzen.

Sie als Leserin und Leser steuern Ihre eigenen Erfahrungen dazu bei, denn Sie kennen erkrankte und behinderte Menschen aus Ihrem beruflichen oder familiären Umfeld, Sie haben Erfahrungen mit Behinderungen gesammelt. Sie kennen Beschreibungen von glücklich endenden Krankheitsverläufen aber auch das Scheitern oder Enden aller ärztlichen und pflegerischen Bemühungen.

Basale Stimulation ist ein Konzept **für** Patienten und fühlt sich zur Orientierung an diesen Menschen verpflichtet.

Es geht also nicht darum, eine fest definierte Methode zur Anwendung zu bringen. Vielmehr dient die gemeinsame Suche zum Auffinden von (Teil-)Lösungen, die der speziellen Person in einer Krisensituation individuelle Chancen der Neuorganisation bietet.

Gleichzeitig kann mit Hilfe des Konzepts BS* die Basis geschaffen werden, dass notwendige diagnostische und therapeutische Verfahren, sowie die intensive Pflege des Patienten, nicht nur ertragen, sondern mitgetragen werden. Obwohl eine nicht zählbare Größe unterschiedlicher menschlicher Lebenssituationen existiert, zeigen diese Situationen immer auch verbindende Elemente auf. Das trifft ebenso auf einen Menschen zu, der plötzlich einen Schlaganfall mit der resultierenden Orientierungseinschränkung erleidet, wie auf eine Person mit fortgeschrittener Alzheimer Demenz oder dem zu früh geborenen Baby, welches noch der Orientierung im Mutterleib bedurft hätte.

Perspektive der Betroffenen

In sämtlichen Erfahrungsberichten, die in diesem Buch zur Veranschaulichung angeführt werden, sind selbstverständlich alle verwendeten Namen und Daten frei erfunden.

* BS steht für Basale Stimulation®

AUS EINEM BERICHT

Herr Meier ist 78 Jahre alt. Mitten in der Nacht wird er von seiner Ehefrau mit einem cerebralen Krampfanfall (durch eine Fehlfunktion im Gehirn ausgelöster Krampfanfall) im Bett vorgefunden. Die rechte Körperhälfte ist gelähmt. Die Ehefrau ruft den Notarzt, der den Patienten ins Krankenhaus einweist. Während der Fahrt kommt es zu einem erneuten generalisierten Anfall. Eine hypertone Krise (Bluthochdruckkrise) stellt sich ein. In der neurologischen Notaufnahme ist der Patient nur schwer erweckbar, eine Fazialisparese (Gesichtslähmung) zeigt sich rechtsseitig. Es besteht eine Blickdeviation (unwillkürliche Blickabweichung) beider Augen nach links, die Hemiparese (Halbseitenlähmung) betrifft die ganze rechte Körperseite. Der Babinski-Reflex (Reflex, der bei neurologischen Erkrankungen ausgelöst werden kann) ist am rechten Fuß positiv auslösbar. Die Pupillen des Patienten sind ungleich weit, rechts stärker als links. Es wird ein Computer-Tomogramm des Gehirns veranlasst. Der Befund lautet: Linksthalamische Massenblutung mit Mittellinienverlagerung und Einblutung ins Ventrikelsystem (eine bestimmte Form von Hirnblutung mit Auswirkungen auf die steuerbaren Bewegungen und das Sprachvermögen des Patienten).

Zusätzlich besteht ein diätetisch eingestellter Diabetes mellitus („Zuckerkrankheit") und eine arterielle Hypertonie (Bluthochdruck). Herr Meyer hat vor vier Jahren einen Herzinfarkt erlitten. Seit
einer Kriegsverletzung besteht ein cerebrales Krampfleiden, das medikamentös eingestellt ist. Die Einnahme der Medikamente erfolgte nach Aussage von Frau Meyer regelmäßig.

In den Tagen nach dem akuten Anfall zeigt sich folgende Entwicklung: Herr Meyer äußert sich noch teilweise sprachlich. Er ist somnolent (schläfrig) und hat lediglich kurze wache Phasen. Am ersten Tag wird eine Schlucklähmung festgestellt und daraufhin eine Ernährungssonde durch die Nase gelegt. Außerdem erhält er einen Blasendauerkatheder sowie einen mehrlumigen zentralen Katheter (Infusionskatheter mit mehreren Leitungen, der bis zum Herzen gelegt wird) zur Infusionstherapie.

Am dritten Tag klagt Herr Meyer über Kopfschmerzen, am fünften Tag öffnet er die Augen weder spontan noch nach Aufforderung. Am sechsten Tag ist er laut neurologischer Verlaufskontrolle nicht mehr erweckbar. Deshalb wird ein Kontroll-Computer-Tomogramm (röntgenologisches Schichtaufnahmeverfahren) veranlasst. Der Befund hat sich im Vergleich zum ersten Tag nicht verschlechtert.

Soweit der Bericht. Kennen Sie Patienten wie Herrn Meyer?

ODER DER BERICHT

Herr Valentin ist 70 Jahre alt und war zu Besuch bei Verwandten, als er einen akuten Herzinfarkt erlitt. Herr Valentin wurde mit schwerer Dyspnoe (Atemstörung) und retrosternalen Schmerzen (Schmerzen im Bereich hinter dem Brustbein) auf Station eingeliefert. Sein Zustand verschlechterte sich zusehends, so dass er innerhalb weniger Minuten intubiert (mit einem Beatmungsschlauch versehen) und beatmet werden musste. Sein Kreislauf wurde instabil, Herr Valentin bekam daraufhin hochdosierte Katecholamine (kreislaufunterstützende Medikamente) und musste trotzdem innerhalb von drei Stunden vier Mal reanimiert (wiederbelebt) werden. Weiterhin stellte man im Röntgenbild einen ausgedehnten Pleuraerguss (Flüssigkeitsansammlung zwischen Brust- und Lungenfell) fest. Daraufhin wurde er mit einer Saugdrainage versorgt.

Drei Tage danach hatte sich sein Kreislauf zunehmend stabilisiert, so dass die Katecholamine reduziert wurden. Herrn Valentin sollte so schnell wie möglich extubiert (Entfernen des Beatmungsschlauches) werden. Einen Tag später wurden die sedierenden Medikamente (Beruhigungsmittel) abgesetzt. Herr Valentin öffnete die Augen, war unruhig und zeigte Abwehrhaltung beim Umlagern. Man ließ Herrn Valentin einen weiteren Tag spontan über den noch liegenden Tubus (Beatmungsschlauch) aber ohne Beatmungsgerät atmen. Er wurde schnell tachypnoeisch (beschleunigte Atmung) und schwitzte stark. Seine Augen waren weit aufgerissen. Nach vier Stunden hatte sich Herr Valentin dermaßen erschöpft, dass man von einer Extubation absah. Er musste wieder beatmet werden.

AUS EINEM ANDEREN BERICHT

Frau Braun wurde 1962 geboren.

Bis zu ihrem vierten Lebensjahr verlief ihre Entwicklung normal. Dann stellten die Eltern Entwicklungsauffälligkeiten fest, worauf sie erfolglos verschiedene Ärzte aufsuchten, bis schließlich ein Rett-Syndrom diagnostiziert wurde (Eine Form geistiger Behinderung, die nur Mädchen betrifft. Schon im frühen Kindesalter kommt es zu einem typischen Stillstand bzw. Rückgang der geistigen, sprachlichen und motorischen Entwicklung.). Der Weg der Eltern führte zu Professor Rett persönlich, der Krankheitsverlauf war aber nicht mehr zu beeinflussen. Die Folge war die geistige und körperliche Behinderung von Frau Braun.

Frau Braun muss rund um die Uhr versorgt werden, was bis 1980 die Großmutter übernimmt, da das Elternpaar berufstätig ist. Als die Großmutter gesundheitlich nicht mehr in der Lage ist, sich um sie zu kümmern, zieht Frau Braun in ein Wohnheim um. Frau Braun kann sich nicht verbal äußern. Sie artikuliert sich mitunter mit einem Ja-ähnlichen Schreien bei Wohlbefinden und Kontaktbedürfnis oder mit einer Art Wimmern bei Unzufriedenheit oder Unwohlsein. Ihre Mimik wirkt ausdrucksstark. Frau Braun ist harn- und stuhlinkontinent. Weiterhin ist sie nicht in der Lage zu stehen, zu gehen oder sich im Rollstuhl selbstständig fortzubewegen. Die Beine fallen in eine extreme Außenrotation, die Knie sind kontrahiert (verkrampft, zusammen gezogen) und die Muskulatur atrophiert (zurückgebildet). Frau Braun kann sich aus eigener Kraft von der Seitenlage in die Rückenlage bringen. Hat man ihr in eine aufrechte Sitzposition verholfen, ist sie fähig, derart sitzen zu bleiben. Mit den Händen nestelt sie fast ständig.

Frau Braun ist Epileptikerin, wofür vermutlich auch das Rett-Syndrom verantwortlich gemacht werden kann und erhält entsprechende Anti-Epileptika. Sie leidet unter starker Osteoporose (verminderte Knochendichte), so dass nach Aussagen des behandelnden Arztes ein zu heftiges Anziehen der Schuhe bereits zu einer Spontanfraktur führen könnte.

Die Mahlzeiten und Getränke müssen Frau Braun gereicht werden. Sie trinkt mit einem Schnabelbecher und isst im Liegen, was die Gefahr einer Aspiration (Verschlucken) ungemein erhöht.

PERSPEKTIVE EINES BETROFFENEN

„Vielleicht bin ich schon tot? Ich habe zwar nicht gespürt, wie ich sterbe, aber ich fühle mich auch nicht leben. Ich vernehme gar nichts. Ich bin bewusstlos. Ein pharmakologischer Tod vielleicht?

Zwischendurch kommt Bärbel. Sie sieht mich da liegen. Ich sehe sie nicht. Ich lebe. Aber ich hänge jetzt nur noch an Maschinen. Den Kopf verbunden, werde ich beatmet. Komatösen Patienten kann es nicht anders ergehen.

Bärbel kommt, weil sie meint, kommen zu müssen, weil sie mich sehen will, weil man nicht weiß, was der Patient in diesem Zustand mitbekommt, weil die gemeinsame Zeit eigentlich viel zu kurz war. Jetzt nur nichts versäumen.

Besuchszeit ist angesagt. „Ob Eckhard merkt, dass ich ihn streichle, ob er hört, was ich ihm sage?“, so gehen ihre Gedanken. Sie berichtet von den Kindern, die bei ihrer Schwester untergebracht sind. „Alles ist geregelt. Du brauchst dir keine Sorgen zu machen“, sagt sie.

Sie ist es, die sich Sorgen macht. Sie schläft jetzt bei Hans und Petra. Da ist sie näher an der Klinik. Man weiß ja nie. Hier kann sie in die Klinik laufen, muss also nicht im Schockzustand Auto fahren. Zu Hause allein ist es noch einsamer.

... mehrere Tage geht das so. Denn mein Hirn will dem Körper nicht sagen, wo es lang geht. Ich liege hier und das war's. Von Besuchen, Visiten, vom Infusionswechsel, vom Lagern – mal links, mal rechts – bekomme ich nichts mit.

Noch immer ist es sehr ernst um mich bestellt. Keiner weiß, ob ich es schaffe. Alles ist drin. Die Ärzte und Schwestern haben mich bereits aufgegeben. Der Hirnstamm übernimmt nicht das Kommando. Es atmet mich nicht. Diese selbstverständliche, alltägliche Aktion, die nie unser Nachdenken erfordert und vom Stammhirn gesteuert wird, funktioniert nicht. Funkstille.“

[Eckhard Havelmann „Augenklang und Ohrenblick“ – Erlebnisse auf der Intensivstation, bislang unveröffentlichter autobiografischer Bericht]

Wir verändern den Blickwinkel durch einen weiteren Bericht:

In seinem Buch „Herzwechsel" schreibt der Kunstgeschichtler Peter Cornelius Claussen:

„Eines Tages entdecke ich eine Koransure in arabischer Schrift hoch oben an der Decke des Raumes. Sie ist winzig und doch genau zu erkennen. Ich versuche, sie anderen zu zeigen, überlege, ob ich von Daphne ein Fernglas mitbringen lassen soll, da sie die kalligraphische Winzigkeit offenbar nicht deutlich genug sehen kann. Auch möchte ich gern herausbekommen, was der lange Schriftzug eigentlich heißt und hoffe auf die Hilfe eines Orientalisten. Zugleich mache ich mir Gedanken über die erstaunliche Schweiz, da in den Krankenzimmern dieses Spitals nirgends ein Kreuz, doch als Zeichen der Toleranz diese Sure ihren Platz gefunden hat.

Aber das Ganze geht ja auf den Designer-Architekten Battiferro zurück. Dieser hat eben nicht nur die Architektur und die Apparate der Intensivstation entworfen, sondern in seiner Kreativität auch diesen ameisenhaft kleinen, fast verborgenen Schriftzug ausgeheckt, den nur ich sehe – und das putzende Hilfspersonal, das aus Pakistan und Persien kommt, der Türkei oder dem Libanon. Es versteht mich, ohne dass ich etwas sagen muss. Es sind Frauen, die wissen, dass dieser Raum ihnen eine Heimat in der Fremde sein will. Sie schauen meinem Finger nach an die Decke, lachen und nicken." (Claussen, 1996)

Es ist erforderlich, dass wir uns von unterschiedlichen Seiten, mit unterschiedlichen Sichtweisen der Lebenssituation schwerstbeeinträchtigter Patienten nähern. Einige von ihnen hatten die Möglichkeit, im Nachhinein über ihre Zustände zu berichten. Sie konnten uns deutlich machen, wie sich ihre Wirklichkeit verändert hatte. Alles gedämpft, in nebelhafter Ferne oder in den fantastischen Farben einer inneren Reise. Jedoch gibt es ebenso Schilderungen, dass sich viele in dieser Phase verfolgt und bedroht gefühlt haben. Sie konnten die sie umgebenden Personen nicht voneinander unterscheiden, wohl aber die Art, wie mit ihnen umgegangen wurde. Einige Personen vermittelten ihnen somit Vertrauen und Sicherheit, andere jedoch bedrohten und verängstigten sie (Hannich,1994; Anbeh, 2000).

Perspektive der Angehörigen

AUS EINEM BERICHT

In den späten Abendstunden erreicht Frau Wegner (34 Jahre) der Anruf. Ihr Mann, ebenfalls 34 Jahre alt, sei mit seinem Lkw schwer verunglückt. Sie hätten ihn noch am Unfallort wiederbelebt und in die nächste Universitätsklinik geflogen. Es sei notwendig, dass sie rasch komme, man wisse ja nicht ...

Frau Wegner fährt mit ihrem eigenen PKW in die Stadt, in der die Klinik liegt. Sie ist völlig aufgelöst, ihre beiden kleinen Kinder (vier und sieben Jahre) hat sie rasch bei der Schwiegermutter untergebracht. In der Klinik angekommen, muss sie die Intensivstation suchen, auf der sich ihr Mann befindet. An der Pforte weiß das Personal noch nichts Genaues. Auf der Station will man sie nicht sofort zu ihm lassen, er sei in einem „instabilen" Zustand (sie fragt sich, was das wohl ist), außerdem hätten seine Verletzungen ihn äußerlich sehr verändert (sie fragt sich, woher die wissen, wie er vorher ausgesehen hat). Die erste Begegnung erschreckt sie zutiefst, er ist mit „tausend" Schläuchen verbunden, reagiert nicht auf ihre Ansprache. Der Arzt erklärt ihr, dass das Gehirn sehr geschädigt ist, er sei sich nicht sicher, ob da noch etwas zu machen ist. Sie solle morgen wiederkommen.

Noch heute schildert sie unter Tränen, dass sie nicht gewusst hatte, wie sie nach Hause kommen sollte. Vor lauter Weinen habe sie die Straße nicht mehr gesehen, keiner hat gefragt, wie es jetzt wohl weitergehe.

Jeden Tag habe man ihr mehr die Hoffnung genommen, dass er sie spüre, ihre Anwesenheit wichtig sei. Empfehlungen, dass sie sich um sich selber kümmern soll, da aus ihm ja nichts mehr würde, hätte man ihr angetragen.

Nach dem Intensivaufenthalt ist die Verlegung in eine Rehabilitationseinrichtung geplant. Leider findet sich nur eine Klinik in 400 km Entfernung zur Aufnahme bereit. Frau Wegner fährt jeden zweiten Tag dorthin, um ihm nahe zu sein und ihn bei seiner Gesundung zu unterstützen. An den anderen Tagen fahren die Schwiegereltern zu Besuch. Alles hat sich verändert. Die Kinder müssen den ständigen Wechsel zwischen der Betreuung durch die Mutter und die Schwiegereltern verkraften, ihr Papa fehlt ihnen sehr. Nach einigen dramatischen Zwischenfällen in der Rehaklinik und angeregt durch eine andere Angehörige, die ebenfalls so ein Trauma durchleben musste, sucht sich Frau Wegner Rat. Schnell stellt sich heraus, dass es sich bei der Klinik nicht um eine Rehabilitationseinrichtung, sondern um ein Pflegeheim handelt. Sie ist sechs Monate jeden zweiten Tag dorthin gefahren, obwohl sie diese Art der Betreuung auch um die Ecke hätte haben können. Umso schlimmer ist für sie aber der Umstand, dass ihr Mann nicht die Förderung erhalten hatte, der er so dringend bedurfte.

In einer heimatnahen Klinik werden dann erste Fördermaßnahmen eingeleitet. Aufgrund mangelnder sichtbarer Erfolge diskutiert man schließlich wieder die Pflegeheimeinweisung. Frau Wegner holt ihren Mann nach Hause, ohne Anleitung, ohne spezifisches Wissen, aber mit dem Willen und dem Mut des „Schaffen Wollens“. Innerhalb von sechs Monaten ist sie eine Expertin, sie kennt seine Bedürfnisse, seine Fähigkeit sich mitzuteilen, sie lernt ihn gezielt zu lagern, ihn zu bewegen, ihn anzuregen und die Familie mit ihm in Bezug zu setzen. Ihr Preis ist der Verlust jeglicher eigener Möglichkeiten: kein Einkaufen und Bummeln mehr, kein Kegelklub, keine Ausflüge oder nachmittägliche Kaffeetreffen mit Freundinnen. Jede Nacht mit ihm und den Kindern allein. Jedes Seufzen löst Angst bei ihr aus, seiner Unfähigkeit, abzuhusten folgt der Bedarf des Absaugens. Durch die mangelnde Bewegungsfähigkeit ist nächtliches Umlagern erforderlich, sie kann keine Nacht durchschlafen. Der häusliche Pflegedienst braucht ebenfalls ihre Unterstützung. Sie kann in dieser Zeit nicht einkaufen gehen, die Physiotherapeutin benötigt Hilfe bei der Mobilisation. Eigentlich muss sie „Gott und der Welt“ dankbar sein, denn alle tun ja etwas für ihren Mann.

Bei Krankenhausaufenthalten glauben die Pflegenden hingegen, sie wüssten besser, wie mit ihrem Mann umzugehen sei. Wenn sie ihnen von ihm berichtet, hören sie nicht zu. In diesen Zeiten verlernt er viel von den Fähigkeiten, die er zuhause mühsam erworben hat, liegt sich wund und reagiert mit Unruhe auf die veränderte Situation.

Nach 15 Jahren der häuslichen Pflege stirbt er aufgrund vieler anwachsender gesundheitlicher Probleme. Nun ist sie 49 Jahre alt und Oma von einem ersten Enkelkind. Nie hat sie das Haus verlassen, hat immer alles um ihn herum organisiert. Sie hat ihm ihre Zeit geschenkt, ohne dass ihr wirklich geholfen wurde. Sie hatte nicht mehr den Mann, den sie geheiratet hatte, aber sie liebte ihn auf eine besondere Art weiter und fühlte sich für ihn verantwortlich. Keiner hat erkannt, dass sie mit ihm im gleichen Boot sitzt und genauso beschädigt und betroffen ist. Selbst die Geschwister glauben, dass sie mit ihrer häuslichen Pflege viel Geld verdiente und sich der Einsatz für sie rentiert hat. Sie sagt noch heute: „Wenn ich meine Kinder nicht gehabt hätte, hätte ich es nicht geschafft."

Was hat sie geschafft?
Sie schaffte, dass sie an dem Vergessen und der Ignoranz der Gesellschaft nicht verzweifelt ist, aber diese Kraft hat nicht jeder.

Angehörige sind auch Betroffene, Beschädigte. Dabei sind der-/diejenige als Angehörige zu betrachten, die der Betroffene als seine Nächsten betrachtet, die ihm nahestehenden Menschen. Diese Beziehung wird nicht primär über den Verwandtschaftsgrad definiert. Angehörige möchten den Menschen, den sie lieben und schätzen, in Krisenzeiten nicht ohne gezielte Hilfe wissen. Vielfach entscheiden sie sich, diese Hilfe selbst zu geben. Die Kenntnis darüber, was dieser Entschluss tatsächlich mit sich bringt und bedeutet, ist in der Regel nicht vorhanden.

Beruflich Pflegende müssen aus diesem Grund ihre Perspektive erweitern und die „mitbetroffenen" Menschen in ihre Betrachtung einschließen.

Perspektive einer Pflegenden

BERICHT EINER PFLEGENDEN

Regine Günther arbeitet seit vier Jahren bei einem ambulanten Pflegedienst. Sie hatte zuvor ihre Ausbildung zur Kinderkrankenschwester in einer großen Kinderklinik absolviert. Nach dem

Examen arbeitete sie auf der inneren Station des Krankenhauses. Zunehmend verstärkte sich jedoch bei ihr der Eindruck, dass sie immer weniger Zeit für die Pflege hat, die Aufgaben im Bereich der medizinischen Assistenz und der Dokumentation nahmen beharrlich mehr Raum ein. Sie entschied sich, in die ambulante Pflege zu wechseln. Bis vor einigen Monaten hatte sie sogar den Eindruck, selbst in der Pflege erwachsener Menschen genügend fundierte Kenntnisse zu haben, obwohl sie die Kinderkrankenpflege gelernt hatte. Jetzt aber wurde sie mit der Pflege eines Kindes beauftragt, welches seit seiner Geburt durch seine schwere cerebrale Beeinträchtigung auf eine Atemunterstützung und Gesamtbetreuung angewiesen war. Das war doch eigentlich ihr berufliches Feld, trotzdem fühlte sie sich verunsichert. Die Eltern dieses Kindes erwarteten eine **fördernde Pflege**, doch was meinten sie damit? War es nicht primär wichtig, dass das Kind keine sekundären Erkrankungen erlitt?

Es ist bemerkenswert, wie in diesen Situationen die Wirklichkeit der Pflegenden, der Angehörigen und der betroffenen Patienten deutlich auseinander driftet. Aufgrund der unterschiedlichen Bewertung und Wahrnehmung der Situation entstehen Kommunikationsschwierigkeiten, es gibt keine gemeinsame Wirklichkeit, über die man sich verständigt.

Missverständnisse sind die Folge, wechselseitige Fehlinterpretationen, aus denen dann sehr leicht auch Unzufriedenheit, Unsicherheit, Ärger und Ablehnung resultieren (Watzlawik, 1979). Schon unser normaler Alltag ist dadurch gekennzeichnet. Unsere Wahrnehmung, dies wurde bereits angesprochen, bildet eben kein naturgetreues Bild der Wirklichkeit ab, sondern nur den Stoff, aus dem wir die Wirklichkeit konstruieren. Wir beziehen unsere Erfahrungen und Erinnerungen mit ein, unsere Gefühle geben gewissermaßen die Farbe, unser Wissen und unsere Intelligenz sorgen für die Struktur. Dass die Wirklichkeit für einen schwer kranken Patienten anders aussieht als für eine Intensivschwester, die ihren morgendlichen Dienst antritt, versteht sich fast von selbst. Dabei gibt es nicht nur leichte Akzentverschiebungen, nicht allein unterschiedliche Perspektiven des Patienten und des Pflegenden, sondern eine viel grundlegendere Differenz in der Wahrnehmung derselben Situation. Es bleibt in der Regel ein aussichtsloser Versuch, Patienten in unsere Wirklichkeit herüberholen zu wollen, von ihnen zu erwarten, dass sie die Gegebenheiten so sehen und interpretieren, wie wir es tun. Besonders Menschen mit demenziellen Prozessen, die mit dem Verlust von intellektuellen Fähigkeiten einhergehen, entwickeln ihre eigene Lebenswirklichkeit. Sie suchen sich dort ihre Welt, wo sie sich auskennen und ihre Liebsten noch bei ihnen sind, auch wenn diese schon lange nicht mehr leben. Es wird also darauf ankommen, dass die Pflegenden eine Fantasie entwickeln, die ihnen hilft, Situationen aus dem Leben der Betroffenen wenigstens annähernd zu verstehen (Bosch, 1999; Koch-Straube, 2000).

Denn was in den Köpfen der Pflegenden und Angehörigen vorgeht, ist entscheidend für die Betreuungsqualität der Patienten. Wenn davon ausgegangen wird, dass der Erkrankte wahrnimmt, lebt und spürt, gestaltet sich die Pflege völlig anders, als wenn hingegen von einem stark wahrnehmungsbeeinträchtigten, seine Umwelt nicht erkennenden und sich selbst nur als leidenden Körper begreifenden Menschen ausgegangen wird (Bienstein, Hannich; 2001). Aus diesem Grund ist es erforderlich, die Sichtweise der Betroffenen im besonderen Maße zu berücksichtigen und generell von dem Grundsatz auszugehen, dass sie wahrnehmen, so lange sie leben.

Wer sind nun diese Patienten, wenn wir sie nicht einfach als den oder die Kranke sehen, sondern als Menschen die wahrnehmen und spüren?

Es sind Personen mit unterschiedlichen Biografien und sozialen Kontakten, aus denen sie plötzlich oder langsam hinaus genommen wurden. Menschen, die eine persönliche Zukunftsplanung hatten, die so nicht mehr eingelöst und verfolgt werden kann.

Es sind Menschen,

- die möglicherweise körperliche Nähe brauchen, um andere Menschen überhaupt wahrzunehmen;
- die Menschen brauchen, die sie auch ohne Sprache verstehen und sich auf ihre Ausdrucksmöglichkeiten einstellen;
- die Menschen brauchen, die ihnen die Umwelt und sich selbst auf verständliche Weise nahe bringen;
- die Menschen brauchen, die ihnen die Fortbewegung und Lageveränderungen nachvollziehbar ermöglichen;
- die Menschen brauchen, die sie zuverlässig versorgen und fachlich kompetent pflegen.

3. Grundelemente der Basalen Stimulation

3.1 Hexagon – das Sechseck

Wie kann man den Gedanken der Ganzheitlichkeit graphisch darstellen? Wahrscheinlich überhaupt nicht, aber Ursula Haupt hat es vor Jahren versucht, und im Konzept der Basalen Stimulation haben wir dieses Sechseck aufgenommen und weiter entwickelt. Auch Ursula Haupt hat an ihrem ursprünglichen Schema weitergearbeitet und dies zu einem eher floralen, lebendigen Gebilde entwickelt mit Blütenblättern oder Aussprossungen.

Die etwas klarer strukturierte Sechseckform ist für uns im Konzept bestimmend geblieben.

Der Begriff „ganzheitlich" ist ein möglicherweise etwas schillernder Begriff. Häufig wird er verwendet um sich abzugrenzen von monokausalen, linearen Therapie- und Behandlungskonzepten. Mit dem Begriff „ganzheitlich" soll angedeutet werden, dass man nicht eng an einem Defekt oder an einer Krankheit arbeitet, sondern dass stets der ganze Mensch im Blick ist oder sein soll.

Der wichtige englische Philosoph Sir Karl Popper hat gezeigt, dass man Ganzheiten, d. h. komplexe Systeme in all ihren internen und externen Wechselwirkungen nicht umfassend darstellen kann, gerade wenn man selbst in ein solches System eingebunden ist oder als Mensch ein solches darstellt. Dennoch soll versucht werden, einen wichtigen Gedanken zur Ganzheitlichkeit anschaulich zu machen.

Bereiche der Persönlichkeit sind auf das Engste miteinander verbunden und wirken aufeinander ein. Der Mensch macht gleichzeitig und gleichwertig Erfahrungen in den verschiedenen Bereichen, so vermischt sich der Schmerz als Körpererfahrung beispielsweise mit einer gleichzeitig vom Arzt gegebenen inhaltlichen (kognitiven) Information. Eine soziale Erfahrung wird dann noch parallel über die Art und Weise eingebracht, wie der Arzt die Mitteilung macht. Die anderen Bereiche sind ebenfalls aktiviert und gestalten die gesamte Erfahrung gleichzeitig mit.

Nun kommen aber einige neue Gedanken in die Darstellung des Modells. Es hat sich gezeigt, dass die Verwendung von Substantiva (Hauptwörtern) wie Wahrnehmung, Sozialerfahrung, Kommunikation eine sehr statische Vorstellung des Ganzen erzeugen. Die Verwendung dieser Hauptwörter legt nahe, dass es so etwas wie Kommunikation, wie Wahrnehmung, wie Sozialerfahrung an sich gäbe. Dabei sind es doch immer Tätigkeiten, Aktivitäten des Menschen, durch die er wahrnimmt, kommuniziert und Erfahrungen mit anderen macht.

Daher empfehlen wir das Sechseck in der Verbform, mit Tätigkeitswörtern darzustellen. Dann wird deutlich, dass dies ein lebendiger Prozess ist, der ständig im internen und externen Austausch befindlich ist.

Wahrnehmen

Wahr-nehmen hat nichts mit „Wahrheit" zu tun. Wahrnehmen heißt nicht für wahr halten, sondern heißt eher so etwas wie gewahr werden, bedeutet, seine Wahrnehmung, seine Aufmerksamkeit auf etwas zu richten. In der heutigen Psychologie ist Wahrnehmen die Aktivität, die aus der Vielzahl der möglichen Sinnesreize gezielt auswählt, diese zusammenführt und anreichert mit dem, was in der Vergangenheit schon erlebt und erfahren wurde. Der Mensch gibt ausgewählten Reizen, die auf ihn einströmen, einen Sinn, schafft eine Bedeutung für sich. Menschen haben in diesem Bereich besondere Fähigkeiten, manche haben Schwächen, diese sind individuell sehr verschieden.

Wenn von „Wahrnehmungsstörungen" in den therapeutischen Berufen die Rede ist, so ist damit meist gemeint, dass ein Mensch bestimmten Reizfolgen oder Reizkonstellationen eine andere Bedeutung gibt, als die Mehrheit der Menschen um ihn herum. Diese Verschie-

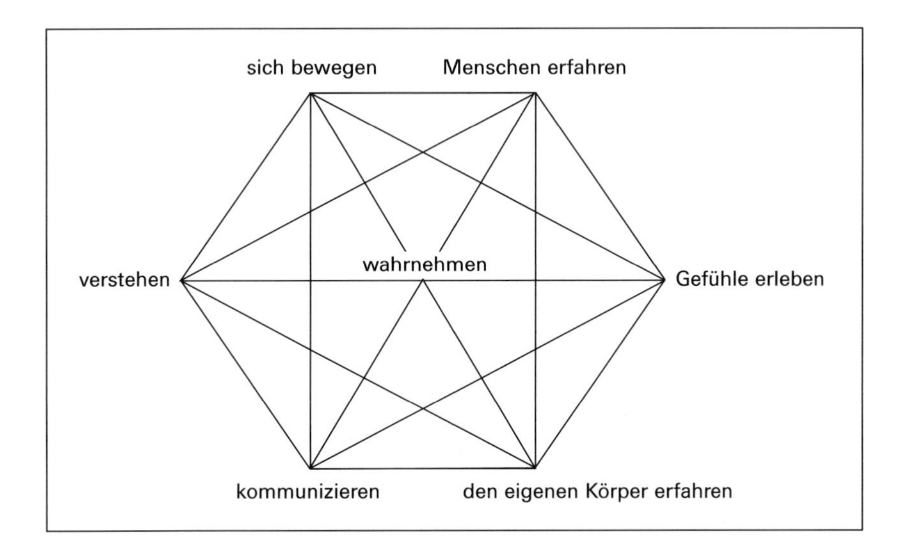

denartigkeit muss aber nicht gleichzusetzen sein mit einer Schwäche, einem Defizit oder gar einem pathologischen Befund.

Kommunizieren

Unter kommunizieren wollen wir all die Aktivitäten sprachlicher und nichtsprachlicher, zeichenhafter und nichtzeichenhafter Art verstehen, mit denen Menschen Gemeinsamkeit herstellen. Sie versuchen, ihre Wahrnehmungsaktivitäten aufeinander einzustimmen, sich einig zu werden über das, was sie wahrnehmen und welche Schlussfolgerungen sie daraus ziehen. Kommunizieren heißt sich mitteilen und Mitgeteiltes aufnehmen und zu verstehen versuchen. Häufig bedienen wir uns dazu der Sprache, keineswegs immer. Kommunizieren ist auch mit vitalen Körperzeichen möglich: atmen, berühren, schauen …

Bewegen

Menschen bewegen sich, solange sie leben. Bereits pränatal ist Bewegung zu beobachten, schon ganz früh als Wachstumsbewegung, später dann postnatal als komplexe Aktivität. Bewegung ermöglicht Veränderung im Raum: Mobilität. Bewegung ermöglicht Berührung, Bewegung ermöglicht Orientierung und natürlich Veränderung an und von Objekten. Sich bewegen können ist eine der wichtigen Merkmale des Menschen. Einschränkungen dieser Fähigkeiten werden als außerordentlich belastend erlebt.

Sich bewegen heißt aber auch atmen, verdauen, den Kreislauf aufrechterhalten – viele Körperaktivitäten sind mit Bewegung verbunden. Menschen sind, solange sie leben, immer in Bewegung. Reine Haltung, reine Statik kommt nur für ganz kurze Momente zustande. Um unser Gleichgewicht zu halten, müssen wir dauernd in Bewegung sein.

Den eigenen Körper erfahren

Zwar nehmen wir mit unserem Körper wahr, zwar kommunizieren wir mit und durch unseren Körper, gleichzeitig nehmen wir unseren Körper aber auch als eine Art „Objekt" wahr. Wir spüren ihn, wir steuern ihn, wir halten ihn an, wir aktivieren ihn, wir spüren seine Grenzen und seine Veränderungen. Der Körper selbst, so nehmen wir an, speichert Erinnerungen an Schmerz, an Freude, an wohltuender Berührung oder an aggressive Akte. Der Körper kann diese Erinnerungen immer wieder reaktivieren. Gerade in Situationen, die einem sehr nahe gehen, werden Körpererinnerungen leicht wieder wach. Sie sind nicht unmittelbar willkürlich abrufbar, wir haben den Eindruck, dass sie sich offenbar von selbst einstellen. Unser Körper hat ein gewisses „Eigenleben", das sich unserem suchenden und steuernden Bewusstsein nicht immer unterwirft.

Erfahrungen mit Menschen machen

So genannte Sozialerfahrungen sind all die Erlebnisse, die zu Erfahrungen werden, die wir mit anderen Menschen gemacht haben oder machen. Über die reine Kommunikation mit anderen Menschen hinaus erleben wir in jeder Begegnung Nähe und Distanz, Annäherung und Abstoßung, Zuneigung und Ablehnung, Interesse und Desinteresse, unerträgliche Neugier oder Respekt. Menschen teilen, ob sie wollen oder nicht, solche Informationen aus, Menschen machen diese Erfahrungen, ob sie wollen oder nicht. Die Begegnung mit einem anderen Menschen ist immer auch eine solche soziale Erfahrung. Die Summe dieser Erfahrungen in der Vergangenheit bis zur Gegenwart bestimmt jede neue Erfahrung mit. Unser Erfahren von Menschen, unser aktuelles Erleben von Menschen ist immer auch eingefärbt von dem, was wir bislang erlebt haben.

Gefühle spüren

Gefühle könnte man als die aktuelle Einfärbung des Erlebens bezeichnen. Wir leben nicht neutral, wir kommunizieren nicht neutral, wir begegnen Menschen nicht neutral – auch wenn wir dies wollen. Immer wird die Situation eingefärbt, bekommt Charakter des Angenehmen oder des Unangenehmen, des Spannenden oder Langweiligen, des Aufregenden oder Beruhigenden, des Ängstigenden, des Anziehenden oder des Abstoßenden. Je intensiver diese Einfärbung ist, desto deutlicher beziehen wir Position, desto anhaltender aber auch sind die Erinnerungen an diese Situation später einmal. Sehr starke Empfindungen prägen eine Situation ganz und gar, beeinflussen das Wahrnehmen in höchstem Maße, verhindern möglicherweise sogar Kommunikation, werden zur puren Körpererfahrung z. B. des Erstarrens und verändern so auch unser Bewegungsverhalten.

Gefühle empfinden macht das Leben bunt, auch wenn Gefühle manchmal sehr grau sein können.

Verstehen

Die als Kognition bezeichneten Fähigkeiten des Menschen beziehen sich auf seinen Verstand, auf die komplexen Fähigkeiten, Dinge miteinander in Beziehung zu bringen, Schlussfolgerungen daraus zu ziehen, Gesetzmäßigkeiten abzuleiten und diese auch auf neue Situationen anzuwenden. Dabei werden Erfahrungen, Wissen, bisherige Einsichten und Gelerntes mit herangezogen. Diese Fähigkeit des Verstehens ist sicherlich bei verschiedenen Menschen unterschiedlich ausgeprägt, aber das Bedürfnis, Situationen, Mitteilungen, ja sich selbst zu verstehen, gehört zum Menschen dazu.

Wenn beim Wahrnehmen das „Sinngeben" schon eine besondere Rolle spielt, so ist dies beim Verstehen die eigentliche Aufgabe. Es ist wichtig, einer Situation, einer Begegnung Sinn zu geben, sie einzubeziehen in das bisherige Verstehen der Welt und so eine einigermaßen logische Kontinuität im Gesamterleben der Welt herzustellen. Ein solches Verstehen kann auf ganz unterschiedlichem Niveau stattfinden. Natürlich wird ein sehr gebildeter Mensch andere Verstehensmöglichkeiten haben als jemand, der in einer ganz einfachen Welt zu leben scheint. Menschen im Vollbesitz ihrer wachen Geisteskräfte verstehen anders als ein Mensch, der krank und ein wenig verwirrt in seinem Bett liegt und nur einfache Zusammenhänge herstellen kann. Aber beide sind sie bemüht zu verstehen, d.h. das, was sie erleben, einzuordnen in nachvollziehbare Zusammenhänge.

Noch einmal Ganzheitlichkeit

Mit unserem Sechseckmodell soll dargestellt werden, dass jeder Fähigkeitsbereich mit dem anderen jederzeit in Verbindung steht, auf ihn einwirkt und von ihm auch beeinflusst wird. Eine Aktivität allein findet nie statt, sie ist „vernetzt", man könnte auch sagen systemisch.

Auch ist es unserer Absicht und Willkür nicht immer zugänglich, unsere Konzentration ganz auf einen Bereich auszurichten. Natürlich wäre es angenehm, man könnte z.B. in der Schule oder an der Universität sich ganz auf das Verstehen konzentrieren. Doch bringt sich unser Körper in Erinnerung, wenn wir zu lange ruhig sitzen und die Luft im Saal schlecht wird. Unsere Gefühle färben das Aufgenommene ein, wenn der Vortragende uns unsympathisch erscheint, und die Kommunikation mit der Nachbarin stört, regt an, wird immer wichtiger, so dass man den Vortragenden gar nicht mehr hört.

So lässt sich in jeder beliebigen Situation beobachten, dass wir Menschen in diesen Fähigkeitsbereichen gleichzeitig und gleichwertig leben.

Dies gilt aber nicht nur für die Adressaten pädagogischer, therapeutischer oder pflegerischer Bemühungen, sondern auch für die Professionellen in diesen Berufen. Auch sie agieren ganzheitlich, können also nicht ohne Weiteres steuern, ob ihre hauptsächlich kommunikativ gemeinte Aktivität vielleicht beim anderen eher eine Körpererfahrung auslöst oder eine soziale Erfahrung wieder reaktiviert.

Wir sind also darauf angewiesen, uns als ganzheitliche Systeme zu verstehen mit sehr viel Wechselwirkung in einem ständigen Austausch, mit sehr wenig statischen, stabilen Elementen.

Der praktische Nutzen

Man könnte einwenden, dies alles seien lediglich theoretische Überlegungen, die für die Praxis eine nur geringe Bedeutung haben. Doch dem ist zu widersprechen: Jede unserer Aktivitäten in der Begegnung mit einem anderen Menschen – seien sie pädagogisch, therapeutisch oder pflegerisch motiviert – berührt den ganzen Menschen. Wir schaffen in solchen Begegnungen soziale Situationen, knüpfen an Erfahrungen des Gegenübers an, ob wir wollen oder nicht. Wir erzeugen Gefühle, ob wir wollen oder nicht. Wir erzeugen sie in unserem Gegenüber und erzeugen sie in uns selbst.

Insofern sind professionelle Aktivitäten eben nicht nur auf eine fach- und sachgerechte, standardisierte Durchführung zu reduzieren, sondern sie müssen den ganzen Menschen mit seinen umfassenden Erlebnisfähigkeiten im Blick haben.

Mancher Erklärungsversuch, manche Information, gutes Zureden und Erklären würde mehr Erfolg haben, wenn Ganzheitlichkeit gelebt würde.

3.2 Grundelemente

Innerhalb des Konzepts der Basalen Stimulation in der Pflege haben wir sehr großen Wert darauf gelegt, Erkenntnisse der Pränatalpsychologie und der Entwicklungsphysiologie zu integrieren. In den vergangenen Jahren und Jahrzehnten wurden in diesen Disziplinen immer mehr Belege dafür zusammengetragen, dass der Mensch schon vorgeburtlich vieles wahrnimmt, sich aktiv bewegt und mit seiner Mutter in einem unmittelbaren Austausch steht. Jeder Mensch hat diese Erfahrungen gemacht. Wir sollten allerdings nicht davon ausgehen, dass die vorgeburtliche Zeit ausschließlich eine Zeit des friedlichen, ja paradiesischen Lebens ist. Schon ein ungeborenes Kind erlebt den Stress, die Ängste und die Freuden seiner Mutter hautnah mit. Es kann sich bedrohlichen Situationen nicht entziehen, ob diese nun durch physiologische Prozesse oder durch die Lebenssituation der Mutter ausgelöst werden. Fest steht aber, dass wir seit unserer vorgeburtlichen Entwicklung mit bestimmten Fähigkeiten ausgestattet sind, die es uns erlauben, uns in jeweiliger Umwelt zurechtzufinden.

Dabei handelt es sich um die Fähigkeiten mit dem ganzen Körper wahrzunehmen, sich zu bewegen, die Haut zum Spüren einzusetzen und mit den Händen, den Füßen und vor allem dem Mund primäre Erfahrungen zu sammeln. Schon sehr früh in der Schwangerschaft entwickelt sich das Vermögen, Schwingungen aufzunehmen und darauf zu reagieren. Solche Schwingungen entstehen durch die Stimme der Mutter, durch ihr Gehen, ihr Atmen, ihren Herzschlag und die Blutflussgeräusche. Ferner werden sie durch all die Geräusche und Stimmen, die von außerhalb hereindringen, ausgelöst.

Durch den unterschiedlichen Kontakt zu den sie umgebenden Wänden der Gebärmutter verfügen Ungeborene über das Wissen wie groß, wie breit und wie hoch sie sind und aktualisieren dieses Wissen ständig. Je länger die Schwangerschaft währt, desto „enger" wird es für das ungeborene Kind, seine Körperform ist deutlich spürbar. So kann der natürliche Geburtsvorgang als eine besonders eindrückliche „Umarmung" der Mutter, zur Vorbereitung auf die veränderte Situation ihres Kind, verstanden werden.

Die Schwerkraft wirkt sich ebenfalls fortwährend auf das Ungeborene im Schutz des Mutterleibes aus. Durch Bewegungen und Lageveränderungen der Mutter erfährt der Fötus die Veränderungen der Schwerkraft – wir sprechen von vestibulärer Anregung. Es liegen inzwischen Erkenntnisse darüber vor, dass selbst das ungeborene Kind bestimmte eigene Körperlagen in der Mutter bevorzugt und es bereits hier sein individuelles Verhalten zeigt.

Im fortschreitenden Entwicklungsprozess des ungeborenen Kindes entwickeln sich die weiteren Wahrnehmungsfähigkeiten: das Fühlen, das Schmecken und Riechen, das Sehen sowie das Hören mit Körper und Ohren.

Im Rahmen der Basalen Stimulation versuchen wir, an diese frühen Erfahrungsbereiche anzuknüpfen, um so eine Möglichkeit zu finden, mit scheinbar kommunikationslosen Menschen in Kontakt zu treten. Wir tun dies auf Wahrnehmungsebenen, die schon lange vor der Geburt von Bedeutung waren. Solange ein Mensch lebt, so unsere Annahme, kann er auf diese frühen Orientierungs- und Kommunikationssysteme der Pränatalzeit zurückgreifen.

Wir haben diesen Bereichen bestimmte Begrifflichkeiten zugeordnet (siehe Abb.).

Besonders die ersten drei Wahrnehmungsbereiche (somatischer, vestibulärer und vibratorischer Bereich) bilden die Grundlage unseres Urvertrauens. Sie knüpfen an unsere Embryonalzeit an und spiegeln Erfahrungen wider, die viele Kinder in ihrer Kindheit erleben und erfahren durften. Die Maßnahmen des Tröstens und des Beschützens durch andere Menschen (Eltern, Geschwister, Freunde, Erzieher) waren zumeist durch die intuitive Nutzung dieser drei Wahrnehmungsbereiche gekennzeichnet. Auf sie greifen Menschen in Krisenzeiten immer wieder zurück: Sich tröstend in den Arm nehmen, gemeinsam wiegen und beruhigende Töne sprechen. Diese Fähigkeiten haben universelle Aussagen, sie bedürfen keiner gemeinsamen Sprachkenntnisse und greifen in jedem Kulturkreis.

In den nun folgenden Ausführungen zu den verschiedenen Wahrnehmungsbereichen soll keine Zerstückelung der Wahrnehmung vorgenommen und auch der überholte Dualismus von Körper und Geist nicht neu aufgelegt werden. Uns ist bewusst, dass wir ganzheitlich wahrnehmen, mit all unseren Sinnen, gleichzeitig und nicht voneinander trennbar. Jede Begegnung ist eine, die das Fühlen, Riechen, Sehen, Hören, etc. betrifft. Allerdings sind unsere Wahrnehmungskanäle in unter-

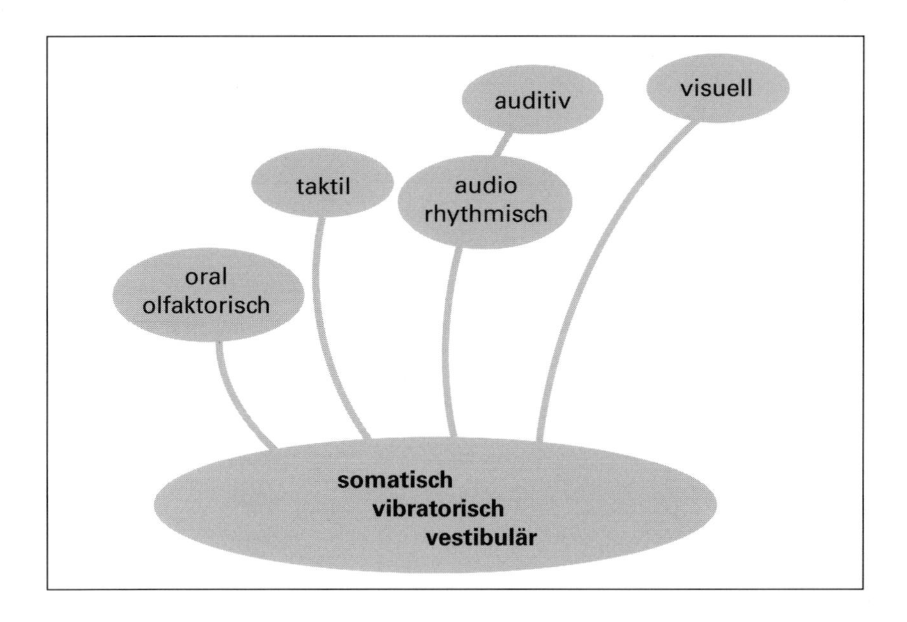

schiedlich intensiver Weise situationsabhängig aktiv. Frühere Erfahrungen wurden abgespeichert und führen zu einem Wissen, welches den Hintergrund für neue, ähnliche Situationen bildet. Nicht nur unser Geist verfügt über ein Gedächtnis, sondern auch unser Körper. Bewegungen, die wir ein Leben lang vollzogen haben, können ohne das bewusste Einschalten des Denkens vollzogen werden. So kann ein Patient, ohne dazu kognitiv in der Lage zu sein, eine Bewegung zu Ende führen, die von uns eingeleitet wurde. Dabei vollzieht er seine ihm eigene Bewegung. Das Körpergedächtnis bildet ebenso wie das Erinnern eines Erlebnisses den Hintergrund dieser Fähigkeiten. An diese Verwobenheit muss ständig, auch bei differenzierter Betrachtung einzelner Bereiche oder Maßnahmen, gedacht werden.

4. Wahrnehmungsbereiche

4.1 Somatische Erfahrungen

Unser Körper, und mit ihm die Haut als unser größtes Organ, bildet eine natürliche Grenze zu der ihn umgebenden Umwelt. Gleichzeitig bildet die Haut aber auch die Kontaktfläche zur Außenwelt. Dabei erfahren wir die Außenwelt zwar über die Haut, jedoch sind diese Erlebnisse von einer inneren Miterfahrung nicht zu trennen. Wir haben ein eigenes Körperbild, entsprechend den Erfahrungen unserer Haut und unserer Muskeln. Lange Bewegungslosigkeit, der Verlust von Körperteilen, neurologische Ausfälle, eine hohe Spastizität (Verkrampfung der Muskulatur) oder auch ein sehr niedriger Muskeltonus (niedrige Muskelspannung) verändern dieses Körperbild stark.

Es ist zu vermuten, dass das Körperbild auch negative Brennpunkte hat, nämlich da, wo immer wieder Schmerzen, oftmals ausgelöst durch ungeliebte Pflegeverrichtungen oder therapeutische Maßnahmen, erlebt werden. Durch eine somatische Anregung in der basalen Stimulation, die den ganzen Haut- und Muskelkörper betrifft, beispielsweise dem Waschen, soll eine positive Erfahrung mit dem eigenen Körper über die Grenz- und Kontaktstellen zur Welt gemacht werden. Die eigentliche somatische Anregung versucht, von der Körpermitte ausgehend, den Rumpf als das Zentrum des Körpers „herauszumodellieren". Später schließen sich Arme und Beine an, bis schließlich die Anregung in den Händen bzw. den Füßen endet. Viele Menschen mit schwersten aktuellen oder chronischen Beeinträchtigungen haben erhebliche Probleme, die reine Berührung mit der Hand als einen bedeutungsvollen Kontakt zu verstehen. Für sie muss die Anregung intensiver erfolgen.

Wir konnten feststellen, dass die Berührung mit unterschiedlichen Materialien/Stoffen, das Empfinden für den eigenen Körper des Patienten besser fördert, deshalb verwenden wir manchmal unterschiedlich strukturierte Tücher und unter Umständen auch einen Fellhandschuh. Derartige Hilfsmittel können die Berührung deutlicher spüren lassen. Der Körperkontakt mit der „nackten Hand" betont hingegen sehr viel stärker das kommunikative Element.

Durch die Pflegebedürftigkeit einiger Patienten ergibt sich eine Fülle notwendiger professioneller Berührungen bei diagnostischen, therapeutischen und vor allem pflegerischen Maßnahmen. Die Patienten müssen – ohne oftmals im eigentlichen Sinne darüber aufgeklärt werden zu können – Berührungen am ganzen Körper ertragen. Dabei werden notwendigerweise auch intime Bereiche mit einbezogen, die im Alltagsleben nur bestimmten und sehr vertrauten Personen zugänglich sind und z. T. nicht einmal dem Lebenspartner gegenüber „offengelegt" werden. Man kann vermuten, dass auch bei scheinbar tief bewusstlosen Patienten diese vielfältigen und fremden Berührungen zu einer weiteren Distanzierung vom eigenen Körper führen. Der eigene Körper wird den Fachkräften sozusagen „zur Verfügung gestellt" (Schnell, 2002; Illhardt, 2001). Wieder erkennen wir, dass die Abspaltung des körperlichen Erlebens ein desintegrativer Prozess ist, der einer ganzheitlichen Vorstellung von der Person zuwiderläuft. Eine solche, durch die Pflege scheinbar notwendige gewordene Abspaltung, beeinflusst jedoch den selbstorganisierten Genesungsprozess negativ.

Durch basal stimulierende Pflege wird versucht, die vielfältigen Berührungen verstehbar und akzeptabel zu machen. Berührung soll nicht länger als Eingriff oder Angriff empfunden werden, sondern als Kontaktnahme und Unterstützung durch einen anderen Menschen.

Die somatische Anregung versucht also einerseits dem schwer beeinträchtigten Patienten Informationen über den eigenen Körper zu geben, andererseits die Berührungsqualitäten der Pflegenden so zu systematisieren und zu verbessern, dass keine zusätzlichen Irritationen, Ängstigungen, ja vielleicht sogar Störungen im Körperbild beim Patienten entstehen.

ZUR ILLUSTRATION

Eine alte Frau, die in einem Drei-Generationen-Haushalt lebte, war seit längerer Zeit bettlägerig. Sie schien nicht verwirrt, sondern nahm am Alltagsgeschehen der Familie wachen Anteil. Eines Tages rief sie einige Familienmitglieder zu sich ans Bett und teilte ihnen Folgendes mit:

„Es tut mir ja so leid, dass ich Euch neben all der Mühe, die Ihr mit mir habt, jetzt auch noch finanzielle Unkosten bereite. Aber Ihr seht ja, ich brauche ein neues Bett." Die Familienmitglieder schauten sich überrascht an, denn bislang hatte die Mutter bzw. Großmutter nicht über das Bett geklagt, es lagen auch keine Hinweise vor, dass sie eine spezielle Matratze o. Ä. benötigte. Die

Familie wechselte ungläubige Blicke und fragte: „Gefällt Dir das Bett nicht mehr, Mutter, liegst Du schlecht darin?"

„Nein, Ihr seht doch, ich hänge überall heraus, das Bett ist mir zu klein geworden."

Die Mutter lag ganz ordentlich in der Mitte des Bettes, und man hatte wirklich nicht den Eindruck, dass das Bett für die Frau zu klein sei. Im Gespräch klärte sich, dass sie dennoch tatsächlich den Eindruck hatte, rechts und links über den Bettrand hinaus zu hängen und in ständiger Bedrohung war, herauszufallen. Ihr Körpergefühl sagte ihr, dass sie nur zum Teil im Bett und ansonsten außerhalb des Bettes lag. Ihr Körperbild hatte sich drastisch verändert, sie konnte ihre Grenzen nicht mehr erkennen, das lange Liegen hatte sie für sich selbst formlos werden lassen. Sie musste den Eindruck haben, dass dieses Bett sie nicht mehr aufnimmt.

Man könnte die Äußerungen der Frau als Anzeichen von Verwirrtheit betrachten, in Wirklichkeit aber hat sie ihre veränderte Wahrnehmung mit der ihr möglichen Interpretation beschrieben.

4.2 Grundprinzipien der Berührung

Pflege ist ein „Berührungsberuf". Er gehört zu den wenigen Berufen, in denen „legitim" fremde Menschen berührt werden dürfen. Das ist ein besonderes, den Beruf auszeichnendes Privileg. Gleichzeitig erfordert der Beruf jedoch auch Berührungen, die uns regelmäßig mit den unangenehmen Seiten der Berührung in Kontakt bringen. Neben den Möglichkeiten Menschen während der Mobilisation oder der Lagerung zu berühren, sie einzucremen, zu trösten oder zu wiegen, haben Pflegende auch die Aufgabe, die ihnen Anvertrauten zu berühren, wenn ihre Wunden eitern, sie erbrochen oder eingekotet haben. Durch die vielfältigen Situationen und Ereignisse decken pflegende Personen das gesamte Spektrum des Berührens ab.

Viele menschliche Grunderfahrungen der Kindheit sind mit dieser umfassenden Bandbreite des Berührtwerdens assoziiert. In der beruflichen Auseinandersetzung mit Berührung geht es allerdings nicht um die kulturell überlieferten Formen, sondern um einen körperlichen Kontakt, der den Berührten in seiner Situation unterstützt. Hierzu bedarf es gezielter Kenntnisse.

Christine Sowinski konnte in einer ihrer Studien, in der sie sich intensiv mit dem Phänomen des Ekels in der Pflege beschäftigt hat, nachweisen, dass die Fertigkeit des angemessenen Berührens auch den Pflegenden nicht in die Wiege gelegt wurde. Vielmehr bedarf es dazu grundsätzlich einer professionellen Haltung (Sowinski, 2000).

Diesem Schwerpunkt wird in der beruflichen Praxis und der Ausbildung von Pflegenden zu wenig Aufmerksamkeit gewidmet. Bis heute verfügen die Ausbildungscurricula über keine Schlüsselqualifikationen oder fokussierte Lehrinhalte, die das Erlernen professionellen Berührens zu einer zentralen Fähigkeit des zukünftigen Berufes thematisieren. So bleibt die wahrnehmende, helfende und unterstützende Berührung immer noch an den Prozess der individuellen Erfahrung durch Versuch und Irrtum gebunden. Es besteht damit weder die Möglichkeit sicher zu stellen oder zu prüfen, ob professionell Pflegende über diese Fertigkeit verfügen. Die positive Erfahrung des pflegerischen Berührtwerdens, des „Gut Tuns", ist damit völlig von der persönlichen Begabung der Pflegeperson, ihrer Fähigkeit zu spüren und zu lernen, abhängig. Als besonders problematisch erweist sich dieses Defizit der professionellen Pflege in der Arbeit mit psychisch Erkrankten. Hier wird in der Regel eine körperliche Distanz zu den Betroffenen favorisiert. Das unter Umständen gerade diese sehr beeinträchtigten Menschen basaler menschlicher Begegnungs- und Begleitungsmöglichkeiten bedürfen, wird nicht wahrgenommen. Über die Pflegenden bestünde hier jedoch die Gelegenheit den Betroffenen ein spezifisches Angebot zu machen.

4.3 Berührung

In der Auseinandersetzung mit der Berührung und Berührungsfähigkeit konzentriert sich die Aufmerksamkeit auf die Hände als Berührungsmedium. Neben dem Kontakt über die Hände bietet aber der gesamte Körper des Menschen Berührungs- und damit Begegnungsmöglichkeiten. Alle Menschen durchlaufen Lernprozesse im Bereich der Berührung. So erinnern sie sich an die als „gut" erlebten Situationen, an die kindlichen Zeiten des „Gehalten Werdens" durch die Eltern. In der Art und Weise, wie Eltern ihr Kind in den Arm, aus dem Bettchen nehmen, es auf den Stuhl setzen, sind Informationen über die einmalige, dem Kind entgegengebrachte, Liebe und Achtung enthalten. Eltern halten und berühren ihre Kinder nicht wie Objekte, sondern bringen in der Berührung Wärme, Zuneigung und Fürsorge zum Ausdruck. Der Erinnerung an diese Art der Berührung liegen die Aussagen der Patienten zugrunde, wenn sie anmerken, wie gut es ihnen tut, dass und wie wir sie berühren oder bewegen.

In unserer Kultur finden Begegnungen und damit verbundene Berührungen häufig über die Hände statt. Die Hand wird zum Gruß gereicht, ergriffen, der Druck gespürt und erwidert. Wie unterschiedlich allein dieser kleine Ausschnitt von menschlicher Berührung sein kann, hat schon jeder erlebt. Eine Hand, die kaum Druck, Kontakt und Tonus (Muskelspannung) vermittelt, bleibt „ausdruckslos". Häufig wird so ein Kontakt sogar als unangenehm empfunden und dieser Eindruck auf den „Besitzer" der Hand übertragen. Unsere Gesellschaft ist dadurch gekennzeichnet, dass der körperliche Kontakt bei der Begrüßung anderer Menschen immer weniger genutzt wird. Anstelle dieses Rituals treten kurze verbale Begrüßungen mit Wörtern wie „Hi" oder „Hallo". Besonders junge Menschen verhalten sich zurückhaltend mit Berührungen, sie befinden sich in ihrer eigenen Phase der Körperfindung, ebenso wie viele junge Auszubildende im Pflegeberuf. Die Hände werden gern unter langen Ärmeln versteckt, der Händedruck ist flüchtig. Der Gebrauch von Handschuhen bei der Pflege dient nicht allein dem hygienischen Schutz, sondern bietet auch Berührungsschutz.

In dem Wissen, dass die professionelle Pflege zu den „Berührungsberufen" gehört, ist es umso mehr notwendig, zukünftig Pflegende auf diese Anforderung und Berufsfähigkeit vorzubereiten.

Das Wissen, über das wir inzwischen verfügen, gibt Auskunft über die Art und Weise einer „guten" Berührung.

Ob sie zustande kommt, hängt von vielen Faktoren ab. Wesentlich erscheint primär, sämtliche Berührungshemmnisse im Kopf auszuschalten. Die Angst vor Ansteckung, vor dem Anderssein und dem Fremden bedingt die Angst vor der Berührung und disqualifiziert diese dann als professionelles Kommunikationsmedium.

Eine gute Berührung beginnt also nicht mit dem Reichen der Hand, sondern im Kopf. Menschen, die mit Berührungen unterstützen möchten, müssen über Kenntnisse bezüglich der Bedeutung dieses Körperkontakts und seiner Auswirkungen auf die Betroffenen verfügen. Besonders das Wissen über den Einfluss von Berührung auf Menschen in existenziellen oder isolierenden Situationen ist hier gefragt.

Menschen sind Berührungswesen, sie sind in der Lage, sich gegenseitig spontan Unterstützung durch Berührung zu geben, wie nicht zuletzt bei dem Terroranschlag auf das World Trade Center im September 2001 deutlich wurde. Die menschliche Grundfähigkeit, körperlich Trost und Beistand zu leisten und positiv auf ein Schockerlebnis oder einen Krankenverlauf einzuwirken, ist täglich auf Intensivstationen, in Notaufnahmeabteilungen oder bei der Bekanntgabe tödlich verlaufender Krankheitsprozesse erlebbar. So machte z. B. die Studie von Marcovic deutlich, wie wesentlich die Berührung für früh geborene Kinder ist (Marcovich, 1995). Ebenso belegen Studien von Gebhardt und Taubenberger (Gebhardt, Taubenberger, 1992), dass Menschen mit Altersverwirrtheit oder schwersten Einschränkungen der Wahrnehmung gezielter und eindeutiger Berührung bedürfen.

Wie bereits erwähnt, verfügen die meisten Menschen von Geburt an über die Erfahrung tröstender und fördernder Berührungen. Ob als Baby wegen Bauschmerzen oder als Kleinkind wegen eines aufgeschlagenen Knies, man wurde in den Arm genommen, getröstet und gewiegt. Die untrennbare Beziehung zwischen Berührung und dem Erreichen des Gefühlslebens eines Menschen wird schon in der embryonalen Entwicklung angelegt. Aus dem einen der drei Keimblätter, dem Ektoderm, entstehen u. a. nach und nach die Haut und das Nervensystem. Damit ist die Haut untrennbar mit dem Nervensystem und somit mit den Möglichkeiten der Wahrnehmung verbunden. Berühren wir nun einen Menschen, so erreichen wir nicht nur seine Oberfläche, sondern greifen „in ihn hinein". Das Phänomen des untrennbaren Einsseins von Körper, Psyche und Geist , „dem Leib sein" wird hier besonders deutlich (Nathan, 2001).

Pflegende haben die Aufgabe, in dem Wissen um die tiefe Dimension der Berührung, diese professionell zu gestalten. Inzwischen verfügen wir über Kenntnisse, welche Aufschlüsse über gute Berührungsqualitäten geben und dabei nicht nur die Hände als Medium umfassen.

Wechselnder Bedarf an Berührung

Pflegende müssen die individuelle Situation der ihnen Anvertrauten erkennen. Nicht jeder Mensch ist, besonders im Erwachsenenalter, daran gewöhnt, von anderen berührt zu werden. Auch wenn die Pflege bestimmte Berührungen unabdingbar macht, darf eine Reflektion darüber nicht fehlen.

Während das Baby und Kleinkind den regelmäßigen körperlichen Kontakt mit der Mutter, dem Vater, etc. einfordert, weil deren körperliche Zuwendung ihm Sicherheit und Vertrauen vermittelt, verändert sich die Art und Weise der Berührung mit zunehmenden Alter. Kindergarten- und Grundschulkinder leben untereinander die Form der „starken Berührung" unter Gleichaltrigen, es wird geschubst, geboxt und gedrängelt. In der Pubertät verändert sich dieses Verhalten deutlich. Die Kinder und Jugendlichen halten Abstand, die körperliche Berührung wandelt sich in eine verbale Berührung, es finden zögernde körperliche Anbahnungen statt. Zu diesem Zeitpunkt ist der Händedruck zumeist wenig spezifisch, flüchtig und ohne klaren Druck. In der Folgezeit verändert sich die Haltung erneut, das kumpelhafte Umarmen der Jungen und das „Zusammenglucken" der befreundeten Mädchen weicht einer spezifischeren Art der Berührung anderer Menschen. Es wird zunehmend Distanz gewahrt, fremde Menschen werden primär mit einem Handschlag begrüßt, das Berühren der Arme und des Rückens bleibt Freunden vorbehalten.

Während in der Zeit zwischen dem zwanzigsten und sechzigsten Lebensjahr Berührungen mit anderen so ausgetauscht werden, wie man es selbst für erforderlich hält, verändert sich dieses mit dem zunehmenden Alter. Berührungen mit einem anderen Menschen werden in diesem Alter nicht mehr so selbstverständlich durchgeführt wie in jüngeren Jahren. Besonders problematisch wirkt sich in diesem Zusammenhang der Verlust des Partners aus, da sich die körperlichen Kontakte zu anderen Menschen auf ein Minimum reduzieren und Berührung häufig nur noch durch eigenes Anfassen entsteht. In dieser Zeit verändert sich auch die Fähigkeit der Haut- und Muskelsensoren, Berührungen wahrzunehmen.

BEOBACHTUNGSÜBUNG

Suchen Sie einen geeigneten Ort, um Beobachtungen machen zu können. Geeignet kann z. B. ein Spielplatz, ein öffentliches Café in einem Park oder ein Freizeitbad sein.

Beobachten Sie die Kontaktaufnahme kleiner Kinder untereinander und vergleichen Sie ihre Art mit der pubertierender Jugendlicher, junger Erwachsener und alter Menschen.

Sie werden bei der Durchführung der obigen Übung deutliche Unterschiede feststellen können. Während Kinder sich häufig, vielfach auch heftig berühren, verändert sich das mit Zunahme des Alters. Neben der Scheu der Kontaktaufnahme im Jugendalter sorgen später die Lebenserfahrungen dafür, dass der Nähe in der Öffentlichkeit immer größere Distanz folgt.

Menschen, die sich in bedrohlichen Situationen befinden, dazu gehören auch Menschen mit schweren Wahrnehmungsbeeinträchtigungen, bedürfen einer klaren und ausdrucksstarken Berührung.

Die inzwischen identifizierten Qualitätsmerkmale einer guten Berührung besonders bei Menschen zu erfüllen, die sich nicht aktiv um die Art und Weise, wie sie berührt werden möchten, bemühen können (Menschen im Wachkoma, Betroffene mit Alzheimer Demenz, sedierte und beatmete Patienten), ist ein absolutes Erfordernis. Berührung darf bei diesen Menschen nicht x-beliebig erfolgen, sondern muss Orientierung und Sicherheit vermitteln und das eigenen Körperempfinden fördern.

Folgende Aspekte sind mitentscheidend über die Qualität der Berührung:

- Den Betroffenen allein berühren, nicht mit mehreren Personen gleichzeitig berühren.
- Den Anfang und das Ende der Handlung signalisieren.
- Die Konstanz in der Berührung erhalten.
- Die Kontaktintensität aufbauen.
- Einen Rhythmus in der Berührung entwickeln.
- Sicherheit durch die wahrnehmende Berührung ermöglichen.

Gleichzeitiges Berühren

Für fast alle Menschen ist es nicht erstrebenswert, von mehreren Menschen gleichzeitig berührt zu werden. Von mehreren Masseuren gleichzeitig massiert oder vier Hände zweier Friseure am Kopf zu spüren, wird in der Regel als unangenehm empfunden. Besonders in intimen Situationen, wie der Körperpflege, möchte man sich, wenn man auf fremde Hilfe angewiesen ist, möglichst nur vor einem Menschen entblößen und von ihm gepflegt werden.

Gleichzeitige Aktivitäten verwirren die meisten von uns. Wenn man uns in den Mantel hilft, gleichzeitig Schuhe und Tasche reicht und die Tür öffnet, löst das Verunsicherung aus. Wir sind unschlüssig und irritiert, was wir zuerst machen sollen. Wie aber wirkt sich das gleichzeitige Tun an einem schwer beeinträchtigten Menschen aus, der sich den vielen Händen nicht entziehen kann? Wie soll er Ordnung in das Ganze zu bringen?

Immer wieder treffen wir auf Situationen, wo mehrere Beteiligte gleichzeitig auf einen Menschen einwirken. So werden parallel mit der Blutabnahme die Füße durchbewegt oder zwei bis drei Pflegende setzen eine Person vom Bett in einen Rollstuhl oder Sessel. Die Betreuenden können dabei keinen identischen Tonus, keine exakte Richtungsübereinstimmung und nicht dieselbe Konzentration auf ihre Tätigkeit ausüben. Die Betroffenen reagieren mit deutlich sichtbarer Verwirrung, sie sind nicht in der Lage, den Aktivitäten zu folgen, da gleichzeitig an mehreren Stellen mit bzw. an ihnen gearbeitet wird. Derartige Pflege, die eine Vielzahl nicht einzuordnender Eindrücke beinhaltet, fördert die Desorientierung und mindert die Konzentration der Patienten auf die durchgeführten Maßnahmen und ihre Resultate. Menschen mit Wahrnehmungsbeeinträchtigungen werden so eher zum inneren Rückzug denn zur Öffnung für die neue Situation animiert.

Aus diesem Grunde ist es ratsam, möglichst allein mit einem Betroffenen zu arbeiten, damit nicht unterschiedliche (verbale und nonverbale), zumeist widersprechende Informationen und Aufforderungen an ihn gerichtet werden.

Es muss sowohl dem Patienten als auch dem Pflegenden die Chance gegeben werden, sich auf einen Menschen in der jeweiligen Situation einlassen und konzentrieren zu können.

Anfang und Ende der Berührung

Menschen, die sich in einer schwer beeinträchtigten Wahrnehmungssituation befinden, bedürfen klarer und angekündigter Berührungen. Plötzliche Berührungen, die nicht erwartet werden, führen zu einem Erschrecken. Deshalb sollten Berührungen zuvor verbal angekündigt werden. Ferner sollten die initiale und abschließende Berührung besonders deutlich ausfallen, so kann das Berühren der Hand oder der Schulter vor Beginn einer Maßnahme zur Orientierung dienen. Damit wird beispielsweise signalisiert, dass nun gemeinsam etwas vollzogen

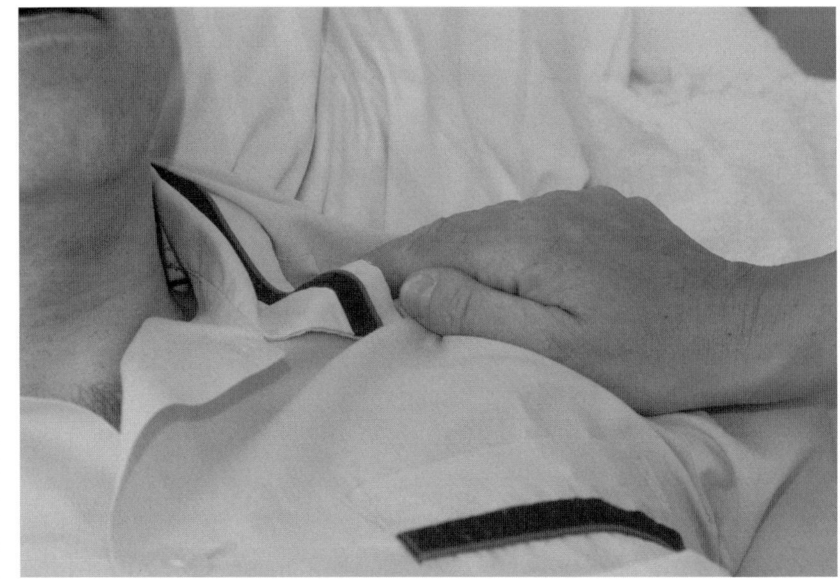

Die Hand muss klar und deutlich den Beginn einer Maßnahme signalisieren.

werden soll oder endet. Eine Hand, die sich um die Schulter legt und eine Bewegung aufwärts signalisiert, unterscheidet sich vom Druck der Hand, die die Schulter in das Kissen drückt und damit das Ende einer Maßnahme signalisieren kann.

Konstanz der Berührung

Berührungen sollten nicht unterbrochen werden. Der ständige Berührungskontakt der Pflegenden mit dem Patienten ist von großer Bedeutung. Für schwer wahrnehmungsbeeinträchtigte Menschen ist die nur kurzfristige Unterbrechung einer Berührung immer mit einem Neuanfang und mit einer aufwändigen Neuorientierung verbunden. Das kann zu Erregung, Verwirrung und möglicherweise zu Abwehr führen. Daher sind Pflegemaßnahmen so zu planen, dass sich alle benötigten Materialien in Reichweite befinden, damit der Patient während der einzelnen Pflegemaßnahmen nicht verlassen werden muss. Auch bei einem Stellungswechsel sollte eine Hand am Patienten verweilen, allenfalls bewegt sie sich, dem Körperschema folgend, am Patienten entlang. Hierbei ist es hilfreich, nicht nur die Hände, sondern auch den eigenen Körper zum Kontakthalten zu nutzen.

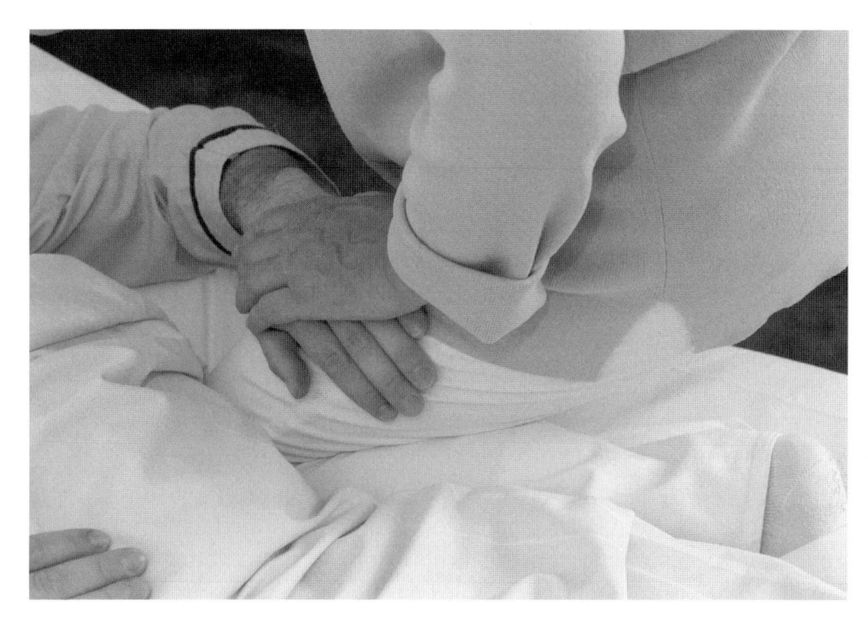

Der kontinuierliche Kontakt kann auch mit dem Oberschenkel hergestellt werden.

Kontaktintensität

Zu leichte, oberflächliche Berührungen mobilisieren häufig die so genannte „taktile Abwehr“. Darunter ist zu verstehen, dass die uneindeutige und nicht informative Berührung als etwas Unangenehmes, Diffuses erlebt wird und zu Abwehr- bzw. Rückzugsreaktionen führt. Berührungen sollten daher also kein leichtes und kurzes Streicheln sein (z. B. das flüchtige Streicheln der Wange), sondern vielmehr eindeutige, feste, auch die Tiefensensibilität ansprechende Druckerlebnisse bieten. Die flächige, mit der ganzen Hand ausgeführte Berührung ist informativer als die Berührung mit den Fingerspitzen oder nur einem Teil der Hand. Je flächiger der Druck ausgeübt wird, desto mehr entspricht er der wünschenswerten Qualität. Die Hände verfügen über die besondere Fähigkeit, sich dem Körper anzupassen, sie können die Körperform nachmodellieren und dem Betroffenen damit zusätzliche Informationen über seinen Körper, z. B. die Gliedmaßen, die Schulter oder den Bauch liefern. Einzelne Druckpunkte sollten unbedingt vermieden werden. Die unweigerliche Neigung, dabei zu viel Kraft in die Fingerspitzen zu geben, kann vom Patienten als schmerzhaft bzw. stechend punktuell erlebt werden.

Durch die Entwicklung der Kenntnisse im Bereich der Hygiene haben Generationen von Pflegenden gelernt, aus hygienischen Gründen möglichst wenig Kontakt zu den Patienten zu halten. Kontaminationsarme Berührungen kennzeichnen deshalb viele unserer pflegerischen Handlungen. Solange der Betroffene durch Infektionen gefährdet ist, bedarf es natürlich umsichtiger hygienischer Maßnahmen, dennoch sollte auch hier das Wissen über die Berührungsaspekte berücksichtigt werden. Gelingt es, dem Patienten über die Berührungen zusätzliche Informationen zukommen zu lassen, hat er mehr Möglichkeiten den Handlungen zu folgen, die mit ihm oder an ihm durchgeführt werden.

Somit kann das Absaugen der Bronchien, ebenso wie die Versorgung der PEG-Eintrittstelle (Eintrittstelle der Dauerernährungssonde) am Bauch eines Patienten, durch deutliche Berührungen angekündigt werden. Häufig erfahren Betroffene jedoch flüchtige, unbedachte Berührungen: das Vorbeistreichen eines Kittels oder sogar das Ablegen von Materialien auf ihrem Brustkorbs beim Absaugvorgang.

Um die Fähigkeit des passenden Druckes und des guten Umschließens des Körpers zu erlernen, bedarf es einiger Übung.

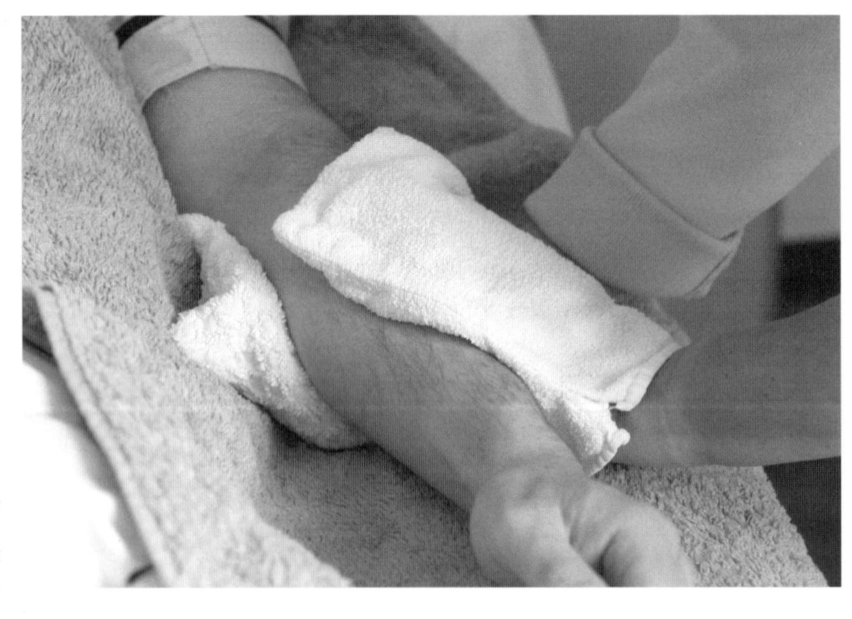

So kann die Körperform gespürt werden.

Rhythmus der Bewegung

Rhythmus ist das Versprechen, dass es so weitergeht wie bisher.

Dieses Versprechen ist für Menschen in schwierigen Lebenssituationen besonders bedeutsam. Die Rhythmen der Atmung, des Herzschlags, der Tagesrhythmus und der Wechsel zwischen Schlaf- und Wachphasen kennzeichnen unsere Lebenserfahrungen.

Diesem Prinzip müssen auch Berührung und Bewegung Rechnung tragen. Daher sollten Bewegungen am Körper möglichst fließend und nicht abrupt erfolgen. Wahrnehmungsbeeinträchtigte Patienten müssen die Möglichkeit bekommen, die nächste Berührung, die nächste Kontaktstelle vorherzuahnen. Die Geschwindigkeit, mit der die Berührung auf der Körperoberfläche wandert, muss dem Wahrnehmungsvermögen der Patienten angepasst sein. Wiederholungen in einer gleichbleibenden Reihenfolge sind außerordentlich wünschenswert und unterstützen den Informationsgehalt der Berührung selbst. Sie verschaffen dem Betroffenen Zeit, sich auf die Berührung einzustellen und ihr zu folgen. Berührungen, die bewegend vollzogen werden, bieten ihm ferner die Möglichkeit wahrzunehmen, dass sich dort eine Person befindet und die Berührung nicht durch ein Kissen oder einen anderen Gegenstand ausgelöst wird.

Sicherheit der Berührung

Berührungen können dem Patienten sehr viel Sicherheit geben. Gerade die flächige, feste und vorhersehbare Berührung entspricht diesem Qualitätsmerkmal. Unsicherheiten entstehen, wenn die eigentliche pflegerische Maßnahme, aufgrund ihrer Komplexität und Schwierigkeit, die gesamte Konzentration des Pflegenden fordert. Muss sich die Pflegekraft voll und ganz mit den Pflegeinhalten auseinander setzen, bleibt in der Regel wenig Raum, die Qualität der Berührung aufrecht zu halten. Die Pflegehandlungen sollten also individuell gut vorbereitet sein. Einzelne Schritte sind so zu planen, dass Reserven bleiben, um sich ganz auf den Patienten und seine aktuelle Befindlichkeit einzustellen.

Sicherheit in der Berührung zu erreichen bedeutet auch, dass die Pflegenden ihre Hände und ihren Körper ebenfalls als Kommunikationsempfänger verstehen. Sie agieren nicht nur als Sender, sondern müssen sich auch als Empfänger von Informationen und Äußerungen des Betroffenen begreifen. Allein der Kontakt mit der Patientenhand übermittelt dem Pflegenden Hinweise über den Muskeltonus, die Temperatur, die Feuchtigkeit, die Bewegungsfähigkeit und die Kraft der Hand.

IHRE EIGENE ERFAHRUNG

MIT BERÜHREN UND BERÜHRT WERDEN:

Sie müssen zu zweit sein, eine Person übernimmt die aktive, die andere die passive Rolle. Sie benötigen ein großes, trockenes Frotteetuch, eine Uhr und genug Platz, um sich der Länge nach hinlegen zu können. Die Berührungs- und Bewegungserfahrung soll sowohl dem rechten wie dem linken Arm vermittelt werden, dazwischen machen Sie eine kurze Pause, in der Sie intensiv nachspüren.

Vor der Übung muss die passive Person den Arm, mit dem die Erfahrung beginnen soll, bis zur Schulter entblößen, um Hautkontakt zu ermöglichen. Legen Sie sich dann entspannt auf den Rücken, lassen Sie den entblößten Arm locker an Ihrer Seite liegen.

Als Proband der aktiven Rolle legen Sie nun das Frotteetuch über den gesamten Arm ihres Partners. Sie haben jetzt die Möglichkeit, während eines Zeitrahmens von mindestens vier Minuten, den Arm in seiner ganzen Länge, seinem Umfang und seiner Beschaffenheit durch das Tuch hindurch zu ertasten und befühlen. Sie sollen ihn gewissermaßen für sich selbst in seiner Einzigartigkeit mit all seinen Besonderheiten entdecken. Darüber hinaus wird aber auch der Eindruck vermittelt, was allen menschlichen Armen gemeinsam ist.

Bitte berühren Sie den Arm nur durch das Tuch, stellen Sie keinen Hautkontakt her.

In einem zweiten Teil betten Sie den Arm in das Tuch, so dass das Tuch den gesamten Arm umschließt und Sie das Tuch oberhalb des Armes an zwei Stellen zusammenfassen können, so, als hätten Sie eine Hängematte für den Arm konstruiert. Die Hand soll dabei nicht aus dem Tuch heraushängen, sondern mit eingeschlossen sein. Heben Sie den Arm ganz langsam ein klein wenig an. Nur wenige Zentimeter, der Arm soll nicht in eine Schräglage kommen. Sie können dann den Arm ganz langsam und behutsam in der Horizontalen ein wenig hin- und herbewegen, leichte Pendelbewegungen aus dem Schultergelenk her einleiten. Sie werden merken, dass im Laufe der folgenden Minuten der Arm immer schwerer wird – Ihr „Patient“ gewinnt langsam Sicherheit und „lässt den Arm los“. Bitte gehen Sie nicht an die Grenzen der Gelenkstellung, sondern bewegen sich behutsam und fürsorglich in einem mittleren Bereich. Sie legen dann den Arm langsam ab und lassen ihn in Ruhe im Tuch liegen. Dieser Teil der Erfahrung soll ebenfalls etwa vier Minuten dauern. Im dritten Teil sollen Sie den Arm, den Sie jetzt schon ein gutes Stück kennen gelernt haben, „nachmodellieren“. Es geht hierbei nicht um eine Massage, sondern um das einfache Spüren lassen des Arms durch

Berührung. Dazu breiten Sie das Tuch wieder über den gesamten Arm aus, legen Ihre beiden Hände auf die schulternahe Partie des Armes und umschließen den Arm mit den beiden Händen, so weit dies möglich ist. Sie fahren nun langsam mit diesen umfassenden Händen und dem dazwischen liegenden Tuch den Arm entlang über den Ellbogen, das Handgelenk bis zu den Fingerspitzen. Dort bleibt Ihre linke Hand in Kontakt, während die rechte Hand das Tuch wieder über den gesamten Arm ausbreitet, an der Schulter Kontakt hält, die linke Hand folgt nach. Beide Hände umfassen wieder den Arm und so wiederholen Sie in einem gleichbleibenden Rhythmus die Anregung der Körperkontur.

Wenn die vorgesehene Zeit (erneut vier Minuten) um ist, bedecken Sie den Arm mit dem Tuch und lassen Ihren Partner ruhig nachspüren, welche Erfahrungen er mit dem Arm gemacht hat. Bitten Sie Ihren Partner nun, seine beiden Arme zu vergleichen, den Unterschieden nachzuspüren. Ansonsten sollten Sie nicht sprechen.

Jetzt wechseln Sie die Seiten und geben dem anderen Arm in der gleichen Art sensorische Anregung.

Nach der Arbeit werden Sie sehr viele Erfahrungen austauschen können und über die Wahrnehmungsveränderungen sprechen, die sich während dieser Übung ereignet haben.

Der Einsatz des Frotteetuches macht es Ihnen möglich, eine gewisse Distanz zu halten und dem passiven Partner die Wahrnehmung des eigenen Körpers zu ermöglichen. Verzichteten Sie auf das Handtuch, so würde die Kommunikation und der Kontakt mit Ihrer Hand sehr stark, für manche zu stark, in den Vordergrund treten.

Dementsprechend kann er seine Pflegehandlungen darauf abstimmen und auf Veränderungen reagieren, innehalten, nachspüren und dem Patienten deutlich machen: „Ich nehme dich wahr und reagiere auf Dich.“ Dieses Zusammenspiel bildet die Basis von Vertrauen und Sicherheit.

Es hat sich gezeigt, dass die Berührungsqualität trainiert werden kann, dass mit konsequenter Einhaltung der Grundprinzipien die eigene Sicherheit wächst und zunehmend ein Gestaltungsraum für eine individuell angepasste Pflege eröffnet wird.

Innerhalb des Buches werden wir immer wieder auf die Bedeutung der Berührung zurückkommen. Die Fähigkeit, eine „gute Berührung“ zu geben, zu spüren, was sich positiv auswirkt, was angenehm ist und darauf einzugehen, bildet die Grundlage zur Entwicklung einer lebendigen Begegnung. Wir sprechen oft von der Kunst der Berührung. In dem Bestreben, in dieser Kunst der Berührung vom Lehrling zum Meister zu werden, sollte der Anspruch der Pflegenden liegen.

4.4 Vibratorische Erfahrungen

Menschliches Leben kennzeichnet sich durch ständige Erfahrung von Vibrationseffekten auf den Körper. Dadurch werden Rückkopplungen über, bzw. zum Inneren des menschlichen Körpers (z. B. Knochen, Gelenke, Organe) erwirkt. Vibrationserfahrungen werden normalerweise beim Stehen oder Gehen gemacht und gespeichert. Bereits das ungeborene Kind spürt die Vibrationen, die seine Mutter erlebt. Diese Erfahrung vertieft sich im weiteren Verlauf des Lebens. Das kleine Kind krabbelt, kriecht, hüpft, rennt, springt und spürt auf diese Weise körperlich den Widerstand des Bodens, erfährt Schwingungen und unterschiedliche Belastungen. Schwerste Beeinträchtigungen und Immobilität machen solche Erkenntnisse in der Regel unmöglich, monotones Liegen, aber auch monotones Sitzen, führen zur Habituation. Um das zu vermeiden sind vibratorische Anregungen erforderlich.

Durch eine manuelle Vibration – eine Technik, die sehr viele Physiotherapeuten gelernt haben – können, ausgehend von den äußersten Enden der Beine bzw. der Arme, Vibrationen über den ganzen Körper spürbar gemacht werden. Wir stellen dabei fest, dass sehr viele Menschen beginnen, nach innen zu lauschen und aufmerksam zu werden. Sie spüren etwas ganz Neuartiges in ihrem Körper. Offenbar gibt dieses Spüren der Vibrationen, Hinweise auf den Zusammenhang des ganzen Körpers (Kohärenz) und seine Einheit. Immer wieder ist zu beobachten, dass diese Vibrationsangebote zu einer tiefen Entspannung bei gleichzeitiger Wachheit und Aufmerksamkeit führen.

Vibration sollte aber unter keinen Umständen an der Muskulatur ansetzen, da hierbei häufig kaum kontrollierbare negative Veränderungen der Muskelspannung auftreten. Sinnvoll ist es, die Vibration, z. B. wie beim Laufen, über das Fersenbein spüren zu lassen oder an den Handwurzelknochen anzusetzen. In der Pflege hat sich der Einsatz von Vibration insbesondere vor allen Aktivitäten, die der Mobilisierung des Patienten dienen, bewährt. Bekannt ist das Phänomen, dass die Beine nach längerem Liegen wegsacken, wenn sie das Körpergewicht wieder übernehmen sollen. Wir vermuten, dass der Patienten seine Beine durch das lange Liegen als nicht mehr zugehörig erlebt. Sie können nicht gezielt aktiviert werden, weil sie scheinbar gar nicht mehr zum Körper gehören. Bietet man Patienten vor der Aufrichtung eine vorsichtige Vibration an, z. B. in Rückenlage von den Fersen aus, so ist zu beobachten, dass die Beine dann wesentlich besser eingesetzt werden können. Zu diesem Zweck werden gern kleine elektrische Vibratoren verwendet. Es sollten jedoch unter keinen Umständen dieselben Geräte verwendet werden, die zur Sekretlösung bei der Thoraxvibration eingesetzt werden. Ihre Vibrationen sind zu heftig und „rütteln" den Patienten lediglich durch, sie können ihm keine gezielte, lokalisierbare Anregung geben.

Ähnliches ist bei den Händen zu beobachten. Die Vibration lässt den Patienten das Objekt überhaupt erst spüren, er wird sich seiner Hand in gewisser Weise bewusst und kann sie besser aktivieren. Oft können vibrierende Gegenstände, wie etwa eine elektrische Zahnbürste, ein Rasierapparat etc. besser festgehalten werden als „leblose" Gegenstände.

Vibration ist aber nicht ausschließlich eine Möglichkeit, bestimmte Körperpartien in ihrer Funktion wieder ins Bewusstsein zu heben, sondern auch ein Angebot, sich kommunikativ anderen Menschen zuzuwenden. Dann tritt allerdings die technische Vibration in den Hintergrund, vielmehr ist nunmehr die Vibration, die wir mit unserer Atmung und vor allem unserer Stimme erzeugen können, von Bedeutung.

Vibrationsangebote von Körper zu Körper spielen in der Eltern-Kind-Situation eine große Rolle. Jedes Kind, das wir trösten, nehmen wir nahe an uns heran und übermitteln ihm unsere Stimme, nicht so sehr von Mund zu Ohr, sondern von Körper zu Körper. Dies erinnert an die frühe Geborgenheit im Bauch der Mutter, wo ihre Stimme als Schwingung gespürt wurde. Auch wenn wir einen erwachsenen Menschen trösten, ziehen wir ihn nahe an uns heran, sorgen für Körperkontakt, legen den Kopf an den Kopf des anderen und murmeln vielleicht etwas Sinnloses aber sehr Tröstliches.

In Pflegesituationen hat sich nach längerem Suchen bewährt, eine sitzende oder gegebenenfalls liegende Position hinter dem Patienten einzunehmen. Die Vorderseite des Rumpfes des Pflegenden berührt den Rücken des Patienten und kann so die Schwingung unmittelbar von Körper zu Körper vermitteln, ohne derart bedrängend zu wirken, wie dies bei einem frontalen Kontakt der Fall wäre. Die Betroffenen können sich anlehnen, Sicherheit spüren und dabei ihren eigenen Rücken, die Rückseite, den Raum hinter sich entdecken, der ihnen vielfach verloren gegangen ist. Die Stimme eines anderen Menschen zu spüren, ist einfacher als sie zu hören. Patienten können auf diese Weise entdecken, dass Menschen nicht nur etwas an ihnen verrichten, sondern in wirklichem Kontakt mit ihnen stehen.

Manche dieser Angebote sind gewöhnungsbedürftig, unter Umständen werden Sie in ihrer praktischen Anwendung mit überkommenen hygienischen Vorstellungen brechen oder das irritierte Lächeln von Kollegen ertragen müssen.

IHRE EIGENE ERFAHRUNG

Stellen Sie sich bequem hin und lassen Sie die Arme zunächst locker hängen. Versuchen Sie jetzt ihre Stimme, die dabei nicht besonders laut tönen muss, im eigenen Körper zu spüren und beginnen Sie nun, die Stimmhöhe zu modellieren; produzieren Sie tiefe Töne und vernehmen Sie sie im eigenen Körper. Sie können dann mit Ihren Händen tasten, wo Ihre Stimme direkt als Schwingung zu spüren ist. Diese Partien Ihres Rumpfes sind sehr wichtig, wenn Sie Vibration an andere Personen weitergeben wollen. Probieren Sie deshalb aus, mit welcher Stimme (Lautstärke, Tonhöhe, Rhythmus) Sie am besten Vibrationen erzeugen können. Vielleicht möchten Sie dies summend, brummend oder singend tun, vielleicht gelingt es Ihnen besser beim Sprechen?

4.5 Vestibuläre Erfahrungen

Unser Vestibulärsystem informiert uns über unsere Lage im Raum, über Beschleunigung, Drehung, Auf und Ab, es sichert unser Gleichgewicht und koordiniert vor allem unser Sehen. Vestibuläre Anregung ist unmittelbar nur über Bewegung möglich, wir könnten auch von einem Bewegungssensorium sprechen. Die stark reduzierte Bewegung eines bettlägerigen Patienten führt nicht selten zu einer Unterversorgung des Vestibulärsystems und somit zu Einschränkungen in der Aufmerksamkeit und Wachheit. Außerdem kommt es zur Minderung des aktiven Sehens und zu negativen Auswirkungen auf die so genannte „räumliche Orientierung“. Wenn die Position im Raum nicht mehr verändert werden kann, wird der Raum flächig, also zweidimensional, er ähnelt dann eher einer Tapete als dem umgebenden Raum. Wir gehen davon aus, dass die Erfahrungen mit Schwerkraft und Raumlage zu den sensorischen Grundbedürfnissen in der Entwicklung des Menschen gehören. Offensichtlich sind bereits gemäßigte vestibuläre Anregungen, wie ein sanftes Schaukeln, dahingehend hilfreich, die Haltung eines Menschen zu stabilisieren und den Muskeltonus zu normalisieren.

Bei schwer beeinträchtigten Patienten beschränkt sich die vestibuläre Erfahrung vielfach darauf, dass die Position des Oberkörpers in Rückenlage, oft unter Zuhilfenahme der Krankenbetthydraulik, lediglich nach oben oder unten verändert wird. Insbesondere die Bewegung in die Horizontale nach unten wird als überraschend abrupt und erschreckend erfahren. Eine weitere alltägliche Variante im vestibulären Bereich erfährt der Patient, wenn er aus der Rückenlage in eine seitliche Position gebracht wird. Die beschriebenen Umlagerungen finden bekanntlich nicht dauernd, sondern allenfalls einige Male im Verlauf eines Tages statt. Man muss davon ausgehen, dass diese Personen eine vestibuläre Deprivation erleben, das heißt eine Unterversorgung mit vestibulären Angeboten.

Natürlich liegt es auf der Hand, dass schwer traumatisierte Patienten nicht beliebig bewegt werden dürfen, dass hier tatsächlich Ruhe notwendig ist, um den Patienten nicht zusätzlich zu gefährden. Nach unseren Beobachtungen kommt es jedoch gar nicht darauf an, einem Menschen möglichst weiträumige und intensive Bewegungserfahrungen im Raum zu vermitteln. Vielmehr kann man feststellen, dass das Vestibulärsystem auch auf kleinste Veränderungen anspricht und auf diese Weise aktiv bleibt. Freilich ist es besonders wichtig, mit vorsich-

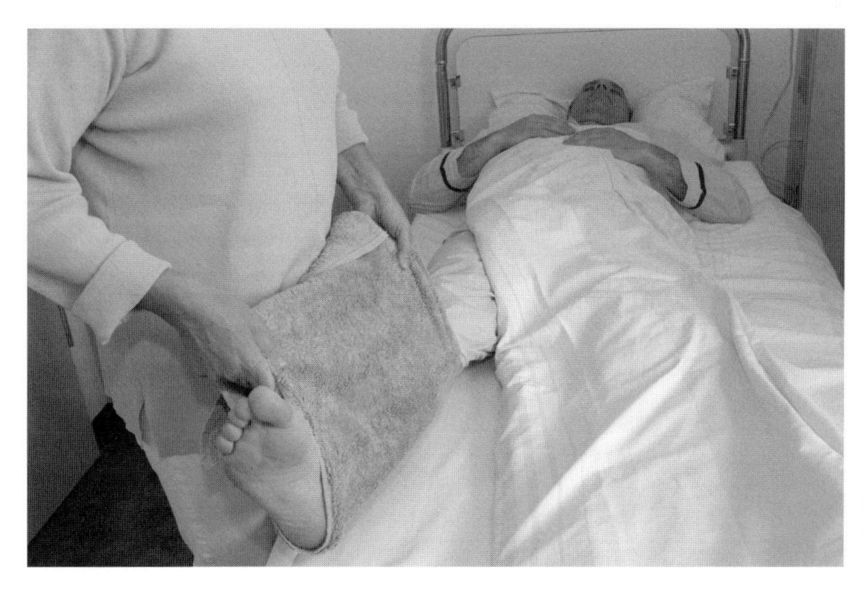

Kleine Schwingungen lassen den Patienten sein Bein spüren.

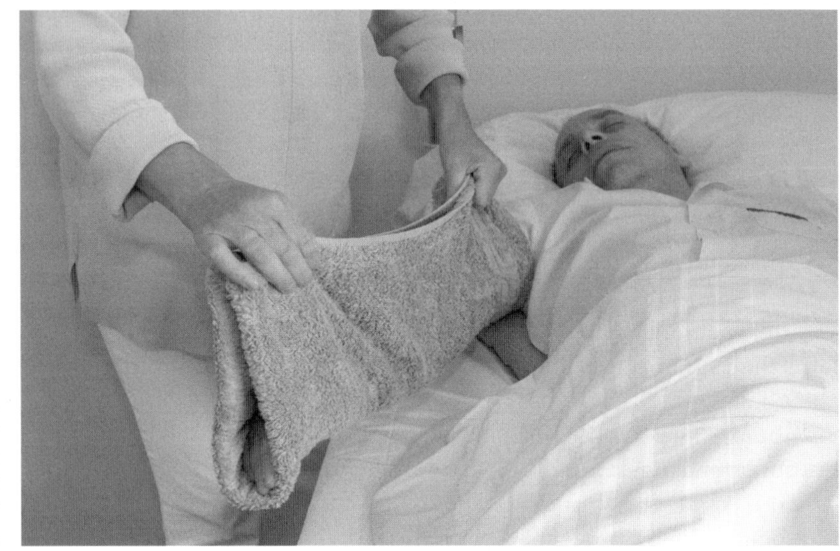

Der Arm, seine Form und sein Gewicht, wird erfahrbar gemacht.

tig rhythmisierenden und wiederkehrenden Bewegungserfahrungen zu operieren, die der Patient in seinem eingeschränkten Zustand wahrnehmen oder nachvollziehen kann. Es genügt also nicht, dem Patienten im Halbstundenrhythmus den Kopf von der einen zur anderen Seite umzulagern. Vielmehr sind – je nach medizinischer Ausgangssituation – vorsichtige Schaukelbewegungen in einem Tuch eine Möglichkeit, das Defizit auszugleichen.

Der Pflegealltag bietet viele Möglichkeiten, Patienten vestibuläre Anregungen zu geben, sofern sie nicht vollständig auf eine liegende Position angewiesen sind. Der Transfer zum Sitzen auf der Bettkante kann zu vorsichtigen Schaukelbewegungen genutzt werden, wie von Ranegger (2000) sehr schön beschrieben wird. Hierbei werden langsam, kleine kreisende Bewegungen des Rumpfes mit der Betroffenen gemeinsam vollzogen. Für ein sicheres Gefühl der Patientin sorgt eine im Bett hinter ihr kniende Pflegeperson, während eine Zweite nach vorn hin absichert.

Gerade die somatischen, vestibulären und zum Teil auch die vorsichtig eingesetzten vibratorischen Angebote können in die tägliche Pflegeroutine einbezogen werden. Dabei handelt es sich nicht darum, zusätzliche, quasi therapeutische, Maßnahmen einzuführen, die vom Pflegepersonal übernommen werden sollen. Vielmehr geht es um die

IHRE EIGENE ERFAHRUNG

Setzen Sie sich aufrecht auf einen Drehstuhl, stellen Sie die Höhe so ein, dass Ihre Füße flächig den Boden berühren. Stellen die Füße so, dass Ihre Beine ein bisschen gespreizt sind. Schließen Sie dann die Augen und suchen Sie für sich selbst eine mittlere Position, in der Sie weder das Gefühl haben, nach vorn geneigt zu sein noch nach hinten zu kippen. Halten Sie diese Position mit geschlossenen Augen eine Weile. Versuchen Sie dann, durch Beugung oder Streckung der Hüfte sich Zentimeter-weise aus dieser Mittelposition herauszubringen und wieder zurückzupendeln.

Sie werden merken, dass bereits minimale Veränderungen einen deutlichen Eindruck von der veränderten Einwirkung der Schwerkraft vermitteln.

Lassen Sie die Augen weiterhin geschlossen und leiten Sie über Ihre Beine eine ebenfalls nur sehr geringfügige Drehbewegung des Oberkörpers auf dem Stuhl ein. Sie können dies zu einer Hin- und Herbewegung verändern, bitte bleiben Sie auch hier im Bereich von wenigen Zentimetern.

Auch bei dieser Erfahrung werden Sie merken, dass wir für das Vestibulärsystem nur geringfügige physikalische Größen benötigen, um dennoch ein sehr intensives Bewegungsgefühl zu bekommen.

Die Bewegungen müssen langsam und rhythmisch sein, damit sie gut aufgenommen werden können und nicht zu Verwirrung und Beunruhigung führen. Dies gilt in viel höherem Maße für wahrnehmungs- und bewusstseinsveränderte Patienten.

Möglichkeit, die notwendigen Pflegemaßnahmen qualitativ so zu verändern, dass sie neben der funktionellen Wirkung eine ergänzende Unterstützung in Bezug auf die reduzierte Persönlichkeit der Patienten bedeuten.

Pflege kann somit dazu beitragen, die medizinische „Reanimation“ gewissermaßen zum Abschluss zu bringen. Der Patient wird im Prozess der „Wiederbeseelung“ seines Körpers unterstützt. Basale Stimulation vermittelt Anregungen, den Körper zu reanimieren, d.h. wieder Besitz vom eigenen Körper zu nehmen. Pflege kann einer Abspaltung von Körper und Seele entgegenwirken, wenn sie dem Körper Möglichkeiten bietet, sich wiederzufinden, seine Grenzen und Wahrnehmungsmöglichkeiten neu zu entdecken und zu nutzen.

Die zentrale Bedeutung der somatischen, vibratorischen und vestibulären Wahrnehmungsbereiche ist unumstritten. Sie sind jedoch einem Veränderungsprozess unterworfen, der nur zum Teil beeinflussbar ist. Wie bereits dargestellt, verändert sich der Umgang mit dem eigenen Körper. Während wir uns als Kinder an jedes Gerüst hingen, um jeden Laternenpfahl drehten, als Jugendliche mit Inlineskates über Treppen sprangen und die Kombination von Geschwindigkeit und Drehmoment in diesem Alter einen Hochgenuss darstellte, hat sich dieses Empfinden im Alter von 40 oder gar 70 Jahren drastisch verändert. Während ein Baby vor Freude jauchzt, wenn es der Vater in die Luft über seinem Kopfe hält, würde ein 70-jähriger bei einer ähnlichen Aktion nur mit Panik, Anspannung und Abwehr reagieren. Es wäre ihm zu schnell, zu hoch und zu instabil. Auch regelmäßige sportliche Aktivitäten haben nur einen bedingten Einfluss auf diesen Veränderungsprozess.

ÜBUNG

Gehen Sie zu einer Einrichtung, die über eine Rolltreppe verfügt. Beobachten Sie, wie sich ein vierjähriges Kind im Vergleich zu einem zwölfjährigen Kind verhält und dieses wiederum im Vergleich zu zwanzigjährigen, vierzigjährigen, sechzigjährigen und achtzigjährigen Menschen, wenn diese die Rolltreppe betreten.

Sie werden zahlreiche Unterschiede erfassen. Setzen Sie diese in Beziehung zur Veränderung der somatischen, vestibulären und vibratorischen Wahrnehmung.

4.6 Audiorhythmische Erfahrungen

Das menschliche Hören findet sicherlich seine höchste Form im Aufnehmen der menschlicher Sprache. All ihre Modulierung, das Mitschwingen von Emotionen, das Gesagte selbst, die unterschiedlichen Stimmungen und Stimmen, das scheinbare Durcheinander verschiedener Aussagen, all dies kann vor dem Hintergrund mannigfaltiger Geräusche, mitten im Lärm oder umgeben von Musik aufgenommen und verarbeitet werden – wenn der Mensch „bei Sinnen" ist. Wir kennen viele Störungen des Hörens. So sind uns die Altersschwerhörigkeit oder auch Irritationen der Konzentration beim Zuhören im Alltag vertraut. Zu den Schädigungen des Hören selbst ließe sich eine Fülle von Ausführungen machen, die vielleicht auch geeignet wären, mancherlei Vorurteile und daraus resultierende falsche Hilfestellung zu verhindern. An dieser Stelle sei auf Annette Leonhardt: „Einführung in die Hörgeschädigtenpädagogik", München, Basel 1999, verwiesen.

Im Rahmen unseres Konzepts spielen vor allem auditive Verarbeitungsprobleme eine Rolle, die etwas mit der eingeschränkten Wahrnehmung der betreffenden Menschen zu tun haben. Auch beim Hören kommt es darauf an, eine bestimmte Abfolge von auditiven Reizen als eine Einheit, die in sich zusammengehört, zu erkennen. Einer Stimme, die einen Satz zu mir spricht, muss ich „Gestalt" verleihen können vor einem Hintergrund von Geräuschen, anderen Stimmen und Eindrücken. Diese Fähigkeit zur Figurgrundunterscheidung spielt bei der auditiven Wahrnehmung eine ganz besonders große Rolle. Das Gehörte ist außerordentlich flüchtig, wir können nicht noch einmal Nachhören. Und doch müssen wir diese flüchtigen Höreindrücke zu einer Einheit zusammenfassen, um ihnen einen Sinn geben zu können. Aus Luftschallwellen, die in schneller Folge unser Trommelfell erreichen, müssen wir in einem Prozess der biologischen Umformung aus einer Abfolge von Reizen der Hörnerven, Sprache und Sinn rekonstruieren. Dies ist eine außerordentlich komplexe und schwierige Aufgabe, die durch Störungen der Gesamtbefindlichkeit, der Gesundheit, der aktuellen Wachheit, des Bewusstseins insgesamt, sehr leicht irritiert wird. Auf so genannten niederen Stufen der auditiven Wahrnehmung finden wir die Fähigkeit, überhaupt eine Stimme als Stimme erkennen zu können oder ein fernes Geräusch nicht unmittelbar auf sich selbst zu beziehen, es in seiner relativen Bedeutungslosigkeit zu belassen.

Menschen klagen in einer für sie fremden und ungewohnten Umgebung häufig über die verwirrende Vielfalt von unerklärlichen, befremdlichen, störenden, ja sogar beängstigenden Geräuschen. Patienten mit Wahrnehmungsbeeinträchtigungen können diese Geräusche nicht zuordnen, sie vermuten u. U. im Flur eine muntere Feier, weil sie Lachen, Stimmen und Gläserklirren hören. In ihrer aktuellen Situation rekonstruieren sie die auditiven Eindrücke zu etwas ihnen Bekanntem, z. B. einem Weinfest. Aus ihrer Wahrnehmung und Perspektive heraus liegen sie in ihrer Annahme sogar richtig, auch wenn die Geräusche aus einer ganz anderen Situation herrühren. Wir kennen aus unserem Alltag

Ähnliches, besonders eindrücklich erscheint es, wenn wir in einem fremdsprachigen Land plötzlich Wortfetzen auffangen, die uns irgendwie bekannt vorkommen und denen wir einen Sinn zu geben versuchen, obwohl wir sie de facto nicht verstehen konnten. Unser auditives Gedächtnis versucht einen Zusammenhang mit Bekanntem zu rekonstruieren.

Auch hier gilt für die Pflegenden, dass diesen Patienten häufig nicht mittels Erklärungen geholfen werden kann. Vielmehr müssen einfachere Hörsituationen, in denen sie sich orientieren können, angeboten werden. Die Vielfalt der auditiven Reize muss reduziert und die Hörangebote eindeutig gemacht werden. Soll die Aufmerksamkeit auf eine Stimme gelenkt werden, darf nur diese eine Stimme hörbar sein. Die sprachliche Vermittlung von Inhalten muss klar und eindeutig sein und in ihrer Form und Umgebung immer wieder im gleichen Kontext stehen bzw. angeboten werden. Das bedeutet für den pflegerischen Alltag, dass nicht, während gleichzeitig die Musik spielt, mit dem Betroffenen gesprochen wird oder zwei Pflegende parallel zu dem Patienten sprechen.

Auf einer noch elementareren Ebene spielt die Stimme als Vermittlerin von Inhalt und Bedeutung wohl eine augenscheinlich geringere Rolle. Wir konnten immer wieder beobachten, dass besonders rhythmische akustische Reize eine gewisse Aufmerksamkeit erregen. Ein leises gleichmäßiges Klopfen, das durch seine gleichmäßige Wiederholung aus der Flüchtigkeit herausgenommen wird, kann zu einer Hinwendung des wahrnehmungseingeschränkten Menschen führen. Der akustische Reiz, an dieser Stelle sei die Verwendung des Begriffes Reiz erlaubt, stellt einen sehr einfachen Impuls dar, der durch seine ständige Wiederholung gewissermaßen greifbar wird. Dass dieser Höreindruck nicht sofort wieder verschwindet, macht ihn für Patienten möglicherweise interessant – es lohnt sich, wieder hinzuhören. Derartige Angebote lassen sich in der pflegerischen Praxis allerdings nicht leicht herstellen, da wir es dort mit einer permanent intensiven Geräuschkulisse zu tun haben, in der rhythmische akustische Angebote bereits vorhanden sind. In diesem Zusammenhang muss man nur an die unterschiedlichen Alarme und Begleitgeräusche der medizintechnischen Geräte denken.

Dennoch kann es sinnvoll sein darüber nachzudenken, ob in Einzelsituationen, z. B. vor einem Waschangebot, ein regelmäßiges, leichtes, keineswegs lautes Klopfen an der Waschwanne einen Hinwendungsimpuls für die Patientin bedeuten könnte. Auch das leichte rhythmische Berühren an der Schulter sowie leises Sprechen in Ohrnähe der Person kann unterstützend sein.

Grundsätzlich können wir davon ausgehen, dass alle Geräusche, Töne, Laute und Stimmen, die ans Ohr dringen und deren Quelle nicht zugeordnet oder erkannt wird, eher verwirren denn informieren.

Besonders in fremden Situationen (z. B. die plötzliche Aufnahme auf der Intensivstation), oder in Zuständen, die von Wahrnehmungseinschränkungen gekennzeichnet sind (z. B. Verlust von Sehfähigkeit, Verlust von Orientierung), ist es hilfreich für die Betroffenen, wenn sie vertraute Stimmen, Geräusche und Töne erreichen. Dabei sollte die aktuelle Situation nicht durch unpassende Geräusche o. Ä. verändert werden. So kann beispielsweise das Geräusch von Wellen von einer CD oder Musikkassette, im Krankenzimmer abgespielt, unter Umständen eher Verwirrung und weitere Desorientierung auslösen, da sich die Betroffene ja gar nicht am Meer, sondern in einem geschlossenen Raum befindet.

4.7 Orale und olfaktorische Erfahrungen

Der Mund des Menschen bietet den intensivsten Erfahrungsraum. Schon in der Embryonalzeit ist das ungeborene Kind in der Lage, an seinen Daumen zu lutschen. Die Wahrnehmung wird nicht nur durch taktile Berührung gefördert, vielmehr schluckt das Kind bereits. Nach der Geburt ist das Kind sofort in der Lage, zu saugen und damit die orale Nahrungszufuhr einzuleiten. Besonders die Kombination, bestehend aus dem Berühren der Wange des Kindes und seiner Fähigkeit die eigene Mutter am Geruch zu identifizieren, führt zu einem ausgeprägten Saugverhalten. Der Geruchssinn kommt, nach jetzigem Erkenntnisstand, erst nach der Geburt zum Tragen, da er auf eine aktive Einatmung angewiesen ist. Sein Mechanismus ist uns allen bekannt: Bei einer schweren Erkältung leidet der Geruchssinn, da die Einatmung durch die Nase nicht mehr oder nur noch eingeschränkt funktioniert. Das Riechen dient primär der frühzeitigen Erkennung. Es greift dem Schmecken voraus und kann sowohl eine warnende wie lustbetonende Funktion wahrnehmen.

Der Mund dient nicht nur der Nahrungsaufnahme, sondern nimmt als „Kommunikationsmedium" eine zentrale Bedeutung ein. Schon das erste Schreien vermittelt Informationen. Das später, Schritt für Schritt, erlernte Sprechen eröffnet dem Kind neue Möglichkeiten, sich mitzuteilen oder etwas für sich einzufordern. Der Mund ist der Bereich, der während der Kommunikation vom Gegenüber besonders wahrgenommen wird. Er bildet einen wesentlichen Bestandteil der Mimik. Ob ein Mensch sich freut oder Schmerzen zum Ausdruck bringt, wird an ihm ersichtlich.

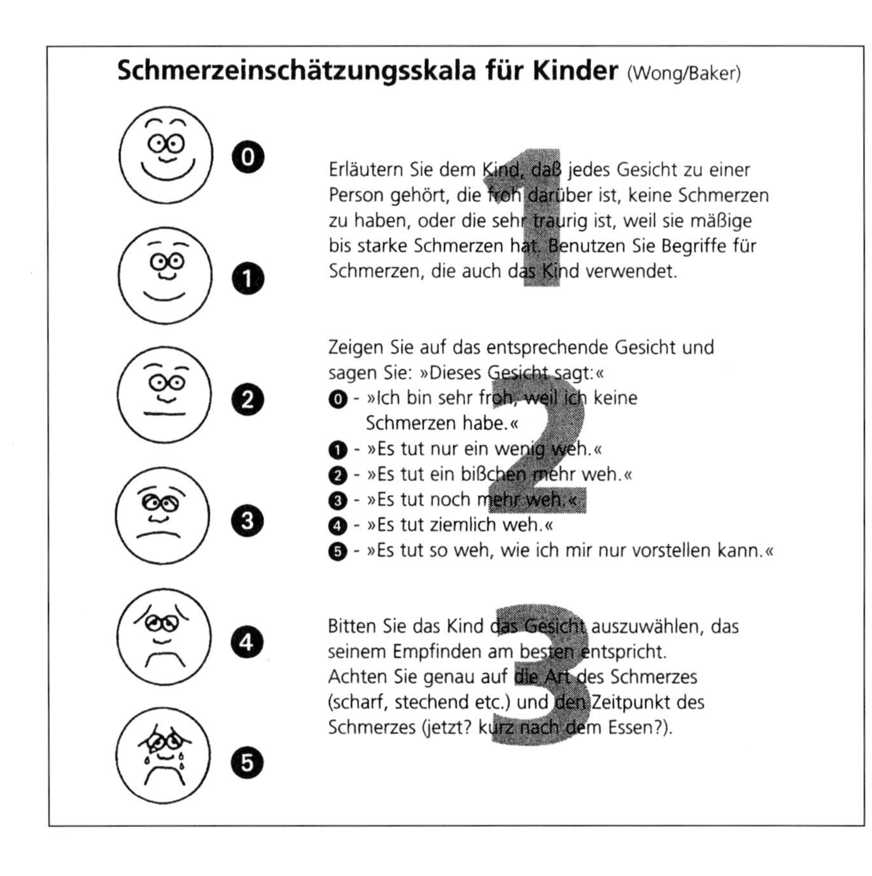

1. Walker, M. & Wong, D.L. (1991). A Battle plan for Patients in Pain, American Journal of Nursing, (6), 32–36.

Der Mund ist umfänglich mit Wahrnehmungsrezeptoren ausgestattet. Die höchste Dichte weist die Zungenspitze auf. Sie ist in der Lage, feinste Unterschiede zu ertasten. Darüber hinaus eröffnet die Zunge, aufgrund ihrer Geschmackssensoren in Kombination mit dem Riechnerv, die Möglichkeit unterschiedliche Geschmacksrichtungen und Konsistenzen zu erfassen. Um diese Erfahrungen zu vertiefen, übt ein Kind von Geburt an. Infolgedessen wird nahezu alles, was das Kleinkind zu greifen bekommt, von ihm in den Mund befördert. Der Mund stellt einen wesentlich bedeutsameren Erkennungs- und Erfahrungsbeitrag dar, als es zu diesem Zeitpunkt die Hände leisten könnten. Unsere kulturell geprägte Erziehung nimmt allerdings sehr früh Einfluss auf diese Form der Welterkundung. Somit treffen wir auf Menschen, die beispielsweise ihr Essen, ohne vorher daran zu riechen, in den Mund führen, um dann festzustellen, dass es verdorben ist oder nicht schmeckt.

Im Laufe des Lebens entwickeln wir eigene Geschmacksvorlieben, welche sich mit der Zeit verändern und nicht konstant sind. Speziell Menschen im hohen Alter weisen Wandlungen in diesem Bereich auf. Lebensmittel, die sie früher nicht mochten, gehören später zu ihren Leibspeisen. Schwere Erkrankungen, wie beispielsweise ein Schädel-Hirn-Trauma, können ebenfalls eine Veränderung der Vorlieben bewirken.

Der Mund kann folglich Lebensmittel als anregend und stimulierend oder als unangenehm erleben und sich den Speisen öffnen oder verschließen. Darüber hinaus ist der Mund auch ein Berührungs- und Lustorgan. Schon das Kleinkind lernt, seine Eltern zu küssen und diese Form der Zuneigung besonders den Menschen entgegen zu bringen, die ihm nahe stehen. Der Kuss selbst ist mit der intensivste Austausch zwischen zwei Menschen. Er führt zu einer tiefgreifenden Anregung des gesamten Körpers und hat damit nicht nur eine lokale, sondern eine ganzkörperliche Auswirkung.

Kein Körperteil erfüllt gleichzeitig so viele bedeutende Funktionen wie der Mund und ist gleichzeitig auch das ausdrucksstärkste. Der Mund zeigt an, ob ein Mensch konzentriert einer Sache folgt, ob er schläft, aufnahmebereit, müde oder gelangweilt ist. Schon ein Baby lässt im wachen Zustand deutlich werden, dass sein Mund immer in Bewegung ist, die Zunge schiebt sich vor, es schmatzt, zieht Grimassen oder lutscht intensiv an einem Objekt. Kinder, die sich besonders stark konzentrieren, arbeiten vielfach intensiv mit der Zunge. Es scheint geradezu so, dass die Zunge mitschreibt oder mitbaut. Je müder das Kind wird, desto langsamer werden die Bewegungen des Mundes. Bei erschöpften Erwachsenen wird das Sprechen langsamer und einsilbiger. Bevor der Schlaf eintritt, entspannt sich die Mundregion in wachsendem Maße. Die Zunge bewegt sich nur noch unmerklich, der Mund öffnet sich leicht, das Kind oder der Erwachsene schläft.

Folgende Hypothese kann daraus folgend abgeleitet werden:

Je mehr gezielte Aktivitäten im Mundbereich zu beobachten sind, umso wacher ist der Mensch.

Gleichzeitig bedeutet dies, dass dem Mundbereich eine hohe Aufmerksamkeit zukommen muss, damit die betroffene Person weiterhin mit ihm aktiv ist, ihn öffnet und infolgedessen die Wachheit gesteigert werden kann.

PARTNERERFAHRUNG

Nehmen Sie zwei Zahnstocher, halten sie diese zuerst dicht aneinander und setzen auf dem Rücken Ihres Partners einen kurzen Impuls. Fordern Sie den Partner auf, Ihnen mitzuteilen, ab wann er spürt, dass es sich um zwei Zahnstocher handelt. Nach jedem Impuls führen Sie die Zahnstocher weiter auseinander. Sie werden feststellen, dass es einer relativ großen Entfernung bedarf, bevor die pieksenden Objekte als zwei Zahnstocher erkannt werden. Lassen Sie die Übung an sich wiederholen.

Nun setzen Sie die Zahnstocher eng aneinander geschlossen auf Ihre Zungenspitze. Sie werden relativ rasch bemerken, dass es sich um zwei Zahnstocher handelt. Je weiter Sie die Zahnstocher jedoch an der Zunge seitlich entlang führen, desto schwieriger wird die Identifikation.

Testen Sie nun die Fähigkeit der Erkennung im Vergleich von Ihrer Zungenspitze zu einer Ihrer Fingerspitzen. Auch hier werden Sie erkennen, dass die Fingerspitzen längst nicht so gut spüren können wie die Zungenspitze.

4.8 Sehen oder visuelle Erfahrung

Das Sehen ist vielleicht unsere bewussteste Art, wahrzunehmen. Die gesehene Welt befindet sich in der Nähe und Ferne, sogar bis weit hinaus in den Weltraum, Millionen Lichtjahre entfernt, reicht unser Blick. Mittels des Sehens, kontrollieren und koordinieren wir unsere Bewegungen, beim Autofahren, beim Rühren der Suppe im Topf, beim Schreiben oder Durchführen einer komplizierten Operation. Wenn wir träumen und uns etwas vorstellen, haben wir unsere bekannte oder auch eine fantastische Welt vor Augen, das Gesehene ist für uns das Reale.

Doch sind es unterschiedliche Lichteindrücke, die über ein kompliziertes System in biologische Impulse übersetzt werden, aus denen unser Gehirn eine Welt rekonstruiert. Und so müssen wir beim derzeitigen Stand der Wissenschaft auch davon ausgehen, dass jeder Mensch *seine* Welt sieht, die sich deutlich oder ein wenig von der Welt anderer unterscheidet. Erst im gemeinsamen Handeln und im Austausch mit anderen Personen können wir Gemeinsamkeiten herstellen, die sicherstellen, dass wir von der gleichen Sache reden oder uns im gleichen Zimmer aufhalten. Trotzdem bleibt manchmal der Eindruck „in einem anderen Film" als seine Mitmenschen zu sitzen. Dann ist es uns nicht gelungen, eine ausreichende Menge von Gemeinsamkeit herzustellen.

Behinderung, Krankheit, Eintrübung des Bewusstseins, Nebenwirkungen von Medikamenten können die Fähigkeit der visuellen Koordination empfindlich beeinträchtigen. Die feinen Bewegungen des Auges, das abtastende Suchen mit dem Blick und die Verarbeitung können irritiert, gewissermaßen gelähmt oder so gestört sein, dass die wahrgenommenen Eindrücke unwirklich und bedrohlich werden.

Patienten behaupten immer wieder Dinge zu sehen, die Gesunde um sie herum nicht wahrnehmen. Auf dieses Phänomen treffen wir recht häufig. Da sind kleine Spinnen, die über die Decke wandern; Muster und Punkte einer Tapete formieren sich zu bedrohlichen Fratzen. Das System der visuellen Wahrnehmung versucht bei diesen Patienten aus den einkommenden optischen Informationen eine sinnvolle Wirklichkeit zu rekonstruieren. Die einkommenden Informationen werden aber unter den störenden Bedingungen von Krankheit, Medikamenten, der allgemeiner Befindlichkeit, der veränderten Umwelt etc. neu interpretiert und in andere Zusammenhänge gestellt. Die Wirklichkeit verändert sich für die Betroffenen, die Außenstehenden sprechen von Verwirrtheit oder Desorientierung.

IHRE EIGENE ERFAHRUNG

Vielleicht können Sie sich an eine Situation des Aufwachens erinnern, in der Sie einige Zeit benötigten, um in der realen Welt anzukommen und wo sich Bilder vor die entstehende Wirklichkeit schoben und irritierten. Auch unter Einwirkung von Drogen (Alkohol, Medikamente etc.) kann es zu visuellen Fehlwahrnehmungen kommen. So sieht man vielleicht doppelt oder in veränderten Farben. Sicherlich kennen Sie auch noch das Spiel, wenn man als Kind die Augäpfel mit geschlossenen Lidern tüchtig eindrückte: so entstehen visuelle Attraktionen, die durch den Druck auf den Augapfel ausgelöst werden und Farben vorspielen, die erlebt, aber nicht real gesehen werden.

ÜBUNG

Sie können sich einen kleinen Eindruck von den visuellen Veränderungen verschaffen, wenn Sie folgendes Experiment mit sich selbst durchführen.

Nehmen Sie ein weißes DINA 4-Blatt Papier, legen es quer vor sich hin und falten es dann einmal mittig auf die Größe von DIN A5. Legen Sie sich jetzt auf den Rücken und stülpen das gefaltete Blatt über Ihr Gesicht, so dass Sie gewissermaßen ein weißes Zelt über Ihren Augen und Ihrer Nase haben. Brillenträger sollten die Brille absetzen. Lassen Sie die Augen geöffnet und schauen Sie einfach gegen die weiße Fläche. Nehmen Sie sich etwas Zeit, ignorieren Sie Ihre Langeweile. Sie dürfen unter keinen Umständen die Augen schließen, denn das würde den Effekt verhindern.

Fünf Minuten sollten Sie schon unter Ihrem „weißen Zelt" bleiben, vielleicht stellen Sie sich vorab einen Küchenwecker.

Wie könnten Ihre Erfahrungen aussehen?

- Sie haben das Gefühl, nicht mehr mit Ihren Augen fixieren zu können.
- Sie merken, dass sich die Augen gewissermaßen selbstständig bewegen.
- Sie verlieren Kontrolle über Ihre Augen.
- Sie können nicht mehr feststellen, ob sich das weiße Papier nah vor Ihren Augen befindet oder ganz weit weg.
- Sie sehen Bewegungen, Wolken, Nebelschleier und Ähnliches.
- Sie haben Farbeindrücke.
- Sie würden am liebsten die Augen zumachen und gar nichts mehr sehen.

In dieser Übung haben Sie erlebt, dass eine solche Erfahrung nicht wirklich neugierig macht, sondern man eher dazu neigt, sich nach innen zu wenden und zurückzuziehen. Mit den seltsamen entstandenen Eindrücken möchte man nichts zu tun haben.

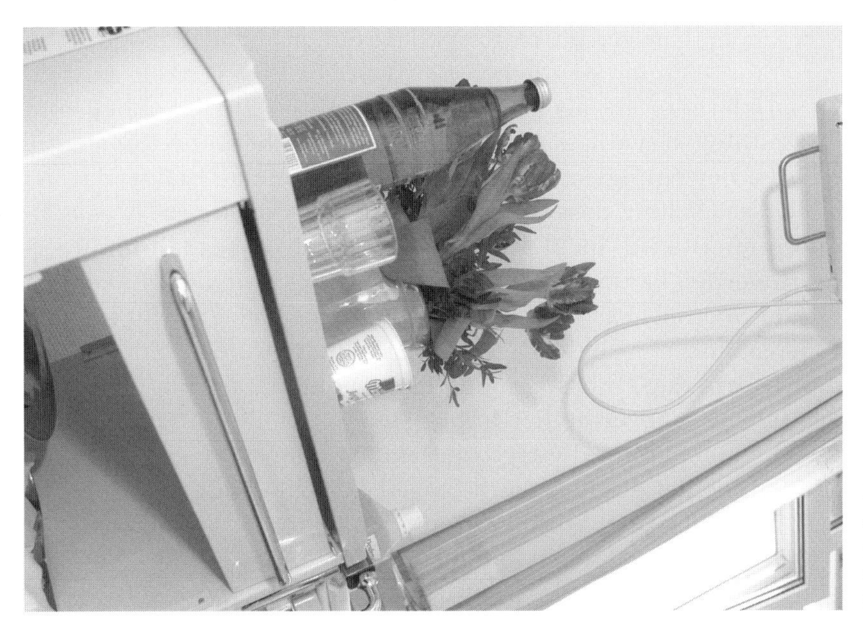

Das Blick ist eingeschränkt und offenbart wenig Vertrautes.

Die Situation, als Patient im Krankenhaus oder in einer Pflegeeinrichtung zu liegen, fördert die fantastische Interpretation der gesehenen Umwelt. Die Monotonie, d.h. das lange Starren an eine ungegliederte weiße Decke, regt die Produktion „innerer Bilder" an, die sich als scheinbare Wirklichkeit ins Bewusstsein schieben. Mit dem übrigen Gesehenen versucht der Patient eine für ihn stimmige, zusammenhängende Wirklichkeit zu konstruieren. Er fühlt sich bedroht und verunsichert, somit kriechen dann die Spinnen aus den Ecken und verursachen Angst. Für den Gesundungsprozess bzw. die Kooperation zwischen Pflegenden und Patienten ist es besonders wichtig, dass die Patienten nicht in eine eigene, bedrohliche Wirklichkeit abdriften. Sie werden unruhig und kaum erreichbar, die Kommunikation droht abzubrechen. Es ist nicht unser Anliegen, die in dieser Art verwirrten Patienten mit klugen Beweisen von unserer Wirklichkeit zu überzeugen. Vielmehr geht es darum, ihnen Anhaltspunkte für die gemeinsame Wirklichkeit aufzuzeigen. In ihr visuelles Erleben, ihren Sehbereich, müssen Dinge eingebracht werden, die sie mit unterschiedlichen Sinnen erfassen können. In der multisensorischen Erfahrung, dem Ertasten, Riechen, Schmecken, Sehen und Hören, wachsen die gemeinsamen Anteile der Information und bieten mehr Sicherheit, größeres Erinnerungsvermögen und Orientierungshilfe.

Besonders eine veränderte Körperlage nimmt auf die Ermöglichung zur Wahrnehmung deutlichen Einfluss. Die Wirklichkeit wird im Sitzen klarer erlebt als im Liegen. Die durch die Krankheit und Behandlung erzwungene Bettlägerigkeit, das liegende Ruhen, die relative Bewegungslosigkeit, d. h. die allgemeine Inaktivität, ist mit Ursache dafür, dass vieles von dem, was visuell neu- bzw. fehlinterpretiert wird, nicht auf seinen Wirklichkeitsgehalt hin überprüft werden kann. Die Zimmerdecke ist zu fern, die blinkenden Lichter unerreichbar, die visuellen Eindrücke können nicht mit den anderen Sinnen, insbesondere taktil, erkundet werden. Eine veränderte Körperlage muss von den Pflegenden darauf hin überprüft werden, welche visuellen Impressionen der Betroffene neu gewinnt. Guckt er auf die Heizungsrippen oder wird sein Blick auf den Urinbeutel des Nachbarn fixiert? Besteht genügend Möglichkeit, den Blick breit auszurichten oder steht nur ein kleiner Ausschnitt aus dem gesamten Raum zur Verfügung?

Es geht darum, visuelle Nähe zu schaffen, die überprüfbar ist, die an Vertrautes anknüpft und die das Abtriften in die Leere verhindert.

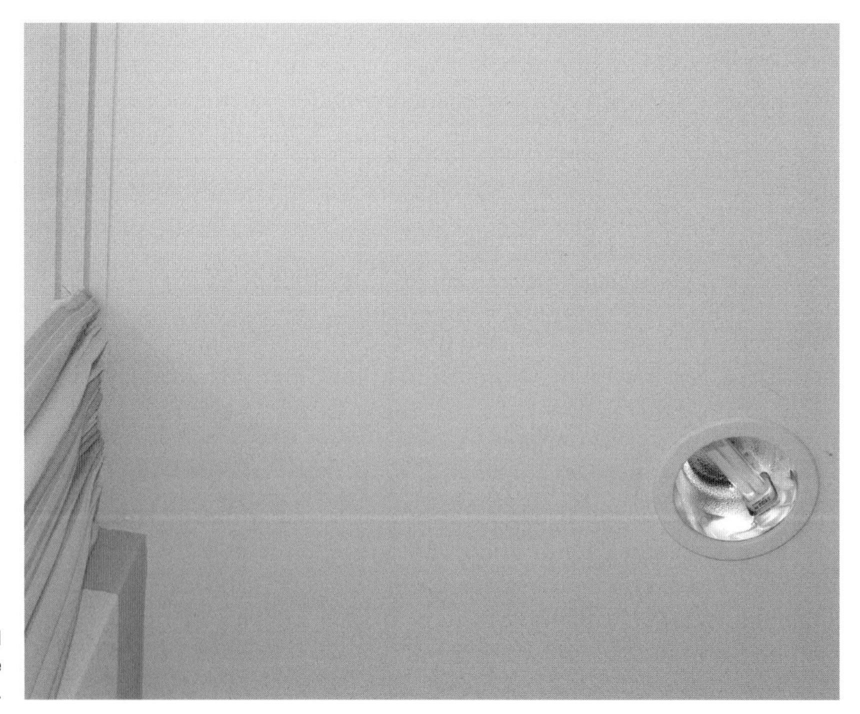

Das Blickfeld ist ohne Anreize.

4.9 Taktile Welten/Erfahrungen

Unser Schlüsselbund, der Schaltknüppel des Autos, Messer und Gabel, der Lippenstift, die neuen Euromünzen, die Schnürsenkel an unseren Schuhen – alltägliche, gegenwärtige und ganz reale Tasterfahrungen. Die Objekte wiederzuerkennen bedarf keiner Mühe, kaum spürt man sie in der Hand, kennt man ihren Gebrauch und Nutzen. Wir haben von den Objekten in unserer Welt „Greifbilder". Wir umfassen sie, fühlen sie in unseren Händen und wissen genau, worum es sich handelt. Unsere taktile Wahrnehmung arbeitet mit Greiferfahrung und Greifbildern. Das Umfassen spielt eine wesentliche Rolle, während die Oberfläche allein nur teilweise Auskunft gibt. Schon das Baby nutzt die Fähigkeit seine Hand zu schließen, wenn es etwas ergreift. Damit wird die Mehrdimensionalität eines Gegenstandes oder einer Person erfahrbar. Solche Greifbilder, an denen wir uns orientieren, schafft man nicht durch

ÜBUNG

Sie benötigen einen Partner, der bereit ist, eine gewisse Zeit die Augen zu schließen. Ihm legen Sie dann verschiedene Alltagsobjekte nacheinander in die offen hingehaltene Hand oder streifen die ausgestreckte Handinnenfläche kurz mit dem Gegenstand.

Bevor er die Augen öffnet, um herauszufinden, was sich auf seiner Handinnenfläche befindet, bitten Sie ihn, dass er die Hand schließt und den Gegenstand aktiv umgreift.

Wenn Ihr Partner die Objekte greifen, d. h. umfassen kann, so wird es ihm in der Regel ein leichtes sein, das Objekt zu erkennen. Wenn er jedoch die Hände ausgestreckt hält und die Objekte lediglich seitlich, d. h. mit der Oberfläche, die Fingerspitzen streifen, so wird die Identifikation schwierig sein. Liegt der Gegenstand ruhig auf der Hand, werden Sie beobachten können, dass Ihr Partner die Hand langsam hin und her zu bewegen versucht oder den Gegenstand mit einer Auf-und-Ab-Bewegung in eine Kuhle der Handinnenfläche bringt. Es handelt sich um das natürliche Bestreben, den Gegenstand mehrdimensional zu erleben.

Eine Ausrichtung am Greifbild ist wesentlich effektiver als die an der Oberfläche.

bloßes Betrachten oder vorsichtiges einmaliges Berühren mit dem ausgestreckten Zeigefinger. Hier ist der aktiven Umgang mit den Händen erforderlich. Unsere taktile Fähigkeit, d. h. mit den Händen Strukturen und Formen zu erfühlen, zeigt sich erst in der aktiven Auseinandersetzung mit einem Gegenstand. Wir müssen im Laufe unseres Lebens viele Schlüssel in die Hand nehmen, mit ihnen spielen, sie in ein Schloss stecken und herumdrehen, bis wir ein zuverlässiges Greifbild vom Schlüssel haben. Unsere Fernsinne unterstützen dabei das Bild, den Begriff vom Schlüssel, denn das Klimpern, das wir hören, die äußere Gestalt und das Glitzern, das wir sehen, gehören mit zum Bild vom Schlüssel.

Was bleibt den Händen eines Menschen zu tun, der schwer krank und pflegebedürftig im Bett liegt? All die Gegenstände seines täglichen Lebens sind verschwunden, die Hosentaschen sind nicht nur leer, vielmehr gibt es sie nicht mehr. Es sind kaum Objekte, mit denen man nachlässig und halb unbewusst spielen kann, vorhanden. Was bleibt, sind die Bettdecke, ein Infusionsschlauch oder ein Verband. Die Hände sehnen sich danach, tätig zu sein. Sie möchten etwas spüren, sie möchten über das Spüren, über die taktile Erfahrung ihren eigenen Beitrag zum Erhalt des aktuellen Körperbildes und dem Bild der Umwelt beitragen. Hier droht ebenfalls Habituation. Der Verlust aktiv gesuchter und gestalteter taktiler Eindrücke führt zu dem Gefühlsverlust der eigenen Hände. Nesteln ist sicherlich ein Zeichen beginnender Verwirrung, aber die Kausalitäten liegen anders als allgemein angenommen. Nesteln ist gewissermaßen ein letzter verzweifelter Versuch, sich taktile Informationen zu verschaffen. Mangels anderer Gelegenheit muss die Hand vorlieb nehmen mit einem Fädchen, mit einem Stück Stoff. So können wir das Nesteln besser als ein Symptom für Isolation begreifen. Der Patient ist von aktiven Wahrnehmungsmöglichkeiten ausgeschlossen, es bleibt ihm wieder nur der Rückzug auf sich selbst, das klassische Phänomen der Hospitalisierung.

Zumeist erleben wir in der Pflege, dass sich ein eintretender Realitätsverlust mittels der deutlichen Zunahme stereotyper Handlungen oder durch Manipulationsversuche mit den Händen zeigt. Jedoch kann auch die Unruhe der Füße ein Hinweis darauf sein. Während der Säugling und das Kleinkind noch über die ausgeprägte Fähigkeit des Spürens mit den Füßen verfügen, nimmt dieses im Laufe unseres Lebens ab, ohne jedoch ganz zu verschwinden. Den Füßen werden in unserer Kultur nicht die gleichen Möglichkeiten geboten wie den Händen. Sie sind zumeist verdeckt, eingepackt in Schuhe und können ihre natürlichen Fähigkeiten zum Spüren und Umgreifen nicht weiter ausbauen. Allerdings sind sie weiterhin in der Lage Materialien, Gegenstände und Lebendiges zu unterscheiden, eine Tatsache, die besonders im Sommer am Strand sichtbar wird.

Füße können also ebenso der Orientierung dienen wie die Hände. Desgleichen verfügen die Lippen und die Zunge über ausgeprägte Tastqualitäten. Sie können umfassen und dreidimensionale Formen erspüren. Daher sollte ihnen eine gezieltes Angebot gemacht werden. Auch kann die gesamte Körperoberfläche spüren, allerdings ohne eine Greiffunktion zu haben. Der Körper kann nur mittels Druck und Bewegung die Formen von Materialien unterscheiden. Weiterhin verfügt die Körperoberfläche über Wärme-, Kälte und Feuchtigkeitssensoren. Diese Art des Spürens über diese Sensoren ist jedoch mehr dem sensorischen Erfahren zuzurechnen.

4.10 Orientierung

Der Wecker klingelt am Morgen, wir drehen uns noch einmal, ein einziges Mal um, dann stehen wir auf. Ein vergewissernder Blick auf die Uhr, der Gang ins Bad, die Kaffeemaschine in Betrieb setzen, die Zeitung aus dem Briefkasten holen …

Wenn wir wach und lebendig sind, bewegen wir uns in Räumen, wir durchlaufen die Zeit.

Doch was heißt das?

Wir orientieren uns: Wo bin ich, wo will ich hin, wo war ich gerade?

Wir orientieren uns: Wie viel Zeit brauche ich, wie spät ist es, wann will, wann soll ich fertig sein?

Raum und Zeit sind bestimmende Koordinaten für unser tägliches Leben, aber auch für unser Leben im Ganzen. Raum zu beschreiben, fällt nicht schwer: der Ort, an dem ich mich gerade jetzt aufhalte, das Zimmer, das Haus, die Strasse, die Stadt.
Räume kann man sehen, ausmessen, durchschreiten, man kann sie hören und riechen, die Grenzen befühlen, aufzeichnen.

Was ist Zeit? Gibt es sie wirklich? Oder ist sie nur eine Messgröße?

Sekunden, Minuten, Stunden … das sind mathematische Einheiten, sie existieren nicht wirklich. Wir verständigen uns mit diesen Bezeichnungen, im Alltag oder auch in den Wissenschaften – dort kann man noch viel exaktere Zeiteinheiten einsetzen.

Man spricht von einer linearen Zeitvorstellung: Die Stoppuhr beginnt bei 0,00 und läuft, indem sie immer eine weitere Einheit hinzufügt, absolut gleichmäßig, im Prinzip unendlich lange.

Diese Zeit kommt nicht wieder, sie ist dann ein für alle mal vergangen.

Man kennt aber auch eine zyklische Zeitvorstellung: der Morgen, der Mittag, der Abend, der Morgen, der Mittag ...

Oder die Jahreszeiten – man kann sie sich in einem Kreis angeordnet vorstellen. Gleiches kommt immer wieder, wiederholt sich in einem Kreislauf.

Unsere Uhren nehmen Bezug auf diese Zeitvorstellungen: Die analoge Uhr zeigt eine kreisförmige Zeigerbewegung, alle zwölf Stunden kommt die gleiche Zeigerposition. Kunstvolle mechanische Uhren zeigen die Mondphasen, die Wiederkehr der Sternzeichen, manche sogar die Gezeiten des Meeres. Die digitale Uhr zeigt hingegen die „einmalige" Zeit in Ziffern, sie lässt die Zeit unumkehrbar weiter laufen. (Ganz oft steht hier „zeigen" – das macht deutlich, dass die Zeit selbst kaum fassbar ist, wir benötigen ein Hilfsmittel, um sie zu „sehen", man muss sie uns „zeigen".)

Für viele Menschen, die schwer erkrankt sind, die sich schwer tun, die Zeit so wahrzunehmen wie die meisten anderen, mag die Bezeichnung „räumlich und zeitlich desorientiert" zunächst zutreffend erscheinen. Bei genauerem Hinsehen aber wird deutlich, dass hier die Sichtweise der „Gesunden" wieder einmal über die Besonderheiten anderer Menschen hinweggeht. Diese Menschen sind „bei sich" (räumlich) und leben in ihrer eigenen Gegenwart (zeitlich). Der Raum hat sich konzentriert, das heißt, auf die eigentliche Mitte zurückgezogen, und ebenso die Zeit. Sie, diese Patienten, sind das subjektive Maß ihres Erlebens. Sie haben sich „ausgeklinkt" aus den Raum- und Zeitvorgaben der Mehrheit, sie gehen „von sich aus". Schaut man aber genauer hin, so leben sie nicht „im leeren Raum" oder „zeitlos". Sie erleben Zeit vielleicht als etwas ganz Zyklisches. Die Wiederkehr bestimmter Pflegepersonen, die Wiederkehr bestimmter Pflegehandlungen, hell und dunkel, Schmerz und Schmerzfreiheit. Welches Datum? Welcher Tag? Das spielt doch keine Rolle, wenn man hier und jetzt lebt. Der eigene Körper wird zu einem Raum, den man wirklich erfahren kann – alles andere ist im doppelten Sinne „weit weg", unerreichbar und damit auch unwichtig. Vielleicht das Bett, zwei Quadratmeter Sicherheit, das kann man befühlen, da kann man sich vorsichtig bewegen.

Pflegende werden gut daran tun, diese andere Erlebensweise in ihre Pflegeplanung mit einzubeziehen. Zeitangaben, Hinweise auf andere Räume – das wird wenig Orientierung geben.

„Ich komme gleich wieder", „Ich schaue immer wieder nach Ihnen", „Ich bin ganz in der Nähe", „Sie brauchen nur zu rufen" – das kann vielleicht aufgenommen werden.

Die positiv unterstützende „Erkundung" des eigenen Körpers und seiner unmittelbaren, räumlichen Umgebung kann eine wichtige Maßnahme sein, um einem ganz auf sich selbst reduzierten Menschen wieder mehr Öffnungsmöglichkeiten zu geben.

5. Zentrale Ziele/zentrale Lebensthemen

Inzwischen verfügen wir über jahrelange Erfahrung mit dem Konzept. Deutlich wurde dabei, dass die Ausrichtung des Konzepts nicht mittels der einzelnen Maßnahmen, die die Wahrnehmungsbereiche stimulieren oder beruhigen, widergespiegelt wird. Vielmehr gibt es grundsätzliche Ziele, die das Konzept unter Zuhilfenahme einzelner Handlungen erreichen möchte.

Die „Techniken" und „Methoden" werden nicht zum „Gesund Machen" von Patienten genutzt, sie dienen einer grundlegenden Stimulation gesundungsfördernder oder lebensermöglichender Begegnungsprozesse.

Die Menschen, die wir vor Augen haben, erleben und leben möglicherweise gegenwärtig eine entscheidende Situation ihres Lebens. Sie setzen sich durch ihre Krankheit mit wichtigen Bereichen der eigenen Persönlichkeit auseinander. Ihnen in dieser Situation fremdbestimmte Stimulationsangebote zu unterbreiten, wäre völlig unangebracht. Pflegende können als Außenstehende lediglich sensibel herausfinden, was diesen Patienten momentan gut tut und womit sie sich beschäftigen. Dann erst macht es Sinn, individuelle Angebote zu gestalten und diese gewissermaßen zur Priorität des Betroffenen werden zu lassen. Die Pflegenden werden nach solchen zentralen Bedeutungen suchen müssen, um die betroffenen Menschen in den Bereichen zu unterstützen, in denen überhaupt Aktivität möglich ist. Diese Unterstützung erfolgt dann nach bestimmten Regeln. Hier ist Fachwissen gefragt, sind Kenntnisse notwendig und gewisse Handfertigkeiten nützlich. Trotzdem darf es nie um eine schematische Anwendung des Konzepts gehen, stets steht das Individuum, seine aktuelle Situation und die seiner Angehörigen im Zentrum. Den eigentlichen Hintergrund der pflegerischen Arbeit bilden die zentralen Lebensthemen mit ihren individuellen Ausprägungen.

Aus den Grundüberlegungen des Konzepts der Basalen Stimulation heraus haben wir diese Lebensthemen entwickelt, die die Person des beeinträchtigten Menschen in den Mittelpunkt stellen. Dabei kommt es uns besonders darauf an, dass Patientinnen und Patienten nicht als Objekt der Pflege gesehen werden, sondern als eigenaktive Subjekte, die derzeitiger Pflege bedürfen. Es gehört zu unseren Vorstellungen, dass sie, bewusst oder unbewusst, nach mehr Selbstständigkeit streben und eines Tages ihre Pflege wieder allein gestalten wollen. Selbst wenn diese Selbstständigkeit nicht möglich sein wird, muss dennoch das grundlegende Bestreben angenommen werden, dass die Betroffenen so selbstständig und vor allem so selbstbestimmt wie möglich leben wollen. Die Pflege muss diesem Grundbedürfnis Rechnung tragen, ja, muss es sogar aktiv unterstützen.

Aus diesem Grund beschreiben die zentralen Lebensthemen Perspektiven aus dem Leben der Patienten. Nicht die pflegerischen Aktivitäten aus dem Berufsleben der Pflegenden stehen im Vordergrund. Wir können davon ausgehen, dass jede pflegerische Arbeit „etwas" erreichen möchte, man möchte dem Patienten, dem alten Menschen oder dem Angehörigen etwas Gutes tun, ihm sein Leiden erleichtern, ihn unterstützen und bei der Gesundung helfen. Selbstverständlich können dabei auch Motive beteiligt sein, die sich nicht in erster Linie auf den Patienten selbst beziehen. Eigene Interessen der Pflegenden, wie die Steigerung des Selbstwertgefühl oder ein hohes Geltungsbewusstsein, können vorhanden sein, die Motivation des Einzelnen ist unterschiedlicher Herkunft. Solange die Pflege weiterhin auf die pflegebedürftige Person ausgerichtet ist und die Entwicklung seiner zentralen Ziele im Vordergrund steht, ist dagegen nichts einzuwenden. Um jedoch Anforderungen an die eigene Professionalität zu formulieren, ist ein Perspektivwechsel nötig. Es ist erforderlich, sich in die Situation der Patienten und ihrer Angehörigen hineinzuversetzen, einen Wechsel des Standpunktes vorzunehmen, um daraus Ansprüche an die Pflege abzuleiten.

Während in unserem ersten Buch (Bienstein, Fröhlich, 1991) die Aktivitäten der Pflegenden im Vordergrund standen, wollen wir die Aufmerksamkeit nun auf die Patientenorientierung lenken. Im Folgenden werden die zentralen Ziele/Lebensthemen dargestellt und erläutert, wobei die Reihenfolge nur einen theoretischen Aufbau berücksichtigt. Nicht bei jedem wahrnehmungsbeeinträchtigten Menschen wird eine Systematik einzuhalten sein. Es gibt individuelle Unterschiede, persönliche Gewichtungen, die es zu erkennen und berücksichtigen gilt. Eine schematische Anwendung, quasi das „Abarbeiten" von Schritten, würde gegen das Prinzip der Individualität verstoßen.

Von der Situation und dem Befinden des Betroffenen ausgehend, soll ein für ihn primär bedeutsames Thema erkannt werden. Dieses Thema muss sodann allen Menschen bekannt gemacht werden, die mit dem Patienten arbeiten oder ihn begleiten. Denn nicht z. B. die somatische Stimulation steht im Vordergrund, sondern das eigentliche Ziel des Betroffenen, beispielsweise „Sicherheit erleben und Vertrauen aufbauen".

Alle Maßnahmen, Angebote und Ruhephasen orientieren sich künftig an diesem Ziel. Aus diesem Grunde kann es zu unterschiedlichen Handlungen/Begleitformen kommen: Während es an einem Tag sehr hilfreich sein kann, eine beruhigende Waschung durchzuführen, erfordert es ein anderer Tag, dem körperlichen Halt oder der Gestaltung des Umfeldes mehr Aufmerksamkeit zu widmen. Weiterhin wird deutlich, dass nicht einzelne, isolierte Handlungen entscheidend für das Wohl der Betroffenen sind, sondern vielmehr ein stimmiger Gesamtkontext. Um den Blick auf diesen Gesamtkontext zu fokussieren, müssen die im folgenden Kasten aufgeführten zentralen Themen bedacht werden:

DIE LEBENSTHEMEN

- Leben erhalten und Entwicklung erfahren
- das eigene Leben spüren
- Sicherheit erleben und Vertrauen aufbauen
- den eigenen Rhythmus entwickeln
- das Leben selbst gestalten
- die Außenwelt erfahren
- Beziehungen aufnehmen und Begegnungen gestalten
- Sinn und Bedeutung geben und erfahren
- Selbstbestimmung und Verantwortung leben
- die Welt entdecken und sich entwickeln

Leben erhalten und Entwicklung erfahren

Eine schwere, langfristige gesundheitliche und soziale Beeinträchtigung entsteht häufig auf der Grundlage eines plötzlichen Ereignisses, welches die Lebenssituation des Betroffenen von einer Minute zur anderen verändert. Das kann ein Unfall oder eine Erkrankung sein, die sich zuvor nicht angedeutet hatte oder in eine extreme Phase eintritt.

Die ständig zunehmenden Möglichkeiten der Medizin widmen gerade der Phase der akuten Lebenserhaltung viel Aufmerksamkeit.

Dabei steht der Körper mit seinen Vitalfunktionen im Vordergrund. Es geht an diesem bedrohlichen Zeitpunkt primär darum, das Leben des Patienten zu erhalten. Umfangreiche medizinische und dramatisch invasive Interventionen sind wiederholt dazu notwendig. Die Pflege nimmt, neben der Mithilfe bei diesen Maßnahmen auch die Aufgabe wahr, den Patienten in der Akzeptanz dieser Ein- und Übergriffe zu unterstützen, ihn zu begleiten und individuelle Hilfe zu leisten.

Zu den Grundfunktionen des Lebenserhaltes zählt das Atmen. Ohne ausreichende Atmung kann ein Mensch nicht überleben. Die Atmung ist aufs Engste mit unseren Lebensgefühlen verbunden. Um diese Grundbefindlichkeit auszudrücken, haben wir viele sprachliche Bilder, zum Beispiel: „Mir stockt der Atem", „Ich atme auf" oder „In dieser Atmosphäre fällt es mir schwer zu Atmen" Menschen können in ihrer Atemaktivität unterstützt werden, sogar so weit gehend, dass sie maschinell beatmet werden und der eigene durch einen fremden Rhythmus ersetzt wird. Dabei ist der Mensch vollständig fremdbestimmt, die Fremdbestimmung hat bis in die innersten Bereiche der Person Auswirkungen. Die Pflege muss versuchen, das selbstständige, aktive Atmen erneut zu ermöglichen. Die Betroffenen sollen den eigenen Rhythmus wiederfinden und die dazugehörige Vitalität erleben.

Nicht nur die Atmung, auch die Funktion des Herz-Kreislaufes muss in vielen Fällen aktiv unterstützt werden. An die Bewältigung einer ersten großen Krise schließen sich vielfach Komplikationen an, die ebenfalls ein lebensbedrohlicher Charakter kennzeichnet. Menschen, die diese Situation durchleben, sind zutiefst geängstigt, unruhig oder erscheinen wahrnehmungslos. Sie spüren die existenzielle Bedrohung und konzentrieren sich auf die Aufrechterhaltung der ihnen verbleibenden Möglichkeiten, z. B. der Atmung und der Herzfunktion. Eine nach außen gerichtete Aufmerksamkeit ist ihnen zu diesem Zeitpunkt nicht möglich. Alle Energien werden auf „Sparflamme" gefahren. Die Patienten wirken abweisend, nicht anwesend, tief in sich versunken. Der Rückzug, die Reduktion in dieser existenziellen Bedrohung ermöglicht ihnen, weitere Energieverluste zu minimieren. Sie konzentrieren sich auf das akut Wesentliche, alles andere tritt in den Hintergrund. Aus vielen Studien wissen wir jedoch, dass die Betroffenen trotz der bedrohlichen Situation Ausschnitte, aus dem, was sie umgibt und wie mit ihnen umgegangen wird, wahrnehmen (Salomon, 1994). Diese Erlebnisse wirken förderlich oder beeinträchtigend auf sie ein. Die Art und Weise des Umgangs in einer derart akuten Krise entscheidet, ob es zu einer hilfreichen oder unter Umständen sogar tödlichen Erfahrung kommt. Auf den weiteren Verlauf der Genesung nimmt dieses tiefe Erleben von Beginn an Einfluss (Bengel, 1997).

Menschen müssen sich ernähren und die Energien und Bausteine des Lebens aufnehmen, auch dann, wenn die eigene Fähigkeit der Nahrungsaufnahme zeitweilig eingeschränkt oder erloschen ist. Nur im Austausch mit der Welt können sie am Leben bleiben. Eine ausgeprägte Exsikkose (Austrocknung) oder eine zunehmende Mangelernährung kann zu schwerwiegenden lebensbedrohlichen Komplikationen führen. Die eventuell notwendige Sondenernährung kennzeichnet jedoch einen massiven Verlust an Autonomie. Ihm zu begegnen, muss Pflege antreten. Eine wiedergewonnene Selbstständigkeit in der Nahrungsaufnahme bedeutet für die Beteiligten eine große Bereicherung.

Weiterhin gehört Bewegung zu diesen lebenserhaltenden Grundbausteinen. Bewegung signalisiert Leben, Atmung, Herzschlag, Blutfluss. Der Austausch von Hormonen und die Zellteilung können nur mittels Bewegung erfolgen. Lebendigkeit wird über Bewegung ausgedrückt und Bewegung verschafft dem Menschen Wahrnehmungen. Ohne sie versinkt er in einem Nebel. Pflege versucht gewissermaßen diesen Nebel zu lichten und über gezielte und koordinierte Eigenbewegung wieder Orientierungsmöglichkeiten zu geben.

Nicht nur die Akutsituationen der Lebensbedrohung können mit Hilfe methodischer Begegnung umgestaltet werden. Das Konzept bezieht auch die Lebensabschnitte mit ein, die sich dem Tode nähern. Pflegende sind vielfach die Personen, die in der Sterbephase am dichtesten mit den Betroffenen in Kontakt stehen. Das Leben ausklingen zu lassen, sich begleitet und nicht einsam zu fühlen, den Körper nicht nur als Last zu erleben, hierzu können Pflegende einen Beitrag leisten.

Das eigene Leben spüren

Das Leben zu erhalten, „am Leben zu bleiben", ist nur ein Aspekt. Das Leben dann aber in irgendeiner Form selbst wahrzunehmen, bedeutet den nächsten wichtigen Schritt: Sich selbst spüren, d. h. den eigenen Körper in der Gegenwart wahrnehmen und ihn im Kontrast zur unbelebten unmittelbaren Umwelt mit der Ahnung zu erleben, dass er sich vom Körper anderer unterscheidet und getrennt ist: „Ich bin ein Individuum, bin für mich, stehe im Kontakt zu Anderen und zu Dingen, bleibe aber dennoch eine Einheit." Menschen, die nicht in der Lage sind, sich selbst zu bewegen oder sich über die eigene Existenz Informationen einzuholen, bedürfen der gezielten Unterstützung. Jeder nicht beeinträchtigte Mensch ist in der Lage, sich ständige Gewissheit über seine Existenz einzuholen. Die fortwährende Veränderung der Körperhaltung, wechselnde Temperaturen, das Spüren der Kleidung auf der Haut, die eigenen Berührungen (besonders im Gesicht und am Kopfhaar) bieten Bestätigungsmöglichkeiten, dass „alles in bester Ordnung ist“. Die Menschen, denen dieses Buch gewidmet ist, haben diese Möglichkeiten der Selbstvergewisserung verloren. Sie können häufig nicht gezielt eine Fliege von ihrem Gesicht verjagen oder Körperstellen, an denen sie Druck verspüren, neu belasten. Die Voraussetzung für weitere „Schritte“ oder das Gefühl von Sicherheit und Geborgenheit ist, sich selbst wahrzunehmen und zu spüren.

Auch in Zeiten schwerer Wahrnehmungsbeeinträchtigung findet Bewegung in dem Betroffenen statt. Diese, wenn auch kleinen Bewegungen wie das Heben und Senken der Brust bei der Atmung, können spürbar gemacht werden. Die Körpergröße zu spüren, bedarf der gezielten Erfahrung durch geeignete Lagerungs- oder Mobilisationsmaßnahmen, die das Wissen darüber vermitteln. Bedeutsam ist in diesem Zusammenhang besonders die Erfahrung des eigenen Körpergewichts. Aufgrund von Körperbildstörungen wäre dem Betroffenen sonst keine gezielte Zusammenarbeit oder sinnvolle Koordination des eigenen Tuns mehr möglich (Salter, 1998). Sie würde dazu führen, dass der Patient seine eigenen Gliedmaßen nicht wiederfindet oder erkennt (Sacks, 1987).

Desorientierte und verwirrte Menschen benötigen ebenfalls Unterstützung in dem „Sich-Selbst-Spüren“, der Selbstwahrnehmung. Ihre fahrigen stereotypen Bewegungen, die unsteten Blicke und abgehackten Sätze, lassen vielfach deutlich werden, dass ein hoher Orientierungsbedarf besteht. Sogar in Phasen psychischer Krisen, wie dem Drang nach Selbstverletzung, kann davon ausgegangen werden, dass die Grundlage des selbstzerstörenden Verhaltens im Unvermögen, sich selbst zu spüren, zu finden ist (Schoppmann, 2002). Sich selbst nicht ausreichend wahrzunehmen und zu spüren, führt ebenfalls zu einem Verlust von Differenzierungsvermögen. Das Verkennen von Personen, das zu feste Anfassen und Festhalten oder die heftige Abwehr von Maßnahmen können die Folge sein.

Einer schweren Desorientierung eines Körperbildverlustes muss also vorgebeugt oder entgegengewirkt werden, um Auflösungserscheinungen der Wahrnehmungsfähigkeit zu verhindern. Dafür müssen die Menschen immer wieder die Gelegenheit bekommen, sich ihrer Selbst gewahr zu werden. „Sich Gewahr werden“ hat etwas mit der Aufmerksamkeit zu tun, die man auf etwas richtet: Selbst zum Objekt der eigenen Wahrnehmung zu werden, schließt den Kreis. Es ist das erste Anzeichen dessen, was in der klassischen Psychologie Bewusstsein genannt wird.

Pflege schaltet sich also aktiv in die Unterstützung der „Identitätssicherung" ein, sie hilft den Patienten, sich nicht selbst zu verlieren.

Sicherheit erleben und Vertrauen aufbauen

Sicherheit erlebt ein Mensch nur dann, wenn bestimmte, voneinander unterscheidbare Ereignisse immer wieder auftreten und er langsam erkennt, dass sie zukünftig immer wieder auftreten werden.

Für den Patienten bedeutet das, dass er kommende Ereignisse erahnen und sich darauf einstellen kann. Auch unangenehme und schmerzhafte Maßnahmen können so durch eine eindeutige hilfreiche Begleitung einfacher durchlebt werden. Bereits die erste Kontaktaufnahme in einer existenziellen Krise kann dazu führen, dass Ängste auftauchen oder das Gefühl von Sicherheit entsteht (Bengel, 1997). Ein gleichbleibendes Beruhigen, eine körperlich einfühlsame Begleitung kann den Weg zur Entstehung eines vertrauensvollen Verhältnisses ebnen.

Sich als Patient in einer schwierigen Situation sicher zu fühlen, wird besonders dann ermöglicht, wenn die eigene Unsicherheit, das Stöhnen oder der Schweißausbruch von der Pflegeperson wahrgenommen und mit einer Aktivität beantwortet wird. Die pflegerische Antwort muss zudem verlässlich erfolgen, der Patient mit seinen eingeschränkten Möglichkeiten muss erkennen, dass es sich um die Antwort auf die gesandten Signale handelt. Diese Eindeutigkeit in der Zuwendung ist notwendig, damit der Betroffene mit seinen reduzierten Mittel die Pflegenden und ihr Verhalten überhaupt „lesen" kann. Eine überschaubare Anzahl von verantwortlich betreuenden Personen ist hierbei die Voraussetzung. Ein ständiger Wechsel in der Begleitung führt bei einer bestehenden Wahrnehmungsbeeinträchtigung zu zunehmender Unsicherheit. Feste Begleitpersonen sind sowohl für die Betroffenen als auch für die Angehörigen von großer Bedeutung. Ein ständiger Wechsel in der Zuständigkeit oder Anwesenheit, das immer erneute Berichten über die Erkrankung, den Zustand, führt zur klaren Einschränkungen in puncto Sicherheit und Vertrauen. Angehörige fragen sich, ob die Schwester/der Pfleger wirklich über alles informiert ist und ob die Ärztin/der Arzt wesentliche Details kennt. Fühlen sich die Angehörigen verunsichert, so überträgt sich dieses Empfinden auf den Betroffenen (Bienstein/Hannich, 2000, Büscher, 2002). Vertrauen kann nur entstehen, wenn verlässliches Wissen übereinander existiert. Im alltäglichen Leben ist dieser Zusammenhang in simplen Belangen erfahrbar: Ob ein Friseur oder die regelmäßig aufgesuchte Kfz-Werkstatt, Wissen über die Wünsche ihrer Kunden haben, entscheidet darüber, ob sich diese dort gut aufgehoben fühlen. Allen ist bekannt, wie wichtig die Kontinuität von Bezugspersonen im Leben eines Kindes ist, warum sollte das in Situationen des Eigenverlustes bei Patienten nicht ebenfalls der Fall sein?

Die Zuwendung an die Betroffenen soll stimmlich, mimisch, gestisch und auf der Handlungsebene einheitlich sein. Es sollen keine unterschiedlichen, gar widersprechenden Signale gesendet werden. Beständig erlebt man leider, dass z. B. ein scherzhafter Tadel an den Patienten gerichtet und gleichzeitig in der pflegerischen Aktivität fortgefahren wird. Die Informationen, die der Betroffene so erhält, sind uneindeutig und verunsichernd und können seine Vertrauens- und Sicherheitsgefühle schwer beeinträchtigen. Die Berechenbarkeit der Pflegenden durch den Patienten muss durch klares Verhalten der Pflegenden sichergestellt werden. Vertrauen kann nur zu Jemanden aufgebaut werden, den man einigermaßen einzuschätzen glaubt. Er darf nichts Unverhofftes, nichts Unerwartetes oder gar Erschreckendes tun. Das Vertrauen muss sicherstellen können, dass nichts durchgeführt wird, worauf man sich nicht selbst einlassen würde. Voraussetzung dafür ist Kontinuität, d. h. zeitliches und inhaltliches Gleichmaß, ohne Abweichungen.

Die gezielte Wahrnehmung der Betroffenen durch die Pflegenden ist dabei immens wichtig, da sie häufig nur einen geringen Ausschnitt der Patienten erfassen können. Die primären Vertrauenspersonen sind in der Regel die Angehörigen.

Vertrauen zu bekommen, ist ein Geschenk an einen anderen Menschen, es ist nicht einklagbar, man kann sich nur darum bemühen. Es erwächst zumeist aus dem Wissen, dass in entscheidenden Situationen Verlass auf den Anderen ist. Aus diesem Grunde muss im pflegerischen Alltag immer wieder darauf geachtet werden, dass das Miteinander zwischen den Betreuenden und den zu Betreuenden stimmt.

Besonders Menschen, die unter einem zunehmenden Realitätsverlust leiden, bedürfen des Anknüpfens an Vertrautes. Es hilft ihnen, die Lebenssituation erträglicher zu machen, die Ängste zu reduzieren und vorhandene Möglichkeiten wieder zu nutzen (Bosch, 1999).

Erst wenn es gelingt, bei den Patienten das Gefühl von Sicherheit entstehen zu lassen und ihnen die Möglichkeit zu geben, Vertrauen zu den

Pflegenden aufzubauen, kann man auf das Entstehen von Kooperation hoffen. Wir brauchen die Mithilfe der Patienten, wenn es darum geht, dem Ziel verbesserter Gesundheit oder Schaffung von Lebensqualität näher zu kommen. Unsichere, verängstigte, gar misstrauische Patienten können selbst von sehr guter Pflege nur schlecht profitieren, sie leben im Stress, verbrauchen wichtige Energien zur Angstabwehr und können diese nicht für sich nutzen.

Den eigenen Rhythmus entwickeln

Kaum ein Ereignis verändert den Lebensrhythmus so, wie die Einweisung in ein Krankenhaus oder in eine Pflegeeinrichtung. Selbst im Urlaub, auf extremen Reisen können bestimmte Rhythmisierungen des Tages eigenaktiv vorgenommen werden, wird Gewohntes aus dem alltäglichen Leben in die neue Situation transferiert. In der Pflegesituation allerdings, gerade wenn es sich um eine sehr schwere Erkrankung oder Veränderung handelt, ist man aus dem bisherigen Takt, dem eigenen Rhythmusplan des Tages- oder Nachtablaufes weitestgehend herausgenommen. Der Ausdruck des eigenen Rhythmus, das morgendliche Kaffeekochen, das Aufsuchen des Bades, die Fahrt zur Arbeit, etc, führt in seiner relativen Gleichmäßigkeit zur Eigenorientierung: Der Wegfall dieser Regelmäßigkeit kann zu schweren Orientierungsverlusten führen. Besonders deutlich ist das zu beobachten, wenn alte Menschen in eine Pflegeeinrichtung umziehen oder Patienten ins Krankenhaus eingeliefert werden.

Der Tag- und Nachtrhythmus wird primär den Bedürfnissen der Institution angepasst, individuelle Einschlaf- und Aufwachzeiten finden keine Berücksichtigung. Gelingt es der betroffenen Person nicht, sich auf die neuen Begebenheiten umzustellen, greifen Schlaflosigkeit, Schlafstörungen, Unruhe und Müdigkeit um sich. Dem Patienten auch in fremder Umgebung die eigenen Wach- und Schlafzyklen zu ermöglichen, ist die Forderung, der sich die Institutionen stellen müssen. Dem Schlaf oder auch nur dem ruhigen „Dösen" des Patienten muss Respekt entgegengebracht werden. Pflegerische, therapeutische und diagnostische Maßnahmen müssen auf die individuellen Rhythmen Rücksicht nehmen. Besonders Intensivstationen neigen dazu, die Nacht zum Tage werden zu lassen. Untersuchungen haben ergeben, dass für die Patienten eine gravierend eingeschränkte Schlafmöglichkeit besteht, da sie immer wieder von an ihnen oder ihren Mitpatienten vollzogenen Maßnahmen oder Aktivitäten geweckt werden (Pinkert, 2002). In Phasen schwerer gesundheitlicher Beeinträchtigung stellt der Schlaf jedoch eine wichtige Grundlage der Genesung dar. Insbesondere, wenn Menschen noch nicht kooperativ sein können, wird die ständige Störung ihres eigenen biologischen Rhythmus als Aggression erlebt. So wird beispielsweise der systematischen Schlafentzug von Amnesty International als Folter bezeichnet. Wie bereits ausgeführt, macht das den Aufbau einer vertrauensvollen gegenseitigen Zuwendung nur schwer möglich.

Besondere Beachtung bedarf der Rhythmus des „Auf seins" und des „Ruhens". Der Tagesablauf wird üblicherweise durch das Aufstehen eingeleitet und nahezu der ganze Tag in einer aufrechten Position verbracht. Dieses verändert sich schlagartig, wenn Menschen erkranken. Wesentlich mehr Zeit wird nun im Liegen verbracht. Das wird dann als „natürlich" und dem Zustand zugehörig betrachtet. Dauert eine gesundheitliche Beeinträchtigung länger, gerät in Vergessenheit, dass auch gesundheitlich beeinträchtigte Menschen einen regelmäßigen Positionswechsel benötigen. Die Gefahr der Entstehung eines Ungleichgewichts ist relativ groß.

Außerdem gibt es so etwas wie einen Eigenrhythmus der Persönlichkeit. Phasen der Aktivität wechseln mit Phasen eher passiven Verhaltens, z. B. des Nachdenkens, ab. Frühaufsteher unterscheiden sich von Spätaufstehern. Ihre Zeit für Aktivitäten stimmt nicht unbedingt mit den Zeiten überein, die z. B. ein Physiotherapeut für seine Arbeit mit ihnen einplant. So ergeben sich Situationen, in denen sich der Patient auf einem physiologischen Tiefpunkt befindet, sich durch die Maßnahme „schläft", ohne von ihr zu profitieren.

Es gibt Menschen, die in ihrem Berufs- und Privatalltag sehr deutliche Schwankungen und Wechsel zeigen, während andere gleichmäßig mit nur kleinen Veränderungen leben. Manch einer arbeitet mit Ausdauer ruhig vor sich hin, während sich andere in Intervallen von intensiver Arbeit und relativer Ruhe am wohlsten fühlen. Auch in Phasen der Krankheit können solche Eigenrhythmen bestehen bleiben. Das Nachdenken über die neue Situation, die Auseinandersetzung mit den sich einstellenden Sorgen, das „Sich Kümmern" um die Angehörigen – auch wenn es sich unbemerkt im Inneren der Patienten vollzieht – unterliegt seiner charakteristischen Lebensart. Es ist wünschenswert, dass der individuelle Rhythmus berücksichtigt und die Pflegeaktivitäten darauf abgestimmt werden.

Individuen erleben in einer gewissen rhythmischen Wiederkehr Hochs und Tiefs der Stimmungen. Die Menschen und damit auch Patienten und Altenheimbewohner sind nicht gleich, unterschiedliche Temperamente werden seit der Antike immer wieder beschrieben. Einige brauchen lange, um sich mit den dunklen Seiten ihrer jetzigen Situation zu beschäftigen, andere leben mit einer bemerkenswerten Heiterkeit und fallen nur selten in ein Stimmungsloch. Diese Stimmungsrhythmen verdienen Respekt, es bedarf nicht dauernder Aufheiterung oder Ermunterung durch Pflegende. Manch ein Betroffener ist in dem Augenblick nicht dafür empfänglich.

Den Besuchsrhythmen kommt eine besondere Beachtung zu. Plötzlich sind für Patienten bestimmte Besuchszeiten auf einer Intensivstation festgelegt, oder es werden ausschließlich die Wochenenden für Besuche genutzt, da die Pflegeeinrichtung weit vom Wohnort der Angehörigen entfernt liegt. Die Besuche fallen aus dem bisherigen Takt heraus, oft kommen mehr und andere Menschen als dies in der häuslichen Umgebung der Fall war. Bestimmte Personen können unter Umständen nur einmal wöchentlich zu Besuch kommen, obwohl man bisher täglichen Kontakt hatte. Der Rhythmus des familiären und freundschaftlichen Lebens ist somit völlig verändert. Fest- und Feiertage werden evtl. weniger intensiv gefeiert oder sogar übergangen, die Jahreszeiten gleiten kaum fühlbar vorbei.

So fänden wir wahrscheinlich noch sehr viele Rhythmen im Leben eines Menschen, die durch die neue Situation im Krankenhaus oder in der Pflegeeinrichtung massiv verändert sind. Wer gibt der Patientin in der Bewältigung der neuen Situation Hilfe und Unterstützung? Häufig kann sie erklärt werden, aber was sind schon verbale Aufschlüsse, wenn die Persönlichkeit tief betroffen ist?

Das Leben selbst gestalten

Ein wesentliches Merkmal „lebendiger" Menschen ist, dass sie ihr Leben selbst gestalten. Sie sind aktiv im Nachdenken, aktiv in dem, was ihre täglichen Aufgaben anbetrifft und in gewisser Weise aktiv in ihrer Ruhe. Aktiv sein heißt: in der eigenen Lebensgestaltung existieren, nicht die Gestaltung des Lebens durch andere erleiden. Patient sein heißt, schon dem Wort (patiens) nach, leidend, erleidend zu sein. Man ist nicht mehr aktiv, sondern passiv (das Wort passiv gehört zum gleichen Wortstamm wie patiens).

Es geht also darum, die Patienten dabei zu unterstützen, sich und ihre persönliche Umwelt so weit wie möglich selbst zu gestalten. Die Menschen haben unterschiedliche Interessen oder Vorlieben. Schenkt der eine seiner Körperhygiene eine besondere Beachtung, ist es für einen anderen wesentlicher, viel seiner Lebenszeit im Garten zu verbringen. Im Rahmen seines Dissertationsvorhabens konnte J. Brüggemann (2002) bereits erheben, dass Bundesbürger allein schon bei den vier Aktivitäten, die für die Einstufung in eine Pflegestufe maßgeblich sind (Körperhygiene, Ausscheidung, Ankleiden/Bewegung, Ernährung) ein völlig abweichendes Verhalten zeigen. Während der eine viel Zeit für die eigene Körperhygiene aufwendet, benötigt ein anderer mehr Zeit für das Essen und ein dritter auf der Toilette.

Wie breit die Lebensgestaltung unterschiedlicher Menschen angelegt ist, kann nur erahnt werden. Zentrale Vorstellungen sollten jedoch erfasst und berücksichtigt werden, denn die Menschen, die in einer Situation mit schweren Wahrnehmungsbeeinträchtigungen leben, bedürfen eines einfühlsamen Blickes auf ihre Präferenzen und Möglichkeiten. Sie ermöglichen ihnen, Einfluss auf ihre Lebenssituation zu nehmen. Das kann sich in der Gestaltung des Tagesablaufs oder in der Auswahl der Kleidung wiederfinden. Die nach eigenem Empfinden passende und geeignete Kleidung nimmt Einfluss auf unsere Stimmung. Dauernd in einem Jogginganzug oder der Nachtbekleidung zu stecken, kann unpassende Impulse vermitteln. Zum Vormittag einer alten verwirrten Frau gehört vielleicht der Kittel, während beim nachmittäglichen Lauschen von Musik das Kleid als geeignet empfunden wird. Der Options- und Entscheidungsverlust, ob man nun geschminkt oder ungeschminkt ist, ob man am Fenster sitzen oder die Zeit zusammen mit anderen verbringen möchte, wie die Haare frisiert werden, bedarf großer Aufmerksamkeit durch die Betreuenden. Die Kleinigkeiten und die Aufmerksamkeiten, mit denen das Gefühl der eigenen Entscheidung gestärkt wird, nicht die großen Dinge des Lebens, prägen unser Lebensgefühl.

Menschen brauchen ihre Privatsphäre (Bauer, 1998). In Institutionen ist diese häufig nicht sicher gestellt. Dabei sind es auch hier die vielen Kleinigkeiten, die verdeutlichen, dass die Freiheit zur Entscheidung möglich ist und das eigene Leben gestaltet und Einfluss genommen werden kann.

Dies betrifft z. B. das Bett, es betrifft den Nachttisch und die kleinen Arrangements im Zimmer. Wer in einer Welt leben muss, die nur von anderen dekoriert wird, kann diese Welt nicht als seine Welt akzeptieren. Erst das Erleben einer gewissen eigenen Gestaltungsmöglichkeit, d. h. einer eigenen Aktivität, macht diese Welt zur einer eigenen. So lange sich der Betroffene in seiner neuen Umwelt fremd fühlt, so lange es nicht zumindest in Anteilen seine eigene Welt ist, wird er seine Selbstheilungskräfte nur schwer mobilisieren können.

Besonders in langfristig angelegten Lebenssituationen, wie Pflegeeinrichtungen oder der häuslichen Betreuung, ist es wesentlich, an vorhandene Interessen anzuknüpfen. Es müssen Angebote gemacht werden, die dem Betroffenen vor Beginn seiner Beeinträchtigung bedeutsam waren. Nur so kann man sie auf ihre jetzige Gültigkeit hin überprüfen. So kann der Aufenthalt im Garten, der Kontakt mit Tieren, der Aufenthalt in der Küche während des Kochens oder die Möglichkeit eines Werkstattaufenthalts von großer Bedeutung sein.

Pflegende werden also auf die ermittelten oder leise vernommenen Hinweise achten, die die kleinen, oft unscheinbaren Veränderungswünsche der Patienten beinhalten.

Die schon angesprochenen Besuche müssen durch die Patienten mitgestaltet werden. Sie brauchen manchmal Unterstützung und „Fürsprecher", was den zeitlichen Rahmen, die Art der Besuche und möglicherweise sogar die Personen angeht, die Besuche machen. Man muss sich vergegenwärtigen, dass der Mensch im Krankenhaus auf einmal zu einer „verfügbaren" Person wird. Unter Umständen wird der Patient auf einmal von Menschen besucht, die ihm zu Hause schon lange keinen Besuch mehr abgestattet haben. Das schlechtes Gewissen, die Ängste vor einer Verschlechterung des gesundheitlichen Zustands und scheinbar enge nachbarliche Kontakte spielen bei diesen Besuchen eine Rolle. Dabei stellt sich die Frage, ob die Patientin von diesen Menschen in seiner jetzigen Situation überhaupt, in seiner Ausgeliefertheit, in seinem schlechten Zustand, besucht werden will? Oder fühlt er sich sogar „besichtigt"? In bisherigen Situationen hätten sich die Besucher telefonisch angemeldet, höflich nachgefragt, ob der Besuch willkommen wäre. Jetzt erscheinen sie einfach, setzen sich und beherrschen die Situation. Doch wie können die Patienten ihre persönliche Integrität wahren, wie können sie die Besuchssituation aktiv beeinflussen? Häufig nur, indem es ihnen plötzlich schlechter geht, indem sie vegetative Signale senden, die dazu führen, dass die Besuchssituation durch das Fachpersonal abgebrochen werden muss. Eine Lösung der Situation, die letztlich für alle Beteiligten unbefriedigend ist. Andererseits wird der Besuch von Angehörigen in Situationen existenzieller Bedrohung, wie im Abschnitt „Leben erhalten" dargestellt, ebenfalls als „lebensnotwendig" wahrgenommen.

Wir haben noch wenig Erfahrung damit, wie man die Autonomie der Patienten, die Besuch empfangen, wirklich stärken kann. Nicht zuletzt vereinsamen auch viele Patienten, wenn sie in eine Pflegeeinrichtung übersiedeln und aus vielen kleineren und größeren sozialen Zusammenhängen herausgerissen werden: Der Briefträger klingelt nicht mehr, die Nachbarin winkt nicht über die Straße, die Mutter, die ihre Kinder in den Kindergarten bringt, eilt nicht morgens am Haus vorbei – so lassen sich viele kleine Sozialkontakte im Alltag finden, die durch das Leben in der Institution plötzlich beendet sind.

All diese Aspekte zu berücksichtigen, um dann die richtige, passende Entscheidung zu treffen, bedarf umfassender Kenntnisse.

Desgleichen kann in der häuslichen Betreuung eine völlige Vereinsamung und Eintönigkeit der Betreuung auftreten. Vielfach sind die pflegenden Angehörigen froh, wenn endlich eine Form der Betreuung gefunden wurde, die es ihnen ermöglicht, sämtlichen Anforderungen nachzukommen. Dabei können Pflegearrangements entstehen, die in ihrem täglichen Ablauf völlig gleich sind. Diese Eintönigkeit führt zu einem Mangel an Anregungen, die wiederum jeder Mensch benötigt, um sich zu entwickeln. Je mehr sich Eintönigkeit und Einsamkeit ausbreiteten, desto wichtiger wird das Aufweisen von sozialen Kontaktmöglichkeiten für den Menschen. Das setzt wiederum ein hohes Maß an Organisationsvermögen und Engagement voraus. Besuchsdienste über Laienorganisationen bieten bekanntlich eine Möglichkeit, bei dem allerdings häufig die Patienten oder Bewohner vernachlässigt werden, die als nicht ansprechbar gelten. Die allgemeine Hilflosigkeit angesichts dieses Personenkreises potenziert die Vereinsamung und Isolation.

Im Gegensatz dazu existiert in vielen Köpfen der Pflegenden ferner die Vorstellung, dass eine ausschließlich aktivierende Pflege das Non plus Ultra sei. So werden Menschen, die sich nie übermäßig zu anderen Menschen hingezogen fühlten, in Situationen gebracht, in denen sie ihre Zeit ausschließlich mit Anderen verbringen müssen. Die Lese- und Singkreise, das gemeinsames Basteln oder Kochen können für sie zu einer Bedrohung werden und eher einen Rückzug als Entwicklung forcieren.

Die Aufgabe einer umfassenden Pflege ist es, gezielt hinzuschauen und wahrzunehmen. Dazu gehört, dass nicht nur Angehörige, sondern auch andere Personen befähigt werden, basale Kontakte aufzunehmen, zu geben und erhalten zu können.

Die Außenwelt erfahren

Schwer beeinträchtige Menschen verfügen zumeist nicht über die Möglichkeit, sich ihre Umwelt erfahrbar zu machen, da ihnen die gezielte Nutzung ihrer Wahrnehmungsmöglichkeiten nicht uneingeschränkt eigenaktiv möglich ist. Damit liegt nicht nur die dingliche Umwelt, sondern auch die Beziehungswelt der Mitmenschen außerhalb ihres Erfahrungsraums. Um mit ihm in Beziehung treten zu können, muss jedoch der Partner für den Patienten erfahrbar, wahrnehmbar sein. Die Betroffenen bedürfen gezielt geführter Informationen über den Anderen: Die Hände des Betroffenen am Hals des Partners, wenn dieser spricht oder sein Körper am Körper des Gegenüber, wenn dieser ihn führt, um ihm zu fühlen und eine differenzierte Wahrnehmung zu ermöglichen.

Doch nicht nur das Erkennen und Spüren von Menschen ist für wahrnehmungsbeeinträchtigte Personen wichtig, auch die dingliche Umgebung will erfahren sein. Diese hat in vielerlei Hinsicht Bedeutung, sie gibt Orientierung, Sicherheit, ist ästhetisch reizvoll, enthält Informationen und ermöglicht Aktivitäten. Menschen mit schwerer Beeinträchtigung bedürfen der Unterstützung, diese Außenwelt als existent zu erfahren. Sie müssen mit ihr in Kontakt gebracht werden, denn ohne jegliche Unterstützung, z. B. in ihrer Bewegungsfähigkeit, ihrer Greifaktivität und ihrer gesamten Wahrnehmungsaktivitäten, gelingt es ihnen nicht, die Außenwelt als wirklich zu erfahren. Sie verschwimmt, vergeht im Nebel und bleibt unwirklich. Statt der Außenwelt wird eine Innenwelt wirksam, die dann wiederum von den Pflegenden als unwirklich, eingebildet und fantastisch eingeschätzt wird. So können Drainagen, die im eigenen Körper liegen, plötzlich zu Pfeilen oder Tieren werden. Durchgängig liegende EKG-Elektroden oder eine Blutdruckmanschette, die nicht abgenommen wird, verändern das Körperselbstbild des betroffenen Menschen. Die Welt der Pflegenden und die der Patienten driftet auseinander, die Verständigung ist erschwert. Auf derartige unterschiedliche Welten lässt sich das angesprochene Vertrauen nicht aufbauen, die darauf basierende Kooperation ist gefährdet. Durch basale Arbeit sollen die Patienten deshalb mit ihrer dinglichen Außenwelt in einem ständigen, bedeutungsvollen Kontakt gehalten werden. Es geht nicht um eine „Bereizung" oder ein hektisches Zeigen von allem, was die Patienten umgibt. Vielmehr müssen sinnvolle Beziehungen zu den einzelnen Objekten hergestellt werden. Das Bett, die Grenzen und die Konsistenz der Matratze mit den Händen zu erkunden, gehört ebenso dazu, wie den Nachttisch in seiner Funktion zu erfahren. Die

Dinge können nur dann vom Patienten als bedeutungsvoll erlebt werden, wenn er wirklich immer wieder erfährt, dass sie mit ihm in einem unmittelbaren Zusammenhang stehen, dass er damit etwas anfangen kann, dass sie ihm nützlich sind. Um sich sicher und aktiv an der Gestaltung von Situationen beteiligen zu können, ist es oft erforderlich, dem Betroffenen die Materialen, die Objekte und die Personen spür- und erfahrbar zu machen. Das Auftragen von Rasierwasser kann als fremd oder nichtsagend erlebt werden, wenn der Betroffene in die Handlung nicht einbezogen ist. Das Ertasten der Form der Flasche, das gemeinsame Öffnen, der Geruch und vieles mehr ermöglichen dem Patiente, an alte Erfahrungen anzuknüpfen. Sie beruhen ebenfalls auf verschiedenen Wahrnehmungserfahrungen und sind mittels dieser in unserem Gedächtnis gespeichert. Diese Vermittlung von Sach- oder menschlichen Beziehungen kann zu einer wichtigen, gewissermaßen pädagogischen Aufgabe der Pflegenden werden.

Beziehungen aufnehmen und Begegnungen gestalten

Menschen, die von jetzt auf gleich in eine veränderte Lebenssituation gestoßen werden, können in der Regel auf bereits bestehende Beziehungen zu anderen Menschen zählen. Je länger jedoch der veränderte Zustand anhält, je ausgeprägter sich die gesundheitlichen Veränderungen auswirken, desto mehr verfremden sich die Menschen, werden unvertraut. Während die Regungen, die Vorlieben, die Art und Weise sich auszudrücken und einzubringen den Freunden, Arbeitskollegen und Angehörigen vertraut waren, tritt nun eine Phase ein, in der der Betroffene nicht mehr verständlich erscheint. Seine Art sich einzubringen und Beziehungen zu gestalten, ist gänzlich verändert. Sie verunsichert die Beteiligten. Die Gesichtszüge und Mimik haben sich verändert. Die Mutter erkennt unter Umständen die eigene Tochter nicht mehr, weil sie keinen Kontakt zu ihrer früheren Welt, einer für sie zerbrochenen Welt, herstellen kann. Dieses Auseinanderbrechen führt zumeist auch zu einer Beziehungskrise mit den ehemals vertrauten Menschen. Man muss sich in der veränderten Situation neu kennen lernen und dabei Aspekten wie Angst, Distanz, Ablehnung und sogar Ekel begegnen. Vielfach müssen die Angehörigen diese Phase unbegleitet durchleben. Sie sind dieser fremden Welt ausgesetzt. Unter diesen Vorraussetzungen eine neu gestaltete Beziehung aufzunehmen, bedarf ganz besonderer Kraft. Nicht jede Familie ist dieser Situation gewachsen (Gräßel, 1997; Bloom, 1999).

Das Gefühl von Fremdheit in der Begegnung mit dem Anderen verhindert den Aufbau einer wahren Beziehung und Begegnung. Dieses Phänomen wirkt jedoch ohne dass sofort darauf Einfluss genommen werden kann. Erst in der Bewusstwerdung kann schließlich erneut Nähe gestaltet werden.

Nochmals muss nun auf die zwischenmenschlichen Kontakte hingewiesen werden. Zunächst war davon die Rede, dass Patienten andere Menschen überhaupt wahrnehmen und sie bemerken. Anhand der Besuchssituation wurde gezeigt, dass sie in solchen Situationen aktiv sein müssen, um nicht das Gefühl des völligen Ausgeliefertseins zu ertragen. Wünschenswert ist des Weiteren, wenn die Betroffenen von sich aus Beziehungen zu unterschiedlichen Personen auf der Station aufnehmen können. Unter normalen Bedingungen dient dazu in der Regel die Sprache: Man erkundigt sich nach dem vergangenen Wochenende, fragt, wie das Wetter ist und bedient sich zunächst solcher floskelhaften Annäherungen. Da schwer beeinträchtigte Menschen in der Regel dazu nicht ein der Lage sind, ist es sehr wichtig, genau zu beobachten, wie diese Frau, dieser Mann mit den ihnen verbliebenen Möglichkeiten Kontakt aufnimmt. Diese Beobachtungen sind an alle Beteiligten weiter zu vermitteln, damit darauf möglichst adäquat reagiert wird. Ein Seufzen könnte solch ein Signal sein, ein leichtes Bewegen der Hand, der Versuch der Hinwendung des Kopfes, ein tiefes Atmen, ein unruhiges Umherlaufen oder ein stereotypes Wippen. Schön wäre es, wenn alle an der Betreuung Beteiligten, vom Reinigungspersonal bis zum Stationsarzt, vom Ehepartner bis zu den Kindern, wissen, wie sie auf bestimmte Regungen reagieren können und dass beispielsweise ein mehrmalige Klopfen mit einer Hand „Guten Morgen“ heißen kann. Nur wenn die Betroffenen auf ihre Mitteilungen Antworten erhalten, können sie sich als aktive Kommunikationspartner erleben.

Es wird in Zukunft wichtig sein, alternative Kommunikationsformen, wie sie im Bereich der Behindertenarbeit schon sehr intensiv erprobt werden, auf die Situation von beeinträchtigten Patienten zu übertragen. Besonders im Rahmen neuerer Konzepte zur Betreuung von Menschen mit Demenz wurde deutlich, dass wir über Zugänge der Kommunikation verfügen, die nonverbaler Art sind. Hauptsächlich die Arbeit der Musiktherapeuten lässt diesen intensiven Begegnungskontakt deutlich werden. Möglichkeiten der einfühlsamen Validation leisten hier ebenfalls einen wichtigen Beitrag.

Um eine Begegnung zu einer Beziehung werden zu lassen, bedarf es nicht nur der verschiedenen kommunikativen Fähigkeiten der Pflegenden. Die Pflegenden müssen zusätzlich für sich klären, ob eine Beziehung zu dem Betroffenen auch von ihrer Seite gewünscht ist. Bis heute ist nicht eindeutig geklärt, welche Anteile dazu führen, dass ein anderer Mensch als sympathisch oder unsympathisch erlebt wird. Die Verschränkung vieler Vorerfahrungen, die in dem Moment der Begegnung auftauchen und wirken, scheint von Bedeutung zu sein. Wichtig ist, dieses Wirken wahrzunehmen und sich mit Kollegen darüber auszutauschen. Ein Mensch, der sich selbst nicht helfen kann, ist dieser Wirkung schutzlos ausgesetzt. Wird in einem Pflegeteam nicht reflektiert, kann er möglicherweise aus diesem Grund aus der Möglichkeit einer Beziehungsbildung herausfallen. Wie bereits zuvor geschildert, ist es erforderlich, dass Menschen mit eingeschränkten Möglichkeiten fest zugeordnete, verantwortliche Bezugspersonen erhalten. Nur die gute Kenntnis übereinander ermöglicht, Mitteilungen zu identifizieren, die nicht versprachlicht werden können. Sowohl für den gesamten Betreuungsprozess, wie auch für jede individuelle Maßnahme, bedarf es des Interesses an einer förderlichen Beziehung. Von den Pflegenden kann das nicht „Rund um die Uhr“ geleistet werden, es wird immer auch Phasen der Unaufmerksamkeit geben, die nicht jede Begegnung zu einer echten Beziehung werden lassen. Ist jedoch eine Beziehung entstanden, werden davon auch solche Erfahrungen getragen und enden nicht im Desaster.

Berücksichtigt werden muss ferner, dass auch Patienten das Recht haben, zwischen den verschiedenen Personen hinsichtlich der Dichte ihrer Beziehung zu unterscheiden. Dass der Eine mehr und der Andere weniger gemocht wird, ist auch mit allereinfachsten Mitteln auszudrücken und sollte entsprechend respektiert werden.

Sinn und Bedeutung geben und erfahren

Das Gefühl von Leere und Sinnlosigkeit ist das Resultat von fehlender Bedeutung im Leben eines Menschen. Als Folgeerscheinungen können mangelnde Motivation, Antriebslosigkeit in Bezug auf die eigene Lebensgestaltung, Depressionen und Verzweiflung bei den Betreffenden auftreten. Wenn aus einer akut beeinträchtigenden Situation ein längerer Zustand wird, müssen die betroffenen Menschen ihre Situation neu verstehen und ihr Leben neu deuten. Möglicherweise hat die Krankheit das Leben radikal verändert, den eigenen Körper verwandelt. Der veränderte Körper versagt dem Patienten vermutlich den Dienst, es findet eine Form der Entfremdung statt, die den Menschen in eine sehr heftige Krise stürzen kann. Auf unterschiedlichen Persönlichkeitsebenen müssen sich die Betroffenen dann mit dieser Krise auseinander setzen. Einige haben in ihrem bisherigen Leben den Umgang mit Krisen gelernt, für andere bedeutet die neue Situation dagegen die erste ernsthafte Krise in ihrem Leben. Diese Patienten sind im besonderen Maße erschreckt, verwirrt, orientierungslos und überfordert. Sie können in einer solchen Situation nur schlecht mit anderen kooperieren, speziell dann, wenn sie sich kaum verständlich machen können und die anderen womöglich nicht verstehen. Das Erleben der eigenen Bedeutung verändert sich, es gibt eine Verschiebung der berufliche Position und der familiären Wertigkeiten. In ihrer Existenz sind sie von einer selbstbestimmten Person zum Patienten, einem unter vielen, geworden. Für einen Patienten heißt es zu warten und hinten anzustehen. Es wird über ihn verfügt, andere entscheiden für ihn und er versteht nicht, was man mit ihm tut. Bisherige Werte gelten nicht mehr, neue Werte sind noch nicht gefunden.

Menschen haben das tief greifende Bedürfnis, ihrem Tun und Leben Sinn zu geben. Selbst für ein sinnloses Treiben, ein so genanntes „Sich-Gehen-Lassen“ wird sich bewusst entschieden. Wie dramatisch sich die Welt wandelt, erlebt ein Mensch, wenn plötzliche Ereignisse, wie Arbeitslosigkeit, Verluste oder Krankheit, auftreten und unabänderlich sind. Der Verlust der eigenen Lebensgestaltungskompetenz ist dabei noch umso bedeutsamer.

Alte Menschen erleben einen Sinnverlust, wenn sie durch die Veränderung ihrer kognitiven Leistungen (das Wahrnehmen, Denken, Erkennen betreffend) pflegebedürftig werden. Keiner traut ihnen mehr etwas zu, es wird ihnen alles aus der Hand genommen. Konzepte wie das der „Wohnküche“, in dem auf die Mitgestaltung des Mittag- und Abendessens und die Einbindung in gewohnte Arbeiten, wie Aufräumen, Putzen oder kleinere Reparaturen, Wert gelegt wird, können den Betroffenen Bedeutung und den Sinn ihres Daseins vermitteln. Schon Gespräche über vergangene Zeiten, gemeinsame Fotobetrachtungen und miteinander Lachen, geben den Menschen ein Stück ihrer Bedeutung für andere wieder.

Bestimmte Tätigkeiten oder Einstellungen können für die Betroffenen sehr wesentlich sein, obwohl sie auf Außenstehende unbedeutend wirken. So kann der Ausblick aus einem Fenster, mit dem Kissen unter den Armen, für den einen eine sinnvolle Freizeitbeschäftigung darstellen, während der andere das Joggen als wertvoll erlebt. Sinn kann nicht von außen gesetzt werden, er entsteht in einem selbst. Aus diesem Grund müssen Pflegende sehr aufmerksam die Bedeutung einer Maßnahme für den Betreffenden erfassen. Stundenlanges herumstehen vor einem Aquarium kann für den einen ein Angebot darstellen, während es andere als „einschläfernd" empfinden.

Die Pflegenden und Angehörigen entscheiden häufig über die Gestaltung von Handlungen und Tagesabläufen, ihnen ist der Sinn ihrer Handlungen vor Augen. Diese Erwartungen können jedoch nicht ohne Weiteres auf den Betroffenen übertragen werden. Während das Auskleiden zur Nacht der Altenpflegerin völlig richtig erscheint, kann es die alte verwirrte Dame als ungehörig und nicht zweckmäßig erleben, da sie sich in ihrer eigenen Wirklichkeit befindet.

Schon in der Schule erlebten alle das Phänomen, nicht zu wissen, wozu man dieses oder jenes lernen sollte. Erst das Interesse an einer Sache führte dazu, dass nachhaltig gelernt und sinnvolle Zusammenhänge erkannt wurden. Sinn in einer Maßnahme zu erkennen, ihr damit Bedeutung zu geben, ermöglicht überhaupt erst eine nachhaltige Entwicklung. Dabei entscheiden nicht nur einzelne Situationen sondern auch der Betroffene selbst darüber, ob das von ihm erlebte Leben sinnvoll ist. Um hier eine Entscheidung zu treffen, ist es notwendig, dass Sicherheit und Vertrauen erlebt werden. Sie sind eine Hilfe, dem Menschen neue Deutungen des Lebens aufzuzeigen und unter Umständen auch den Abschied davon als sinnvoll zu erachten. Darüber entscheidet er jedoch allein.

Selbstbestimmung und Verantwortung leben

Dies ist ein zugegebenermaßen sehr hohes Ziel, welches für viele gesunde und nicht beeinträchtigte Menschen schon schwierig und nur hin und wieder zu erreichen ist. Autonomie bedeutet, eigene Regeln zu entwerfen und das Leben danach zu gestalten. Es handelt sich dabei nicht um übernommene Regeln, nicht um ein Leben, das nach dem nächstbesten Gewinn, der einfachsten Lösung oder dem größten Spaß orientiert ist. Vielmehr geht es um erworbene, erarbeitete oder auch erkämpfte Werte, die man im Leben umsetzen möchte. Verantwortung entsteht, wenn im Verlauf des Lebens erkannt wird, dass zuerst die eigene Verantwortung vorhanden sein muss, bevor Verantwortung für andere übernommen werden kann. In der Erfahrung, auch für andere Menschen Bedeutung erlangt zu haben und wichtig zu sein, wird die

Basis und die Bereitschaft gelegt, Verantwortung zu tragen. Der Einzelne muss sein Handeln, sein Denken und seinen Willen verantworten, d.h. in eine ethisch begründete Beziehung zu anderen Menschen bringen. Nicht immer gelingt das.

Sind dies nur große Worte? Fällt dies nicht alles ins Bedeutungslose, wenn man schwer krank, am Ende des Lebens oder von schwerer Behinderung bedroht ist?

Wir sind der Überzeugung, dass jeder Mensch immer die Möglichkeit hat, in einer gewissen Weise Autonomie zu leben und verantwortlich für andere zu sein. Auch ein sehr schwer erkrankter Mensch gibt Antworten auf Fragen bezüglich seiner Person. Er ist als Familienvater jederzeit noch da, auch wenn er für seine Familie nicht mehr sorgen kann. Eine sterbende Mutter nimmt möglicherweise die Liebe ihrer Kinder noch einmal an, damit sie merken, wie wichtig sie in ihrem Leben waren. Ein Kind entscheidet sich, bestimmte Förderangebote zu verweigern, weil dies jetzt nicht sein Lebensthema ist, weil andere keine Rücksicht darauf nehmen, dass es als einzigen Ausdruck seiner Autonomie nur die Verweigerung behalten hat. Ein alter, durch Demenz veränderter Mann entscheidet sich für seine gegenwärtige andere Welt. In einer Lebensspanne, die von offensichtlicher Abhängigkeit gekennzeichnet ist, bleiben Inseln der eigenen Entscheidung. Diesen Inseln kann in der tagtäglichen Begegnung Raum gegeben werden. Das einfühlsame Nachspüren, welche Reaktionen durch eine Maßnahme ausgelöst werden, das Hinhören wie es dem Anderen mit sich und der Umwelt geht, ermöglichen immer wieder die Entscheidung, etwas zu tun oder zu lassen.

So treffen wir auf Menschen, die „keinen Grund" hatten in diesem Moment zu sterben, aber sich dafür entschieden haben. Wir treffen auf Menschen, die „durchhalten", obwohl ihr Leben sichtlich schwer und bedroht ist. Bis heute wissen wir wenig darüber, welche Momente die Weichen zu dieser oder jener Entscheidung stellen.

Pflege, so unsere Vorstellung, sollte im idealen Fall Menschen darin unterstützen, so weit wie möglich autonom und verantwortungsvoll zu leben und, ja, auch autonom und verantwortungsvoll zu sterben. Sterbende lassen andere Menschen zurück. Es tröstet zu wissen, dass ihr Vertrauen in die anderen, diese Situation zu meistern, besteht. Denn manchmal müssen auch Sterbende die Entscheidung treffen, dass es für sie selbst nicht mehr geht.

Pflege sorgt sich um den Menschen in seiner Ganzheit, nicht nur um seine Krankheit. Autonomie und Verantwortung kennzeichnen Spannungsgefüge im Leben eines Menschen, einerseits für sich und für andererseits für andere da zu sein. In der Begegnung mit Pflegenden kann der Patient immer und immer wieder, bis zum Ende seines Lebens, die Erfahrung machen, dass er in der Enge einer sozialen Beziehung gleichwohl autonom und trotzdem in seiner Autonomie nie allein ist.

Das zehnte Thema: Die Welt entdecken und sich entwickeln

Die zentralen Lebensthemen wurden in den letzten Jahren auch von der Pädagogik mit großem Interesse aufgenommen und in die Arbeit übernommen. Zunächst waren die „zentralen Ziele" vorwiegend für Pflegende gedacht gewesen. Die Übernahme bzw. Ausweitung zeigt aber, dass auch in der pädagogischen Arbeit mit sehr schwer behinderten Kindern, Jugendlichen und Erwachsenen die Frage der zentralen pädagogischen Themen an vielen Stellen noch offen ist. Es kann ja nicht nur darum gehen, bestimmte Lernziele zu erreichen, definierte Kompetenzen zu entwickeln, sondern immer darum, sich – mit dem Kind im Zentrum – auf dessen individuelle Entwicklung zu besinnen und dieser Entwicklung Chancen zu geben.

So scheint es sinnvoll, für pädagogisch-pflegerische oder pflegerisch-pädagogische Arbeit ein zehntes Lebensthema zu formulieren, das die bisherigen unter dem Aspekt individueller Entwicklung ergänzt.

Dieses stärker entwicklungsorientierte Lebensthema gilt sicher vorrangig für Kinder und junge Menschen. Aber auch Erwachsene, schwer erkrankte oder gar alte Menschen befinden sich immer in einer individuellen Entwicklung. Selbst das „Loslassen" am Ende eines Lebens ist ein Entwicklungsprozess, ja, eine Phase der Entdeckung: Die Dinge der Welt sind nicht mehr so wichtig, man kann auf sie verzichten.

6. Basale Stimulation im Pflegealltag

Alle bisher ausgeführten Gedanken und Überlegungen, die Grundsätze und die Ziele verwirklichen sich nur in der Praxis. Darüber nachzudenken und zu reden genügt allein nicht. Damit das Konzept den Patienten Nutzen bringt, muss sich sowohl das Denken als auch das Handeln verändern.

Praktische Pflege bedeutet, dass Menschen mit unterschiedlich komplexen Beeinträchtigungen Unterstützung in der Gestaltung und Bewältigung ihres Lebensalltages erhalten. Diese Unterstützung bezieht sich auf verschiedene Situationen, divergierende Arbeitsfelder und die Ausführung durch eine variierende Anzahl Beteiligter. Die Klärung der folgenden Fragen/Faktoren nimmt einen besonderen Einfluss auf die Qualität der pflegerischen Arbeit mit dem Konzept der Basalen Stimulation:

- Wie viel Zeit steht zur Verfügung?
- Wer ist der Betroffene?
- Wo findet die Pflege statt?
- Welche Art von pflegerischer Begleitung wird benötigt?
- Welches gemeinsame Ziel wird angestrebt?
- Welche Qualifikation ist notwendig?
- Müssen alle Betreuenden dazu in der Lage sein?

Besonders die erste Frage, wie viel Zeit die Einführung oder Vertiefung des Konzepts der Basalen Stimulation kostet, wird immer wieder gestellt und soll deshalb primär behandelt werden.

Die Zeit

Bei der Übertragung des Konzepts in die pflegerische Praxis war der deutliche Mangel an Zeit, die direkt mit dem einzelnen Patienten verbracht wurde, ein oft genannter, wesentlicher Faktor. Es war ersichtlich, dass diesbezüglich auch zukünftig keine Besserung in Sicht war. Aber es bestand die Möglichkeit, die vorhandene Zeit sinnvoller einzusetzen und sämtliche pflegerische Handlungen zu überdenken, ggf. zu ändern oder sogar zu streichen. In der Pflege werden viele ritualisierte Handlungen durchgeführt (Zegelin, 2000). Die Pflegekräfte haben häufig tief sitzende Ängste, dass das Auslassen einer Handlung, z. B. der morgendlichen Ganzkörperwaschung, von den Kollegen als Faulheit gedeutet wird. In diese Kategorie fallen auch die nächtlichen „Waschparaden“ der Nachtschwestern und Pfleger, die die Patienten auf den Tag vorbereiten sollen, aber letztlich nur zu einem „Abwaschen“ in aller Frühe führen. Weiterhin gab und gibt es das Dogma: „Pflege sieht sauber aus!“. Dementsprechend werden Betten bezogen, Hemden geglättet, Nachttische geputzt, Kissen und Patienten ordentlich ins Bett gelegt. Gespräche mit den Patienten, das Trösten oder Halten einer Hand werden hingegen als Handlungen gesehen, denen man lediglich nachkommen kann, wenn alles andere getan ist.

Zumeist haben Pflegende jedoch den Beruf deshalb ergriffen, um den Menschen in ihrem Leid zu helfen und ihnen nahe zu sein. Diese tiefsitzende Motivation steckt noch in vielen Pflegepersonen. Doch wird sie leider von den enormen Anforderungen des Alltags und den bestehenden Regelungen verzehrt. In einer großen Studie (NEXT-Studie) untersuchen wir in Zusammenarbeit mit den Universitäten Witten-Herdecke und Wuppertal derzeit, warum Pflegende aus ihrem Beruf aussteigen. Schon jetzt wird deutlich, dass der pflegerische Alltag und die eigentlichen Ideen über Pflege weit auseinander driften. Obwohl die Pflegenden Zeit für die ihnen Anvertrauten haben möchten, werden sie mit den immer geringer werdenden Ressourcen konfrontiert. Als besonders bedrohlich wird diese Realität in den Kliniken erlebt. Kleinere Stationen werden zu großen zusammengelegt, um dem neuen, fallpauschalgesteuerten Finanzierungsmodell der Kliniken Rechnung tragen zu können. Die Patienten müssen rasch und effektiv „durch die Klinik geschleust werden“.

Schon ein Mensch mit einem Schlaganfall erlebt die Klinik als Bedrohung, obwohl seine Lebenswelt und nicht die Welt der Klinik zusammengebrochen ist. Er muss sich den organisatorischen Anforderungen des Klinikalltags in seiner augenblicklich sehr schwierigen Lebensphase anpassen. Der Klinikalltag orientiert sich nicht an den Bedürfnissen dieser schwer kranken Menschen. Der Sozialwissenschaftler Goffman verglich in einer umfassenden Betrachtung die Krankenhäuser mit Gefängnissen und Militärkasernen. Er kam zu dem Schluss, dass sich die Patienten in den Kliniken dem System anpassen müssen und sich das System nicht sich an ihren Bedürfnisseen orientiert. Er bezeichnete in diesem Zusammenhang Kliniken als „die letzten militärischen Hochburgen“ (Goffman, 1976).

Auch unsere Alteneinrichtungen mutieren zu Versorgungsinstitutionen, die den Bedürfnissen der Bewohner häufig nur unzureichend Rechnung tragen können. Eine Handvoll Pflegende muss oftmals eine zu große Anzahl Pflegebedürftiger versorgen. Hier ist der Zeitmangel offensichtlich. In einem Antrag an die Fraktionen des Bundestages haben wir 2001 mit einer Gruppe von Mitstreitern eine „Enquete zur Situation der Heime" und die Auflösung der Heime gefordert. Ziel ist es, der zunehmenden Zahl alter Menschen mit demenziellen Veränderungen lebenswerte Wohnangebote zu bieten. Hierzu muss besonders die Pflege einen kreativen Beitrag leisten.

Aus diesem Grunde haben wir versucht, die vorhandenen und notwendigen Pflegehandlungen dementsprechend zu verändern, dass sie für den Betroffenen zur Unterstützung werden. Das Konzept bietet dabei in verschiedenen Situationen und Arbeitsfeldern eine wesentliche Hilfestellung.

Der Betroffene

In der Pflege trifft man auf individuelle, völlig unterschiedliche Menschen. Jeder Patient bringt seine eigenen Lebenserfahrungen, seine Erlebnisse mit Freunden und der Familie ein. So werden Menschen betreut, die aufgrund eines plötzlichen Ereignisses, wie zum Beispiel einem Unfall oder Herzinfarkt, in einen Pflegezustand versetzt werden. Derartige Situationen können Menschen in jeder Altersstufe treffen: Das beinahe ertrunkene Kind, die die Kellertreppe herunter gestürzte Hausfrau, Menschen mit schweren psychischen Störungen oder Demenzkranke, Neu- und Frühgeborene, Menschen in existenziellen Krisen sowie Menschen mit schwersten chronischen Beeinträchtigungen ihrer Wahrnehmung. Sie alle erhalten mittels des Konzepts Aufmerksamkeit. Ihre deutliche Wahrnehmungsbeeinträchtigung ist das verbindende und leitende Glied. Aus diesem Grund treffen wir sie in allen Gebieten der Pflege an.

Wo findet die Pflege statt?

Wie bereits geschildert, treffen wir auf Menschen mit schweren Beeinträchtigungen in Krankenhäusern, Alteneinrichtungen, psychiatrischen Kliniken, Pflegeheimen, Einrichtungen der Behindertenhilfe ebenso wie in der häuslichen Pflege. Zunehmend werden auch Einrichtungen der Kurzzeitpflege und Pflegehotels ihren Anteil auf diesem Gebiet leisten. Pflege ist zudem in betreuten Werkstätten oder Schulen der primären oder integrativen Unterrichtsversorgung von Behinderten erforderlich.

Die Art der pflegerischen Begleitung

Die Art der pflegerischen Begleitung wird durch den Betroffenen bestimmt. Er und sein soziales Umfeld legen die Grundanforderungen fest. Es kann generell in zwei pflegerische Kategorien unterschieden werden:

- Menschen mit akutem Pflegebedarf
- Menschen mit relativ gleichbleibendem Pflegebedarf

Beide Kategorien können auch gleichzeitig wirksam werden, wenn beispielsweise eine Frau mit Alzheimer-Demenz schwer stürzt und einer zusätzlichen akuten Pflege bedarf. Umgekehrt kann ein akutes Geschehen, wie ein Herzinfarkt, in einen chronischen Zustand übergehen und eine dauerhafte pflegerische Betreuung erfordern. Immer ist es jedoch notwendig, den ganzen Menschen und nicht nur die jeweilige Situation zu betrachten. Der pflegerische Bedarf ergibt sich aus dem Gesamtbild. Über die Bedürftigkeit wird dann die Frage geklärt, wer zur Pflege herangezogen, involviert oder angeleitet werden muss. Es können sich somit völlig unterschiedliche Situationen ergeben, in denen ein für den Betroffenen und seine Situation bedeutsames Ziel verfolgt wird.

Das Ziel der Betreuung

Die gängigen Pflegeziele stimmen nicht mit den Erfordernissen der Ziele überein, die sich an der Pflege wahrnehmungsbeeinträchtigter Menschen orientieren. Bei den wahrnehmungsbeeinträchtigten Menschen handelt es sich zwar in der Regel um Patienten mit hohem Pflegebedarf, dessen ungeachtet sollte ihr Unterstützungsbedürfnis bei Bewegung, der Nahrungsaufnahme oder den Ausscheidungen als Basis verstanden werden. Auf dieser Basis sollen die für diese Menschen wesentlich bedeutsameren Lebenserfahrungen aufgebaut werden. Unerlässlich ist, dass gemeinsam mit allen Betreuenden ein aktuelles und bedeutendes Ziel in den Vordergrund gestellt wird. Dieses eine Ziel orientiert sich an den beschriebenen zentralen Zielen. So ist es für den einen Menschen erforderlich, das Augenmerk auf die Lebensbegleitung zu richten, während ein anderer Hilfestellung in der Vertrauensbildung benötigt. Es ist dringend notwendig, dass ein gemeinsames Ziel klar benannt wird, damit jeder involvierte Pflegende an der Gesamtzielsetzung mitarbeitet. Im Fall eines jungen Mannes, der, sobald an oder mit ihm gearbeitet wird, heftig erschrickt, ist eine genaue Reflexion der Handlungen vonnöten. Jeder, der mit ihm etwas gemeinsam tun möchte, muss darüber nachdenken, wie das Ziel des „Nicht Erschreckens" mittels seiner Aktivität erreicht werden kann. Sinnvoll ist, das Ziel aufzuschreiben und einen bestimmten Zeitraum zu benennen, in dem diesem Ziel entsprochen werden soll. So kann gemäß des Zeitplans überprüft werden, ob eine positive Veränderung bezüglich der Zielsetzung eingetreten ist.

Mit der Orientierung an einem zentralen Ziel wird die Pflege fokussiert. Natürlich müssen weitere notwendige pflegerische Maßnahmen zudem erkannt, benannt und durchgeführt werden. Nur stellen diese momentan nicht das Thema oder den Lebensmittelpunkt des Betroffenen dar, vielmehr bilden sie einen Teil der o. g. Basis, die das Leben mit dem beeinträchtigten Menschen gestaltet. In vielen Fällen führen selbstverständliche, professionelle Vorgehensweisen, die noch dazu schriftlich fixiert sind (z. B. „Haut soll intakt bleiben.") zu einer Unübersichtlichkeit hinsichtlich der eigentlichen Zielsetzung und den Geschehnissen an der Basis. Der individuelle Mensch droht mit seinen eigenen Fähigkeiten und Problemen dahinter zu verschwinden.

Die Qualifikation der Pflegenden

In der beruflichen Pflege arbeiten zur Zeit in Deutschland etwa 1,2 Millionen Menschen. In der Schweiz und in Österreich umfasst die Zahl der in der Pflege arbeitenden Menschen davon ca. immer 10 % (Bevölkerung BRD 80 Mill., CH 7,6 Mill., A 8,4 Mill.).

Mehr als 2,3 Mill. Personen sind langfristig als pflegebedürftig eingeschätzt und beziehen Leistungen aus der Pflegeversicherung. Während in Deutschland zur Zeit nur drei Pflegestufen existieren (das neue Instrument zur Erfassung des Pflegebedarfs ist bereits entwickelt und erprobt und nimmt Menschen mit psychischen und kognitiven Beeinträchtigungen ebenso in den Blick wie Menschen mit Behinderungen), verfügt Österreich über ein fünfstufiges Pflegebedarfsmodell, welches auch den vorpflegerischen Bedarf erfasst und abbilden kann. Allein 2009 mussten mehr als 17. Mill. Menschen in Deutschland einen Krankenhausaufenthalt durchlaufen, davon waren mehr als 2 Mill. intensivpflichtig[1].

1 Bei den Zahlenangaben kann im Durchschnitt von jeweils 10 % bezogen auf die Schweiz und Österreich ausgegangen werden.

Besonders Menschen mit komplexen Erkrankungen, die sich auf Intensivstationen, in der Neurologie oder der palliativen Pflege befinden, profitieren von dem Konzept der Basalen Stimulation. Ein besonderes Augenmerk ist jedoch auf die Alteneinrichtungen und die Versorgungssituationen in der eigenen Häuslichkeit zu richten. Mehr als 9500 Alteneinrichtungen und 12600 Häusliche Pflegedienste sind in diesem Bereich aktiv. Nicht zu unterschätzen ist auch die Anzahl von pflegebedürftigen Menschen, die von ihren Angehörigen ohne Einbezug von Ambulanten Pflegediensten versorgt werden (BRD ca. 1,5 Mill.).

Das Profil der beruflich Pflegenden ist uneinheitlich. Neben den Pflegenden mit einer drei- oder vierjährigen Ausbildung arbeiten auch Personen, die lediglich eine einjährige oder nur wenige Wochen dauernde Schulung durchlaufen haben, wie es besonders bei den pflegenden Angehörigen der Fall ist. Außerdem haben einige professionell Pflegende Weiterbildungen besucht, während andere dieses nicht für erforderlich hielten. Es existiert daher ein großes Qualifikationsgefälle in der Praxis.

Um mit dem Konzept der Basalen Stimulation zu arbeiten, bedarf es einer gezielten Abstimmung auf diese unterschiedlichen Qualifikationen. In den Bereichen der Alten- und Intensivpflege könnten viele Pflegende das Konzept umfassend in ihr tägliches Tun integrieren. Andere Pflegegebiete bedürfen hingegen nur der kurzen Begleitung einer Pflegeexpertin, die das Konzept situationsgerecht den verantwortlich Pflegenden vermittelt. Diese Form der Pflegeberatung (Careconsulting) wird in Zukunft größere Bedeutung erlangen, da immer mehr unterschiedliche Betreuungsmöglichkeiten und kleinere Pflegeeinheiten entstehen werden. Nicht in jeder Einheit können Allroundexperten tätig sein, vielmehr müssen die dort Tätigen hinsichtlich der Bedürfnisse ihrer Patienten geschult werden. Außerdem wird es bei dem sich abzeichnenden Geburtenrückgang auch einen Engpass im quantitativen Bereich der Pflege geben. Demgegenüber wird es einen gleichzeitig steigenden Bedarf an Pflege geben, hauptsächlich bei alten Menschen. Einrichtungen der Pflegeberatung werden entstehen, um die Pflegenden, speziell die pflegenden Angehörigen, in ihrer schwierigen Aufgabe zu unterstützen.

Adressaten des Konzepts

Mit dem Konzept sollten alle Pflegenden arbeiten, die ein Interesse an dieser Art der Förderung und Begleitung von Menschen mit Wahrnehmungsbeeinträchtigungen haben. Das Konzept ist sehr individuell und intim auf den einzelnen Menschen ausgerichtet. Es erfordert in vielen Fällen körperliche Nähe. Für Pflegepersonal, das mit einer anderen Vorstellung von Pflege ausgebildet wurde und sich nicht mit den Anforderungen des Konzepts anfreunden kann, ist es ungeeignet. Allerdings sind auch diese Pflegenden verpflichtet, Kollegen in der sinnvollen Anwendung des Konzepts der Basalen Stimulation zu unterstützen. Unterstützen bedeutet, dass den gezielten Aktivitäten dieser Pflegenden nicht entgegengearbeitet werden darf oder die Mitarbeiter belächelt oder diffamiert werden. Auch wenn die Anwendung des Konzepts von anderen Beteiligten als sinnlos erachtet wird, muss den Kollegen der Raum zugebilligt werden, der ihnen den hilfreichen Einsatz mit den Betroffenen ermöglicht. Das ist ein wesentlicher Schritt auf dem Weg zur Akzeptanz grundlegender menschlicher Bedürfnisse und Fördererfordernisse.

Wie bereits festgestellt, befinden sich nicht alle auf dem gleichen Niveau des professionellen Handelns, weder auf der fachlichen noch auf der persönlichen Kompetenzebene. Es existieren große Unterschiede. So agieren beispielsweise auf einer Station viele Pflegende in „Sorglosigkeit" (Prochazka, 1999) . Ihre Haltung wird durch Sätze wie: „Es war schon immer so" oder „Wir können sowieso nichts ändern" gekennzeichnet. Pflegende, die reflektieren und entwicklungsorientiert tätig sind, verzweifeln häufig in diesen Teams. Trotzdem sollte der eigene Anspruch aufrecht erhalten werden, um den Betroffenen eine Behandlung, die auf dem Wissen des Konzepts basiert, zukommen zu lassen. Menschen sind im Allgemeinen damit vertraut, dass nicht jeder Tag ein schöner Tag ist und nicht jede Begegnung eine Bereicherung mit sich bringt. Doch die schönen Stunden und die berührenden Begegnungen geben Kraft für andere Erfahrungen und sind damit lebensnotwendig. Daher ist jede Situation, die der Betroffenen als hilfreich erlebt, sinnvoll – auch wenn sie nur durch einen einzigen Menschen der Station erfolgt.

Im Folgenden wollen wir an einigen ausgewählten, besonders wichtigen und häufig vorkommenden, Pflegesituationen versuchen, das Besondere des Konzepts zu vermitteln und grundlegende Vorraussetzungen zu erläutern. Wieder wird nach Wegen gesucht, die, vom Patienten und seinen Bedürfnissen ausgehend, ihn in der Entwicklung unterstützen und auf ein partnerschaftliches Miteinander in der Extremsituation abzielen.

7. Grundlagen für den Einsatz des Konzepts der Basalen Stimulation

Erfassen notwendiger Informationen

Um ein sinnvolles Miteinander auf der Basis der Basalen Stimulation überhaupt zu ermöglichen, sollten über die Menschen, die auf Mithilfe und Mitgestaltung ihrer Lebenssituationen angewiesen sind, gezielte Informationen vorliegen oder erhoben werden. Aus den gesammelten Daten müssen dann einfühlsam die wertvollen, relevanten Informationen von den überflüssigen separiert werden. Die Bedürfnisse, Beziehungen und Interessen der Menschen wandeln sich in den veränderten Lebenssituationen. Es kann nicht davon ausgegangen werden, dass in der derzeitigen Lage, in der sich der Betroffene befindet, noch alles gleich bedeutsam wie zuvor ist. So ist vielleicht der erste Freund nicht mehr der wichtigste Mensch in seinem Leben und die Vorlieben für Lakritz und den Formel 1-Motorsport können von anderen Neigungen verdrängt worden sein. Die genaue Erfassung der Gesamtsituation bedarf vor allem der gezielten Beobachtung und Wahrnehmung des zu Betreuenden. Instrumente wie die *Biografische Anamnese* oder das *Dementia care mapping* können dabei hilfreich sein.

Beobachten

Kein Fragebogen kann eine, vom Interesse am anderen Menschen geleitete, Beobachtung ersetzen. Die Pflegenden erfassen mit ihrem Blick, ihrem Gehör, ihrem Tastsinn und ihrem Geruchssinn die Situation der Person, die ihrer Unterstützung bedarf. Kein anderes Instrument kann diese Einschätzung ersetzen. Besonders die beruflich reflektierte Erfahrung verleiht den Pflegenden häufig die Fähigkeit, eigene Intuitionen zu entwickeln (Benner, 1994; Olbrich, 2000). Sie fühlen oft sofort, wenn sich ein Patient abweichend verhält und ein spezieller Hilfsbedarf besteht. Vielfach ist es die Körperhaltung, die deutlich werden lässt: Dieser Mensch ist nicht im Gleichgewicht. Weitere derartige Anhaltspunkte sind im Verlust der Sprache oder des zusammenhängenden Erzählens, am unsteten oder abwesend erscheinenden Blick, an den fahrigen Bewegungen der Hände, an der fehlenden Reaktion bei Ansprache, am stereotypen Schmatzen oder dem häufigen Lecken der Lippen zu finden. All diese Beobachtungen und der Gesamteindruck machen deutlich, dass etwas aus den Fugen geraten ist. Nach wiederkehrenden Erfahrungen in diesem Bereich ist das Pflegepersonal rasch in der Lage, zielgerichtet zu reagieren. Die Informationen, die noch darüber hinaus notwendig sein könnten, holen sie systematisch ein und fügen sie dem Gesamtbild hinzu.

Noch relativ neu ist es für Pflegende (außer in der Kinderkrankenpflege), die Angehörigen in das Gesamtbild mit einzubeziehen, ihre Fähigkeiten, aber auch Ängste zu spüren und darauf situationsgerecht zu reagieren. Um eine Erfassung des bestehenden Zustands überhaupt leisten zu können, ist es notwendig, dass die Pflegenden nicht für alle von ihnen betreuten Patienten gleichermaßen verantwortlich sind. Vielmehr muss eine Kontinuität in der Betreuung einzelner Patienten hergestellt werden, die die Entwicklung eines tieferen Wissens ermöglicht.

Biografische Kenntnisse

Beruflich Pflegende wissen zu Beginn nichts über einen neuen Patienten. Sie kennen weder seine Bedürfnisse, Sorgen und Freuden, noch wissen sie, wer für ihn bedeutsam ist und was er mag bzw. verabscheut. In der traditionellen Pflege existieren stets Kenntnisse über den Hausarzt, die Kranken- oder Pflegekasse, das Alter und über die gesundheitliche Beeinträchtigung. Um jedoch einen Menschen mit schwersten Einschränkungen qualitativ gut pflegen zu können, müssen Einblicke vorhanden sein, die die Pflege und Abhängigkeit für den Betroffenen erträglich machen. Dabei bewegen wir uns auf dünnem Eis: Wie viel muss eine Pflegekraft vom Patienten wissen, wie viel davon kann sie wirklich sinnvoll für ihn nutzen und welches Wissen sollte sie nicht haben, da es die Intimsphäre des Betroffenen berührt und ihm persönlich gehört? In der Vergangenheit haben es sich Pflegende zunehmend angeeignet, auch vertrauliche Kenntnisse über einen Menschen zu erheben, die dieser nicht selbst mitgeteilt hat, sondern von anderen preisgegeben wurden. Besonders bei Menschen mit demenziellen Veränderungen wird dazu geneigt, dieses Wissen als wesentlich zu bezeichnen und damit zu legitimieren. Vor einigen Jahren war es noch gängig, dass Pflegende in Alteneinrichtungen nicht wussten, welche Erkrankung ein Bewohner hatte, da der Bewohner den behandelnden Arzt nicht von der Schweigepflicht entbunden hatte. Bekannt waren hingegen die Fakten, dass der Bewohner z. B. aus der Kirche ausgetreten und zweimal geschieden war. Vielfach war die Kenntnis über die Privatsphäre und intime Vorkommnisse aus dem Leben des Betroffenen wesentlicher als das Wissen, dass er Diabetiker ist und eine spezielle Diät benötigt.

Wir haben nur in Ausnahmefällen (Nydahl/Bartoszek, 1997) die Möglichkeit, vertrauliches Wissen über den Anderen von ihm selbst zu erfahren, zumeist sind wir darauf angewiesen, dass ein Dritter uns darüber Auskunft gibt. Daher müssen, da es sich um keine Selbstauskunft handelt und die Angelegenheiten verzerrt oder verfälscht wiedergegeben werden können, biografische Kenntnisse außerordentlich vorsichtig erhoben werden. Die Würde des Betroffenen ist unbedingt zu wahren. Lediglich die Tatsachen, die bedeutsam für die Gestaltung einer förderlichen Pflege sind, interessieren. Der Inhalt biografischer Erhebungen muss von Fall zu Fall, individuell entschieden werden. Folgende Fragen können hilfreich sein:

- Wer ist für diesen Menschen bedeutsam und jetzt wichtig?
- Gibt es etwas, z. B. in den Bereichen der Körperhygiene, des Schlafens, der Schmerzen, der Ernährung, was wir wissen sollten, damit wir gut pflegen können?
- Was könnte ihm jetzt eine Hilfe sein?
- Gab es ein wichtiges Ereignis, welches ihn jetzt noch beeinträchtigt und beschäftigen könnte?

Wichtig ist, dass dieses Wissen so fixiert wird, dass es die betreuenden Personen nutzvoll einbeziehen können. Weitere Auskünfte sollten erst eingeholt werden, wenn ihre Nützlichkeit ersichtlich ist.

Die biografische Anamnese bietet den Angehörigen die Möglichkeit, dem Pflegeteam ihre Begegnungs- und Betreuungswünsche mitzuteilen und über die Menschen zu erzählen, die ihnen nahe stehen. Über das Erzählen eröffnet sich ihnen die Chance, sich schützend vor die Patienten zu stellen. In einer reinen Frage/Antwort-Beziehung mit den Pflegenden stünden sie unter einem Mitteilungsdruck. Damit wäre die Vertrauensbildung zum Personal erschwert. Im Gespräch kann der Grundstein für den wichtigen Verarbeitungsprozess gelegt werden, weil den Angehörigen die Gelegenheit geboten wird, etwas für den anderen zu tun (Bengel, 1997). Gleichzeitig erfahren sie, dass der Patient als ein individueller Mensch und nicht als „der Herzinfarkt von Zimmer 2" wahrgenommen wird. Die Angehörigen bilden eine Brücke zum Betroffenen, der auf seinem schweren Weg der Unterstützung durch das Konzept der Basalen Stimulation bedarf.

Eine biografische Anamnese sollte jedoch auch deutlich werden lassen, was das Team aktuell leisten kann und was sich zur Zeit nicht oder noch nicht bewerkstelligen lässt. Aus diesem Grunde empfiehlt es sich, keine ausschweifenden Fragen zu stellen, die zu Antworten führen, auf die nicht reagiert werden kann und die eventuell falsche Hoffnungen wecken. Im Verlauf kann das Wissen in weiteren Gesprächen aktualisiert und das Vertrauen gefestigt werden.

Einschätzen des Pflegebedarfs und der Pflegeunterstützung

Neben dem qualifizierten Blick und der Erfassung von erzähltem Wissen stehen der Pflege immer mehr Möglichkeiten zur Verfügung, den Pflegebedarf eines Menschen genauer zu bestimmen. Nicht das verunglückte Instrument der Richtlinien der Krankenkassen soll hierbei eine Rolle spielen, denn gerade die Menschen, die eine kognitive, wahrnehmende Beeinträchtigung erlitten haben, fallen durch die Maschen dieser Bestimmungen.

Wir möchten uns an dieser Stelle anderen unterstützenden Instrumenten zuwenden. Da die Anzahl von Menschen mit demenziellen Prozessen zunimmt, erscheint es uns notwendig, auf zwei sehr wichtige Instrumente aufmerksam zu machen: zum Einen auf das Dementia Care Mapping Instrument (DCM, Kitwood, 1997) und den Care Giver Compass (CarnapD).

Das DCM unterstützt Pflegende in der Betreuung von Menschen mit demenziellen Prozessen in stationären Einrichtungen. Es ist in der Lage feinste Kommunikationskonturen zu zeichnen, die deutlich werden lassen, welche Fähigkeiten dieser Mensch hat, welche Interessen und Kontakte er bevorzugt. Die Pflege kann damit besser auf diese Möglichkeiten ausgerichtet werden. So wird z. B. deutlich, dass Frau Z. immer dann gut isst, wenn sie mit Frau M. an einem Tisch sitzt, während sie die Nahrung verweigert, wenn sich Frau P. mit am Tisch befindet. Mit der Hilfe dieses Instruments sind die Pflegenden in der Lage, Menschen mit Demenz als völlig unterschiedliche Menschen mit mannigfachen Wünschen und Fähigkeiten zu erleben und zu beschreiben. Die allgemeine Einstufung der demenziellen Prozesse ist damit überholt.

Weiterhin kann durch das CarnapD eine Einschätzung der Möglichkeiten in der häuslichen Situation von Demenzkranken stattfinden. Dieses Instrument richtet sein Augenmerk auf die Versorgungssituation und gibt direkte Hinweise, welche Schritte eingeleitet werden müssen (z. B. Herd abstellen, Nachbarn über den Zustand informieren). Insbesondere wird damit der Betreuungsprozess von demenzkranken Menschen in ihrer eigenen Familie unterstützt. Das frühzeitige Eingreifen unterstützender Konzepte wirkt einer Überforderung entgegen.

In diese Richtung arbeitet auch der Zorgkompass (niederländisch: Versorgungskompass, Bloom/Duijnstee, 1999). Er ermittelt einfühlsam die Belastbarkeit der Hauptpflegeperson, die die Verantwortung für die häusliche Pflege übernommen hat. Ursprünglich wurde das Instrument für pflegende Angehörige von Menschen mit Alzheimer Demenz erarbeitet. Inzwischen konnte es jedoch auch um die Gruppe der Schlaganfallpatienten erweitert werden. Bloom und Duijnstee weisen darauf hin, dass es von wesentlicher Bedeutung ist, herauszufinden, warum jemand pflegt und ob er dazu praktisch fähig ist. Um eine komplexe und anspruchsvolle Pflegesituation zu meistern, muss der Pflegende zum Einen körperlich dazu in der Lage sein und außerdem Sorge dafür tragen, dass seine eigene Lebensqualität nicht verloren geht.

In eine ähnliche Richtung weist auch das Instrument der Häuslichen Pflegeskala (Gräßel, 1997). Gräßel konnte mittels der Pflegeskala die Belastung pflegender Angehöriger erfassen und daraus resultierend eine mögliche Unterstützung planen und einleiten.

Ein weiteres wichtiges Instrument ist der Erweiterte Barthel-Index (EBI). Er erfasst die aktuelle Situation von Menschen nach einem Schlaganfall. Seine Erweiterung fokussiert die deutlichen kognitiven oder mentalen Veränderungen der Patienten. Das ist ebenfalls das Ziel des Pflegeadaptierten Geriatrisches Basis-Assessment (PGBA).

Skalen zur Einschätzung des Bewusstseinsgrades

Die Skalen, die vorgeben, den Bewusstseinsgrad des Betroffenen zu ermitteln, sollen im Folgenden betrachtet werden. Es wurde bereits darauf hingewiesen (vgl. Kap. 4), dass eine genaue Einschätzung des Bewusstseins von außen nicht möglich ist. Das Bestreben, sich dieser äußeren Beurteilung wissenschaftlich fundiert anzunähern, ist jedoch sehr groß. Dazu werden neben den Auskunftsdaten eines EEGs (Elektroenzephalogramm) häufig Skalen herangezogen, die vorgeben, den aktuellen Bewusstseinszustand einschätzen zu können. Inzwischen gibt es 23 solcher Skalen.

Eine der am weitesten verbreiteten Skalen ist die Glasgow-Coma-Skala. Sie ist ein Instrument, welches lediglich zu einer ersten

Einschätzung genutzt werden sollte, da sie bei nachfolgenden Einschätzung unspezifisch und ungenau wird. Sie umfasst drei Bereiche, die erhoben werden müssen: Die Fähigkeit, sich sprachlich zu äußern, sich zu bewegen und die Augen zu öffnen. Nachdem diese Bereiche einzeln untersucht wurden, werden alle ermittelten Punkte addiert. Eine Aussage über einzelne Veränderungen kann dann nicht mehr getroffen werden. Weiterhin bietet die Skala Raum für Spekulationen, da die einzelnen zuzuordnenden Kriterien nicht definiert werden. Darüber hinaus fordert sie den Beobachter auf, mit Schmerzreizen zu arbeiten. Als Reaktion darauf versuchen die betroffenen Menschen, wie inzwischen hinlänglich bekannt ist, die Außenwelt auszublenden. Ihnen wird, aus für sie unerklärlichen Gründen, Schmerz zugefügt, den sie nicht wie ein gesunder Mensch abwehren können. Somit bleibt nur die „Flucht" ins Innere. Insgesamt fordern 17 der 23 Skalen die Provokation mit Schmerzen. Jeder weiß, wie irritierend eine unerwartete schmerzhafte Attacke ist. Als gesunder Mensch hat man aber die Möglichkeit, sich von der Richtung, der Ursache und dem Grund des Angriffs zu überzeugen und adäquat darauf zu reagieren. Eine solche Möglichkeit ist den Menschen, von denen dieses Buch handelt, nicht gegeben. Es muss davon ausgegangen werden, dass gerade der regelmäßige Einsatz solcher Skalen die Patienten zunehmend verwirrt und bedroht.

Eine einfühlsame Alternative hat A. Zieger mit seiner Selbstaktualisierungs- und expressiven Kommunikations-Skala (SEKS) erarbeitet. Diese erfasst, mittels sieben verschiedener Bereiche, die Ausdrucksmöglichkeit eines Menschen mit schwersten Beeinträchtigungen bezüglich seiner allgemeinen Reaktionsfähigkeit. Obwohl die Skala noch nicht ausreichend getestet ist, kann nur empfohlen werden, mit ihr zu arbeiten, da sie die Wahrnehmungsfähigkeit der Pflegenden hervorragend schult.

Viele Menschen, die sich in einem bewusstseinsbeeinträchtigten Zustand befunden haben, so ist inzwischen durch unterschiedliche wissenschaftliche Erkenntnisse sicher gestellt (Salomon, 1991; Hannich, 2002; Jörg, 2002), bezeichnen ihren Zustand im Nachhinein als „unwirklich", „verwischend" und „tief im Ozean befindlich". Derartiges kann mit dem Erleben von Nebel verglichen werden: Manchmal ist etwas sichtbar, dann verschwindet es hinter der Nebelwand, Töne dringen nur gedämpft ans Ohr und man ist auf seine eigene Interpretation angewiesen.

Wie ersichtlich wird, ergibt das Wort Nebel in seiner Umkehrung das Wort Leben. Wir gehen davon aus, dass Menschen auch in schwersten, sie beeinträchtigenden Situationen über ein elementares Bewusstsein und Lebendigkeit verfügen.

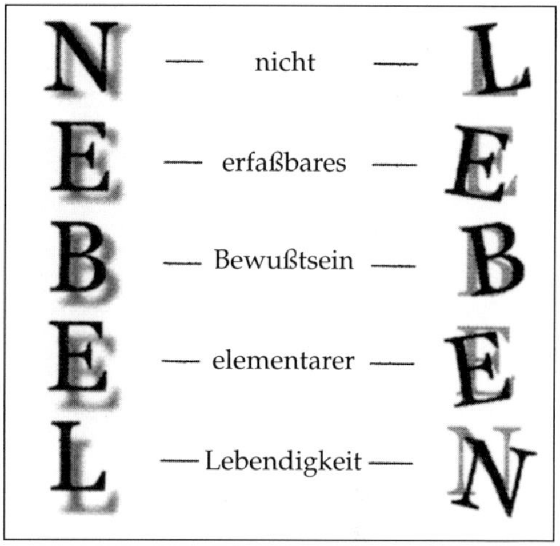

N	— nicht —	L
E	— erfaßbares —	E
B	— Bewußtsein —	B
E	— elementarer —	E
L	— Lebendigkeit —	N

Es wäre sinnvoll, vom Dasein im Nebelleben (Fog Life) zu sprechen, das der Betroffene zur Zeit durchlebt. Schon umgangssprachlich – „Ich steh hier völlig im Nebel" – werden mit dem Begriff „Nebel", Situationen gekennzeichnet, die des Durchblicks und eindeutigen Wissens entbehren. Sprache prägt unser Denken. Mit der Benennung des Erlebens des Betroffenen (Nebel) wird darauf hingewiesen, dass der Nebel z. B. Hören und Fühlen ermöglicht und auch dichter werden oder verschwinden kann. Jeder weiß, dass Nebel kein Garant dafür ist, dass niemand da ist, nur weil er wegen des Nebels nicht sichtbar ist.

Uns erschien diese Bezeichnung sehr sinnvoll, da sich die zentralen Aspekte der wahrnehmungsbeeinträchtigten Menschen darin abbilden.

Hexagon – praktisch

Es entstand die Idee, das Hexagon zur Einschätzung von Fähigkeiten schwer beeinträchtigter Patienten zu verwenden. In der gleichen Art können wir sehr schwer behinderte Menschen mittels dieses Sechsecks vielleicht besser verstehen.

Das Sechseck mit seinem Mittelpunkt hält uns immer vor Augen, dass die unterschiedlichen Fähigkeiten eines sehr schwer beeinträchtigten Menschen (jedes anderen Menschen auch) miteinander in Verbindung stehen und nicht unabhängig voneinander gesehen werden können.

Natürlich müssten wir in Dokumentationen, Evaluationen, Halbjahresberichten, Zeugnissen und vergleichbaren Texten eins nach dem anderen abhandeln. Anders geht es nicht. Dennoch muss klar bleiben, dass die Fähigkeiten eines Menschen nicht eine nach der anderen vorhanden ist, sondern dass sie alle zusammen vorhanden sind und miteinander seine Gesamtfähigkeiten ausmachen.

Wahrnehmen

- Welches sind die bevorzugten Wahrnehmungs-"Kanäle" von Herrn Müller?
- Unter welchen Bedingungen kann er sie am besten einsetzen?
- Welchen Gewinn zieht er aus der Nutzung seiner Wahrnehmungsmöglichkeiten?
- Und natürlich kann man sich fragen: Wie sah das vor einem Jahr aus?

Gefühle erleben

- Welche Gefühle erlebt Frau Lehmann am meisten? Wut, Angst, Freude, Trauer, Niedergeschlagenheit, Ausgelassenheit ...?
- Erlebt sie Liebe?
- In welchen Situationen kann sie diese Gefühle erleben?
- Lassen sich Gefühle Menschen und bestimmten Situationen zuordnen?
- Wie wirkt das auf andere Menschen?
- Und noch einmal: Wie war das vor einem Jahr?

Sich bewegen

- Was kann denn der kleine Sven von sich aus bewegen?
- Wie macht er das? Wann macht er das?
- Wie pathologisch nennt das die Krankengymnastin?
- Bewegt er sich zufällig, bewegt er sich absichtlich, setzt er die Bewegung gezielt ein?
- Wenn er sich bewegt, macht das den Erwachsenen mehr Mühe? Oder gibt es Hilfe und Erleichterung?
- Wie war das vorher?

Den eigenen Körper spüren

- Das wird schwer einzuschätzen, weil wir uns nur unzureichend in jemand anderen hinein versetzen können. Aber zeigt Miriam, dass sie vielleicht Schmerzen hat, kann man beobachten, wenn sie sich richtig wohl fühlt und ganz entspannt ist? Merkt sie, wenn sie berührt wird, wo sie berührt wird? Meidet sie Berührung am eigenen Körper?

- Was für eine Geschichte hat Miriams Körper, was musste sie schon viel über sich ergehen lassen, muss sie dauernd von fremden Menschen Berührung ertragen?
- Hat sich da etwas in der letzten Zeit geändert?

Kommunizieren

- Wie kommuniziert Herr Schulze? Mit seiner Stimme? Mit seinem Gesicht, mit seiner Haltung, mit Gebärden, verwendet er alternative Kommunikationsmittel, die man ihm beigebracht hat?
- Versteht er sie, kann er an Gesprächen, an Stimmungen, an Ereignissen teilhaben?
- Wie geht das in seiner Familie, wie geht das mit anderen Bewohnern der Einrichtung? Genau so, anders, manchmal überraschend?
- Ging das früher vielleicht besser?

Menschen erfahren

- Mit wie vielen Menschen hat Frau Linser denn eigentlich pro Woche zu tun? Einmal eine Liste machen von wirklich allen, von der Familie, von den Freunden, von den Professionellen, von den Hilfskräften?
- Was erfährt sie von ihnen? Anforderungen, Befehle, Hinweise, Aufträge?
- Wie viel Smalltalk gibt es, wie viel echtes Interesse? Wie viel Gemeinsamkeit, wie viel offene Ohren?
- Wer ist im letzten Jahr aus ihrem Leben verschwunden? Wer ist hinzu gekommen?

Verstehen

Sechs Lebensbereiche haben Sie jetzt bearbeitet. Sie ahnen Zusammenhänge, Sie sehen, wie ein Bereich in einen anderen hineinwirkt.

Unsere fiktiven Personen möchten alle etwas von ihrem Leben verstehen, sie möchten verstehen, wie es sich mit der Welt verhält, wie es mit den Menschen ist, was diese sagen und tun, was man von ihnen verlangt, sie möchten gerne verstehen, wie sie mit diesen Menschen in Kontakt treten können, wie sie auf die Welt einwirken können.

- Wie viel versteht Herr Müller vom Tagesablauf, Frau Lehmann von der Körperpflege, Sven vom Spielen?
- Unter welchen Bedingungen klappt es mit dem Verstehen am besten? Gerade jetzt in der Situation selbst oder nachher, in Ruhe? Gibt es Hilfestellungen? Kann man auf bekannte Situationen zurückgreifen?
- Ist das Verstehen größer oder kleiner geworden?

Aus all diesen Überlegungen lässt sich eine ganz praktische Informationsmöglichkeit entwickeln:

Der persönliche Personalausweis:

Ich heiße Sven, ich bin am 3. August 2000 auf die Welt gekommen. Wenn du dich vor mich hinstellst, kann ich dich sehen und wenn du langsam redest, kann ich dich auch ein bisschen verstehen.

Ich mag es gerne, wenn du mich an der Hand hältst, solange du mit mir redest. Am liebsten mag ich, wenn Kinder um mich herum sind, die jede Menge Krach machen. Aber Achtung: Manchmal fange ich plötzlich an zu weinen, dann muss man mich in den Arm nehmen.

Und dann könnte da noch etwas zum Essen stehen, etwas zum Trinken, zum Wechseln der Windeln und vielleicht zu den notwendigen Medikamenten.

Natürlich sollte auch eine wichtige Telefonnummer nicht fehlen, die der Eltern.

Ach ja: Wenn es jemanden in der Einrichtung gibt, den Sven ganz besonders gerne mag, zu dem er viel Vertrauen hat, der müsste natürlich auch drauf stehen.

Tages- und Lebensgestaltung

Basale Stimulation zielt primär darauf ab, die gesamte Betreuungssituation eines Menschen dementsprechend zu gestalten, dass sie für ihn lebenswert erscheint. Dabei ist das Gesamtgefüge entscheidender als die einzelne Maßnahme. Die vertrauensfördernde und sinnvolle Gestaltung der Tagesabläufe gehört ebenso dazu wie das Einbinden von gezielten Angeboten. Ferner spielt es auch keinerlei Rolle, ob sich der Patient auf einer Intensivstation, im Altenheim oder zu Hause befindet.

Indes muss die Lebenssituation in einer akuten existenziellen Krise anders gestaltet werden als bei einer dauerhaften Beeinträchtigung. Sind

Menschen vital bedroht, stehen die Erhaltung des Lebens und die Bildung von Sicherheit und Vertrauen im Vordergrund. Die Anwesenheit der Angehörigen, ein leiser und bedachter Umgang, eine ruhige Atmosphäre, feste Bezugspersonen und eindeutige, angekündigte Maßnahmen sind Angebote, auf die das nötige Vertrauen in einer lebensbedrohenden Krise aufbaut. Die Patienten müssen zunächst wieder Fuß in dieser Welt fassen. Sie benötigen deshalb eine einfühlsame Begleitung.

Allgemein jedoch benötigen die Betroffenen eine anregende Atmosphäre und gezielte Angebote, um sich zu entwickeln oder Erreichtes zu stabilisieren. Leider sind jedoch deprivierende Situationen vielfach die Regel im Umgang mit den Betroffenen. So besteht der Alltag eines Menschen oft daraus, dass ihm seit Jahr und Tag der gleiche Rhythmus auferlegt wird. So besteht der Tagesablauf beispielsweise aus Waschen, dem Verabreichen der Sondenkost, der Versorgung von Zugängen, dem Abführen und der Medikamentengabe. Die Vorstellung, dass der eigene Tagesablauf auf diese Modalitäten reduziert wäre, ist schrecklich. In Studien ist belegt, dass Menschen unter solchen Bedingungen vorübergehend „verdummen". Allein bei einem dreiwöchigen Aufenthalt im Krankenhaus verliert ein Patient aufgrund der veränderten und reduzierten Situation durchschnittlich bis zu 22 Punkte auf der Skala des Intelligenzquotienten. Viele Menschen erleben dauerhaft, ob in Institutionen oder zu Hause, dieses reduzierte Lebensangebot. Wenn sich das Leben nur noch über eine Aneinanderreihung gleichbleibender Pflegemaßnahmen definiert, wird es zu einem nichtssagenden Brei, es handelt sich dann um **konservierende** bis **betonierende** Pflege. Bereits Erlerntes wird wieder verlernt.

In einer Intensivbetreuung steht anfangs die Sicherung der vitalen Lebenswerte im Vordergrund. Geht der akut vital gefährdete Zustand dann aber in eine Situation der gleichbleibenden Dauerbeatmung über, ist auch auf der Intensivstation Anregung für die Betroffenen gefordert. Patienten berichten, dass sie aus der Not mangelnder Angebote, die Kacheln der Wand gezählt, den Alarmrufen Bedeutungen gegeben und sich fantastische Geschichten ausgedacht haben. Den pflegenden Kollegen, die über Intensiverfahrung verfügen, ist das Phänomen des „Intensivkollers" bekannt. Patienten, die zuvor völlig „unauffällig" waren, reagieren plötzlich verwirrt. Eine Tatsache, die mit dem gleichbleibenden, nichtssagenden Informationsangebot und desgleichen mit dem permanenten Schlafentzug (Pinkert, 2001) zusammen hängt.

Menschen benötigen wechselnde Informationen (vgl. Stefan Zweig, „Die Schachnovelle", 1974; in der Novelle wird ein Agent von allen kommunikativen Möglichkeiten ausgeschlossen, verzweifelt an dieser Situation und ist auf der Suche nach geeigneten Möglichkeiten, Anregung zu erhalten). Werden sie von Informationsteilhabe abgeschnitten, erhalten sie keine ausreichenden Anregungen. Die veränderte Lebenssituation von pflegebedürftigen Menschen bietet wenig Abwechslung. Die Bewegungseinschränkung, das „ans Bett gefesselt", allein oder nur mit fremden, ebenfalls hilfsbedürftigen Menschen, an ein Zimmer gebunden sein, der stereotype Tagesablauf und die immer gleichen Worte führen zur Abstumpfung. Wie soll ein Mensch gescheit bleiben, wenn ihm lediglich eine völlig reduzierte Welt angeboten wird? Menschen brauchen Abwechslung. Daher muss es unser Bestreben sein, gezielt über Möglichkeiten nachzudenken, die den Alltag abwechslungsreicher gestalten und dabei nicht in Pseudomaßnahmen verfallen.

Das Herausfahren aus dem Zimmer, um auf dem Flur andere Menschen zu sehen, sowie das Positionieren eines Patienten vor dem Aquarium, kann an dessen visueller Wahrnehmungsfähigkeit scheitern. Es gibt Menschen, die ihr Zimmer über Wochen nicht verlassen konnten oder die lediglich zum Baden über den Flur ins Badezimmer gefahren wurden. Übereinstimmend bedeutet das, dass diese Menschen mehr als 20 Stunden am Tag ohne Anregung, allein „in sich hinlagen". Dieses kann nicht förderlich sein. Auch die „Mobilisation in den Rollstuhl" ist oft keine wahre Mobilisation, sondern das „Fortsetzen des Liegens im Sitzen".

Die Menschen müssen den Tagesbeginn spüren, die Wochen- und Ehrentage erfassen und mitfeiern können. Sie brauchen Anregung, um zu verstehen, dass gekocht oder gesungen wird und dass das Wetter täglich wechselt.

Aus dem morgendlichen Waschen kann entweder ein „Event der Wassererfahrung" oder ein trostloses Abwaschen im Liegen werden. Die Pflegenden haben es in der Hand, zusammen mit den Angehörigen und den Mitbeteiligten, Förderangebote bezüglich der Lebensqualität zu bieten.

Gestaltung des Umfeldes

Bevor wir uns einzelnen fördernden oder unterstützenden Angeboten zuwenden, möchten wir auf die Gestaltung des Umfeldes eingehen. Wie bereits geschildert, ist Eintönigkeit besonders bedrohlich für die

Patienten. Räume ohne Erinnerungsmomente, fremde Möbel und unbekannte Menschen erhöhen die Gefahr verwirrter Reaktionen. Insbesondere Intensivstationen sind durch viele unterschiedlichen Geräusche und Geräte gekennzeichnet, die einem Normalbürger nicht vertraut sind. Das ständige Licht, die häufigen Schlafunterbrechungen forcieren den bedrohlichen Eindruck. In solchen Situationen ist es erforderlich, Vertrautes einzubeziehen und daran anzuknüpfen. An erster Stelle steht da die Anwesenheit eines vertrauten Menschen. Zudem muss auf eine Reduktion der, für den Patienten nicht identifizierbaren, Geräusche geachtet werden. Unnötige Signale, wie das Piepen eines Infusiomaten für Sondenkost, gehören ausgeschaltet. Die Ausstattung der Zimmer sollte Farbgestaltungskonzepte, die der visuellen Orientierung dienen, berücksichtigen (Wied, 2001) und der Entwicklung von Angstfantasien, z. B. „Spinnen an der Decke", entgegenwirken. Außerdem muss in jedem Zimmer eine große Uhr und ein Kalender vorhanden sein.

Viele Details einer Intensivstation sind für die Betroffenen wenig aussagekräftig und irritieren durch ihren Mangel an Interpretierbarkeit.

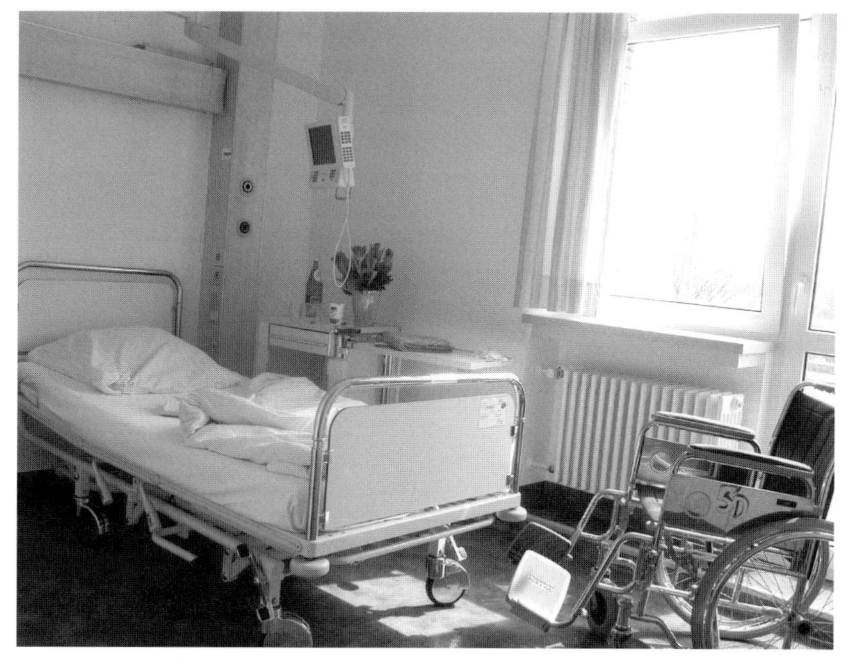

Dieses Patientenzimmer bietet nichts Vertrautes und Persönliches.

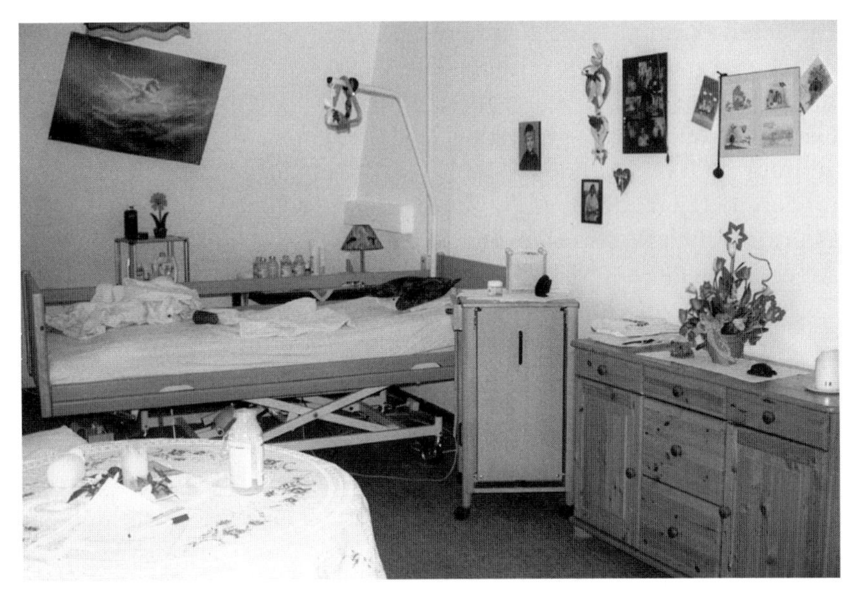

Hier ist vieles wie zu Hause.

Bis heute verfügen viele Intensivstationen nicht über einen geeigneten Besprechungsraum, der Beratungs- und Informationsgesprächen mit Angehörigen einen angemessenen Rahmen bietet. Doch nicht nur die Betroffenen und ihre Angehörigen sollten sich sicher und gut aufgehoben fühlen, auch das Pflegepersonal profitiert von einer durchdachten Gestaltung der Station. Das Umfeld der Alten- und Pflegeheime bedarf hier auch der besonderen Aufmerksamkeit, denn bis heute ist es wohl nicht vielen gelungen, in diesen Institutionen die Atmosphäre des „Zuhause Wohnens" zu erzeugen. Obwohl einige eigene Möbel in die Einrichtungen mitgebracht werden können, wird die Grundausstattung zumeist gestellt. Das führt zu Eintönigkeit und birgt die Gefahr, die Zimmer zu verwechseln. Zudem ist das von drei Seiten zugängige Bett das dominante Möbelstück im Raum. Die Klinikatmosphäre liegt noch spürbar in der Luft. Oft wurden die Möbel, die der Generation der dort Lebenden wesentlich besser entsprächen, erst vor einigen Jahren gegen modernes Mobiliar ausgetauscht. Primär beurteilen Angehörige und Pflegende die Einrichtung nach ihrem eigenen Geschmack und nicht nach dem der Bewohner. Sauber und modern zu sein, erscheint da besonders wesentlich. Dass für Menschen mit eingeschränkter Wahrnehmung andere Kriterien zählen, steht nicht im Vordergrund. Bauliche Maßnahmen, wie Sicht- und Bodengitter oder

Glasumrandungen von Balkonen, vermitteln Bewohnern mit eingeschränkter Wahrnehmung das Gefühl von Unsicherheit und Angst, da sie keine klaren Begrenzungen erfassen können. Speiseräume mit einer großen Ausweitung werden ebenso wenig als heimisch erlebt wie lange Flure. Im Laufe des Lebens entwickeln Menschen eine eigene, auf ihre Wohnsituation zugeschnittene, mentale Lageplanung. Sie wissen, wo ihr Tisch, ihre Kommode steht, der Zugang zum Bad ist ihnen geläufig. Verändert sich nun alles durch einen Umzug in eine Pflegeeinrichtung, zieht diese Veränderung eine zunehmende Pflegeabhängigkeit nach sich. Die Toilette wird nicht gefunden und folglich eingenässt. Die übersichtlich, weit auseinander stehenden Möbel reduzieren die Autonomie der Betroffenen, da diese ihre eigenen Wohnungen oft mit Mobilar vollgestellt hatten und immer eine Möglichkeit zum Abstützen hatten. Daneben sind mit den eigenen Möbeln auch viele Erinnerungen verbunden. Es ist notwendig, die mentalen Pläne dieser Menschen aufzugreifen, ihnen ein Zuhause und nicht nur eine Unterkunft zu bieten.

Ebenso ist es für Menschen, die relativ jung in eine pflegeabhängige Situation kommen. Auch sie benötigen den Anschluss an ihr vorheriges Leben. Möbel, die ihnen wichtig waren, sollten sie umgeben. Der Aufenthalt in einer Pflegeeinrichtung sollte eher eine Wohn- denn eine Pflegesituation widerspiegeln.

Verknüpfung des pflegerischen Handelns mit den zentralen Lebensthemen

Wie zuvor beschrieben, ist die Identifizierung des primären Ziels, welches die pflegerischen Aktivitäten leiten soll, erforderlich. Neben der Tages- und Nachtgestaltung, der Gestaltung des Umfeldes gehört auch das direkte pflegerische Tun dazu. Wir werden besonders auf die zentralen Ziele eingehen, die variierend im Mittelpunkt der Arbeit mit wahrnehmungsbeeinträchtigten Menschen stehen. Anhand dieser sollen Entscheidungen bezüglich den Fragen, Was, Wann, Wie und Wer in die Pflege eines Betroffenen involviert wird, gemeinsam getroffen werden.

Ein schwer verletztes und total verängstigtes Kind benötigt Sicherheit und Vertrauen, bevor es Energien der eigenen Gesundung mobilisieren kann. Hier können Ruhe, der Körperkontakt zu den Eltern, haltende Berührungen, einfühlsame Einreibungen eine Unterstützung bieten.

Im Gegensatz dazu benötigt der Patient, der sich seit Jahren im Wachkoma befindet, Anregung in der Tagesstrukturierung und beispielsweise somatische Angebote. Eine belebende Waschung, Musik und gemeinsames taktiles Erfahren stehen dann im Vordergrund.

8. Schwerpunkte des pflegerischen Handelns

8.1 Das Liegen erleben

Für viele Patienten ist das Bett der unmittelbare Lebensraum. Im Bett und am Bett spielt sich all das ab, was für den Patienten bedeutsam ist. Er wird dort untersucht, behandelt, gepflegt, es wird kommuniziert, der Besuch sitzt am Bett und der Arzt steht dort und berät sich mit anderen. Der Bettrand stellt so die letzte, gerade noch erkennbare Grenze der Privatsphäre dar. Unter Umständen ist das Bett auch der letzte Lebensraum. Im Bett wird der Patient durch das Krankenhaus gefahren, das erste Verlassen des Bettes, das Aufstehen, bedeutet einen riesigen Schritt. Das Bett nicht mehr verlassen zu können, kann als zutiefst bedrohlich erlebt werden, es ist quasi Gefängnis und Rückzugsraum in einem und nimmt in der Pflege eine besondere Stellung ein. Krankenhäuser und Altenheime kalkulieren nach dem „Betten-Etat", der Anzahl der vorhandenen Betten und nicht nach der Möglichkeit, wie viele Menschen sie aufnehmen und behandeln können.

Viele Menschen sind aufgrund ihrer Erkrankung oder Behinderung für lange Zeit gezwungen zu liegen. Was bedeutet eigentlich „liegen zu müssen"?

Liegen zu müssen bedeutet, den Wechsel zwischen „Aufrecht-Sein" (sich in einer senkrechten Position zu befinden) und dem „Niederlegen" (sich in einer horizontalen Position zu befinden) nicht mehr unabhängig vollziehen zu können. Wir können im gesunden Zustand diese Entscheidung ständig selbst treffen, unser Alltag ist durch den Wechsel geprägt. Liegen bedeutet dann in der Regel Erholung, das Aufrecht-Sein symbolisiert Aktivität. Durch den rhythmischen Wechsel der Körperposition erhalten die Muskeln, die Knochen, die Organe unterschiedliche Informationen und Anregungen. Im Sitzen, Stehen und Gehen sind wir auf eine ständige Veränderung vorbereitet, wach und aufmerksam. Im Liegen erhält unser Körper und Geist die Information, dass sich gegenwärtig nicht viel verändert, das Wegdösen ist erlaubt und oftmals erwünscht.

Menschen, die des Aufrecht-Seins beraubt sind, werden gleichzeitig der Fähigkeit beraubt, Aufmerksamkeit und Anregung gestalten zu können. Die Veränderung der Position stellt eine Grundbedingung dafür dar. Aus der Pädagogik ist bekannt, dass körperliche Bewegung zwischen ruhigen Sitzphasen den Lernprozess positiv beeinflusst. Bei vielen der Menschen, über die hier berichtet wird, soll ein Lernprozess gezielt angeregt werden, der Wiedererwerb von Fähigkeiten oder die Verringerung ihres rasch fortschreitenden Verlustes stehen im Mittelpunkt unseres Bemühens.

Die horizontale Lage führt auch dazu, dass auf diesen Menschen „herabgeschaut" wird, die Macht ist nicht mehr gleichwertig verteilt. Der Liegende ist ausgeliefert, dieses spiegelt sich ebenfalls in der Kommunikation wider. Menschen, die einen großen Anteil ihrer Zeit im Bett verbringen, verändern ferner ihre Beziehung zur Außenwelt (Zegelin, 2002), sie nehmen nicht mehr mit gleichem Interesse an dem Geschehen außerhalb ihres Bettes teil und ziehen sich in sich zurück.

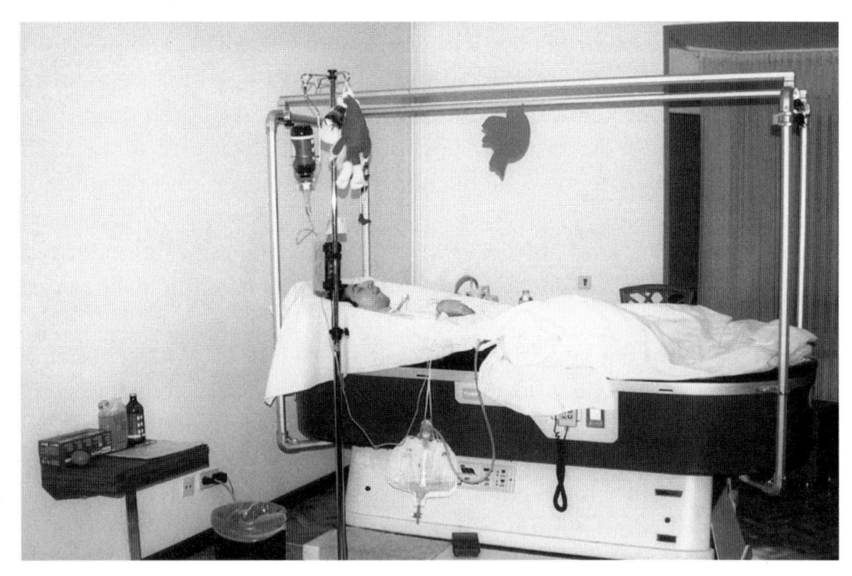

Dieses Umfeld ist weder anregend noch vertraut.

Eine Verstärkung dieses Verhaltens kann durch weitere Aspekte noch gesteigert werden. Deshalb wird nun zunächst das Auflagematerial, mit dem der Patient in unmittelbaren Kontakt tritt, betrachtet. Als Einleitung dazu machen Sie bitte folgende Übungen.

IHRE EIGENE ERFAHRUNG

Sie legen sich rücklings auf eine auf dem Fußboden ausgebreitete Decke und verbleiben, solange wie möglich, absolut regungslos in der Rückenlage. Mindestens 15 Minuten sollten Sie durchhalten. Stellen Sie sich dann folgende Fragen:

- Welche Informationen bekommen Sie während Ihrer regungslosen Rückenlage über sich selbst und Ihre Umwelt?
- Was sehen Sie?
- Wie groß ist Ihr Blickfeld? Wie groß ist der Raum?
- Sehen Sie, wer neben Ihnen liegt?
- Sehen Sie, wer mit Ihnen spricht?
- Wie fühlen Sie Ihren Körper?
- An welchen Stellen spüren Sie Ihren Körper?
- Gibt es zwischen diesen Stellen einen Zusammenhang?
- Was verspüren Sie von Ihrer Hand, welche Form hat sie?
- Welche Form hat Ihr Körper?
- Wie groß sind Sie?
- Können Sie gut durchatmen?

Sicher werden Sie zu Antworten gekommen sein, die den nachstehenden sehr ähneln:

- Das Blickfeld ist eingeschränkt.
- Ich sehe nicht, wer neben mir liegt.
- Ich sehe nicht, wer mit mir spricht.
- Ich blicke nur gegen die Decke.
- Die Struktur der Decke verschwimmt vor meinen Augen. Darum schließe ich meine Augen.
- Mein Körper besteht nur aus unzusammenhängenden Punkten. Er ist spürbar an Hinterkopf, Schulterblättern, Ellenbogen, Steißbein. Viele Körperteile haben keinen Bodenkontakt.
- Mein Körper ist breiter und kleiner, etwa wie ein Ei, oder größer und länger.
- Die Atmung ist behindert.

Um sich der Situation von lang liegenden Patienten noch besser anzunähern, sollten Sie sich noch einmal Zeit nehmen und sich der folgenden Aufgabe widmen:

EINE WEITERE ERFAHRUNG

Sie tauschen die harte Liegefläche auf dem Boden gegen ein bequemes Lager aus einer Weichlagerungsmatratze oder vielen Kissen. Jetzt legen Sie sich ein Kopfkissen unter den Kopf und betten sich in der Rückenlage so bequem wie möglich. Auch jetzt sollen Sie reglos in strikter Rückenlage auf Ihrer Superweichlagerung verbleiben. Nach 15 bis 20 Minuten dürfen Sie wieder aufstehen.

Beantworten Sie nun dieselben Fragen wie in der ersten Übung.

Wahrscheinlich werden Ihre Antworten nun den diesen nachfolgenden gleichen:

- Das Blickfeld ist um einiges größer als bei der ersten Übung, vorausgesetzt, die Kopfkissenzipfel stehen nicht wie Scheuklappen neben den Augen.
- Das Liegen ist wesentlich angenehmer und wäre durchaus länger zu ertragen.
- Meinen Körper spüre ich fast überhaupt nicht mehr, auch nicht an den Gefährdungsstellen für Dekubitus (Druckgeschwür).
- Ich weiß nicht mehr, wo ich anfange und aufhöre. Mein Körper ist mir verlorengegangen.
- Ich verspüre keinerlei Anreiz, meine Lage zu verändern.

Sie können auf der Basis Ihrer eigenen Erfahrung zusammen mit dem, was aus der Pflege an Wissen zusammengetragen wurde, folgende Schlussfolgerung ziehen:

Eine harte Lagerung birgt eine erhöhte Gefahr für das Entstehen von Druckstellen. Gleichzeitig werden aber Ausweich- und Ausgleichbewegungen des Liegenden stimuliert, was zu eigenaktiven Umlagerungsversuchen führt, um die Auflagestellen zu variieren (Knobel-Bachmann, 1997). Eine komplette Weichlagerung oder gar Superweichlagerung vermindert die Gefahr von Druckstellen und führt zu einer Entlastung der Druckpunkte. Andererseits fördert es die Inaktivität des Patienten und führt nach längerem Liegen zu einem nahezu völligen Verlust jeglichen Körpergefühls. Das eigene Körperbild beginnt zu verschwimmen und wird unscharf. Der Körper verliert seine Konturen und Strukturen. Das äußerlich sichtbare Einsinken in die Kissen findet auch im Menschen

statt. Ein rascherer Schlaf und das Dahindämmern, auch in ursprünglich aktiven Zeiten, sind die Folge.
Irritierend ist, dass Kranken- und Pflegebetten als statisches Möbel erlebt werden, obwohl sie in der Regel mit Rollen ausgestattet sind und Positionsveränderungen im Raum erlauben würden. Sie sind vielfach höhenverstellbar, im Rückenbereich aufricht- und im Fußbereich absenkbar. Trotzdem werden diese Optionen nur im geringem Maße genutzt. Die Betten könnten an Wänden stehen, mittig im Raum, auf dem Flur, vor dem Fenster, mit den Füßen zur Wand, sie könnten zusammengeschoben oder zum Sitzmöbel umfunktioniert werden und vieles andere mehr. Trotzdem sieht die gängige Platzierung der Betten in Kliniken, Alten- und Pflegeheimen folgendermaßen aus: Mit dem Kopfende zur Wand gestellt und von drei Seiten erreichbar. Dabei existieren genügend Kenntnisse darüber, dass das Sicherheitsgefühl der Menschen gestärkt wird, wenn ihr Bett mit einer Längsseite zur Wand steht. Es ermöglicht dem „Bettinhaber" sich von ander-en Leuten wegzudrehen bzw. sich ihnen bewusst zuzuwenden. Traurige Zeiten können dann in etwas intimerer Atmosphäre durchlebt werden, wenn der Patient in abgewandter Haltung nicht eingesehen werden kann. Phasen der Aktivität, der Anteilnahme am Geschehen, können dementsprechend mit der deutlichen Zuwendung in den Raum signalisiert werden.

Die Kleidung

Weiterhin nimmt die Bettbekleidung des Betroffenen Einfluss auf dessen Körpergefühl. Wenn lang liegende Patienten primär mit einem Flügelhemd bekleidet sind, liegen sie mit ihrem Rücken direkt auf dem Laken, es gibt kein Verrutschen der Kleidung auf der Haut – somit aber auch keine sensorischen Informationen und Anregungen. Die Gefahr eines sensorischen Vakuums wird größer.

Auf Intensivstationen werden die Patienten vielfach nur mit einem dünnen Laken abgedeckt, welches häufig nicht einmal über den Brustkorb reicht und die Betroffenen, insbesondere Frauen, entblößt. Das leichte Laken hinterlässt außerdem keinen spürbaren Eindruck, der Patient muss den Eindruck haben, nackt, für alle Menschen sichtbar, dazuliegen.

Kleidung vermittelt jedoch auch das Gefühl für einen Zeit- und Ortszustand; tagsüber wird andere Kleidung getragen als nachts, im Schwimmbad andere als im Büro. Das überwiegende Tragen von Nachtbekleidung der Patienten in Pflegeeinrichtungen, auch am Tage, kann zu Irritationen beitragen und das Gefühl des Krankseins verstärken. Die Bekleidung des Patienten im Bett kann einen wertvollen Beitrag zu seiner Orientierung leisten. Alte Menschen haben zum Beispiel häufig eine herabgesetzte Sensibilität. Ihre Haut benötigt mehr Information über sich selbst, als sie beim ruhigen Liegen bekommt. Daher sollte ihre Kleidung ruhig ein bisschen zu groß und angeraut sein, um durch das ständige Hin- und Herrutschen taktile Information zu geben.

Außerdem wird zunehmend beobachtet, dass den so genannten „bettlägerigen" Menschen im Krankenhaus oder Pflegeheim keine Unterwäsche mehr angezogen wird. Nicht nur, dass alte Menschen häufig frieren und die übereinander gezogene Wäsche gewohnt sind; die zu leichte Bekleidung gibt keine eindeutigen Rückmeldungen. Im Zusammenhang mit Kontinenztraining, bei dem vielfach der Schlüpfer durch eine Kontinenzvorlage oder -hose ersetzt wird, kann das Einnässen nicht wahrgenommen werden. Der eigentlich nasse Eindruck ist nicht möglich, da alles sofort aufgesogen wird. Somit sollte durchaus eine „Schlüpferpflicht" für bettlägerige Menschen eingeführt werden. Liegt ein Patient auf einer Einmalunterlage wird er nach dem Einnässen die Feuchtigkeit im Rücken und Gesäßbereich spüren, also nicht dort, wo er sie erfahrungsgemäß früher spürte. Hier hilft es, in den Schlüpfer eine Vorlage zu geben, die die Feuchtigkeit an der bekannten Stelle spüren lässt. Allerdings müssen gleichermaßen praktikable wie sinnvolle Lösungen in diesem Bereich noch erarbeitet werden.

Ein weiterer Aspekt der Kleidung betrifft das Tragen von Schuhen und Hüten. In unserem Kulturkreis befinden sich Menschen nicht mit Schuhen oder Hüten im Bett. Sie sollten dann getragen werden, wenn der Betroffene das Bett verlässt oder quer auf dem Bett sitzt, so dass er mit den Füßen Bodenkontakt hat. Die Veränderung der Kleidung sollte immer auch eine Zeitveränderung oder den Wechsel des Aufenthaltsortes signalisieren.

ZENTRALER HINWEIS

Wenn fast alle körperbezogenen Orientierungspunkte wegfallen, wird die geistige Orientierungslosigkeit nicht lange auf sich warten lassen.

Die Positionierung im Bett

Menschen, die lange liegen, brauchen Abwechslung, eine strenge variationsarme Lagerung birgt Gefahren.

Der Begriff der „Lagerung" sollte eingeschränkt verwendet werden. Er suggeriert, dass jemand gelagert oder abgelagert wird. Das ist ein passiver Prozess: Der Mensch ist gelagert, in eine Position gebracht worden, die er nicht verlassen soll. Aus diesem Fehlverständnis des Begriffs entsteht beständig Unmut bei den Pflegenden, wenn Patienten ihre Lagerung selbst verändern, Kissen aus dem Bett befördern und nicht mehr so liegen, wie sie gebettet, gelagert wurden. Dabei sollte die Eigenaktivität und Mobilität doch eher Freude bei den Beteiligten auslösen.

Wir schlagen vor, dass ebenso wie in dem 1. Nationalen Expertenstandard Dekubitusprophylaxe (Deutsches Netzwerk für Qualitätsentwicklung in der Pflege, 2000) statt von Lagerung von „Positionsveränderung" oder vom „Einnehmen einer Lage" und der Hilfe, Anregung und Unterstützung gesprochen werden sollte.

Je früher ein Patient aktiviert werden soll, desto eher können härtere Bettauflagen und -unterlagen verwendet werden. Sie provozieren die eigenaktive Bewegung. Muss allerdings eine Druckentlastung gewährleistet sein, sind häufige Positionsveränderungen unerlässlich. Sind sie nicht ausreichend, muss eine Positionierung auf Weichlagerungsmaterial erfolgen, die häufigen Positionsveränderungen aber beibehalten werden. Am besten wird das mit dem deutlichen Massieren und Nachzeichnen der aufgelegenen Körperpartien gekoppelt. Der Körper bekommt wieder Kontur und kann besser gespürt werden. Die Positionsveränderungen können komplett oder teilweise durchgeführt werden. Zwischen zwei kompletten Wechseln können Kissen ausgetauscht werden, wobei sich die Festigkeit der Kissen unterscheiden sollte. Die Unterstützung durch Kissen wird unter dem Gesichtspunkt geleistet, welche Körperteile der Patient gerade besonders spüren soll. So kann man bei hemiplegischen Patienten (Patienten mit Halbseitenlähmung) den betroffenen Arm beständig auf eher härterem Material auflegen als auf weichem, er wird so für den Patienten spürbarer.

Was den Patienten durch die notwendige Weichlagerung an Körpergefühl verloren geht, muss ihnen bei folgenden Positionswechseln zurückgegeben werden. Sie benötigen dementsprechend eine intensive Berührungserfahrung, eventuell sogar Vibrationserfahrungen, die man ihnen mittels Massagen oder Einreibungen zukommen lässt.

Die Patienten, die extrem dekubitusgefährdet sind oder aufgrund ihres schlechten Allgemeinzustands auf Intensivstationen außerordentliche Bedürfnisse im Liegen haben, werden fast immer in eine „berührungslose" Liegeposition gebracht. Die Beine berühren einander nicht, die Arme sind hochgelagert und haben keinen Kontakt zueinander oder zum Rest des Körpers. Wenn Haut auf Haut liegt kommt es schnell zu wunden Stellen. Dennoch ist es sinnvoll, die Körperteile der Betroffenen immer wieder miteinander in Verbindung zu bringen, sie spüren zu lassen, dass ihre Hände nicht irgendwo im Bett enden, sondern dass mit ihnen etwas ertastet werden kann. Die Hände können einander, den Bauch, das Gesicht erspüren oder unter das Gesäß gelegt bzw. hinter dem Kopf verschränkt werden. Die Beine können einige Zeit übereinander geschlagen oder sich berührend aufgestellt werden.

Den eigenen Kopf und die Beine spüren.

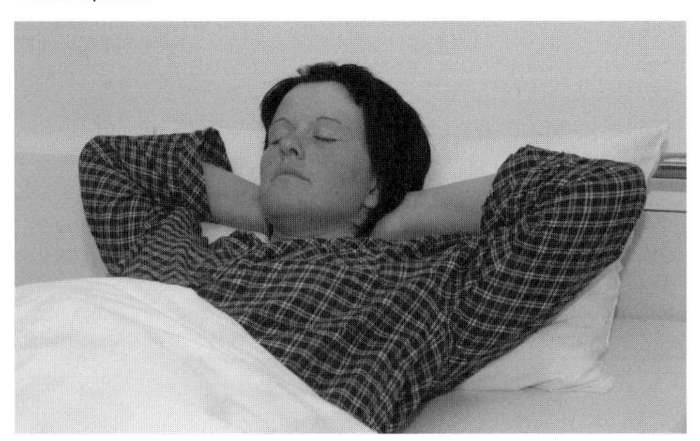

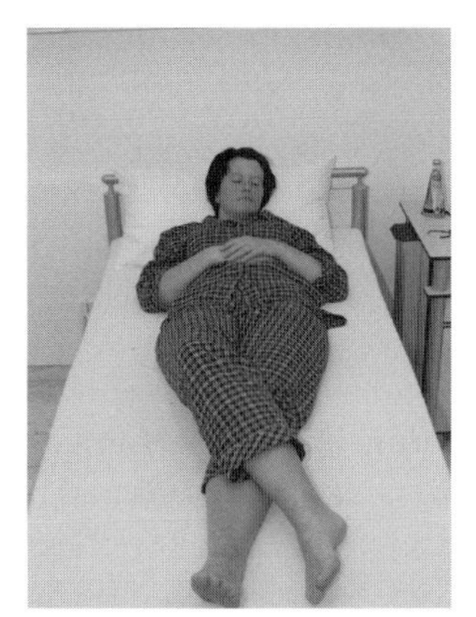

Manchmal ergibt sich auch die Gelegenheit, dass ein Angehöriger einige Zeit mit dem Patienten gemeinsam im Bett verbringt. Welche Vorteile das bringt, zeigt das folgende Beispiel auf.

AUS EINEM BERICHT

Auf der Intensivstation einer Universitätsklinik lag ein 8-jähriges Kind im Sterben. Nach einem schweren Verkehrsunfall mit vielen Frakturen und inneren Organverletzungen, funktionierte weder die eigene Atmung noch die Nierenfunktion des Kindes. Die Eltern hielten die Hand des Kindes. Jede Bewegung verursachte dem Jungen nie zuvor gekannte Schmerzen. Alle Geräusche waren ihm fremd, jeder Eingriff bedeutete für ihn einen Angriff. Er befand sich in einem Luftkissenbett, seit Wochen regungslos, nur zu den Maßnahmen bewegt. Man musste davon ausgehen, dass sich das Kind nur noch als schmerzendes Bündel wahrnahm, tiefe Ängste durchlebte und die Eltern nicht bei sich spürte. Erst als die Mutter in einen direkten, mehrmaligen und mehrstündigen Körperkontakt gebracht wurde, erholte sich der Junge zusehends. Er ist inzwischen vollständig genesen.

Wir müssen davon ausgehen, dass sich das Kind in einer wesentlichen Entscheidungsphase befunden hat. Die Möglichkeit, seinen Körper und den der Mutter zu spüren, war ein ernsthaftes Angebot für ihn, sich für das Leben zu entscheiden.

Die Positionswechsel müssen immer angebahnt werden. Der Betroffene ist darauf angewiesen, dass gerade, wenn er für eine sprachliche Vorbereitung noch nicht bereit ist, die Positionsveränderung über Berührung vermittelt wird. Eine vorsichtige vestibuläre Information am Kopf, beispielsweise ein langsames Drehen in die geplante Richtung, kann eine solche Vorbereitung sein. Der Patient bekommt Orientierung und wird aufmerksam, dass in einer bestimmten Richtung etwas mit ihm passiert. Bereits eine minimale Kopfdrehung kann die Richtung andeuten. Erst dann sollte durch ruhige Berührungen der ganze Körper einbezogen und die Körperdrehung oder Teildrehung langsam aber nachhaltig vollzogen werden. Somit hat auch der eingetrübte Patient die Chance, der Bewegung zu folgen.

Menschen, die aufgrund ihrer Krankheit, Angst vor einer Positionsveränderung entwickeln, bedürfen außerordentlicher Aufmerksamkeit. Ein Mensch mit Parkinson oder einer Halbseitenlähmung empfindet vielfach eine tiefe Unruhe, wenn er gedreht werden soll. Er versucht, mit seinem Körper dieser Bewegung auszuweichen. Kissen oder der Körper der Pflegenden zeigen ihm klare Begrenzungen auf und geben ihm die Sicherheit, dass er nicht aus dem Bett fällt.

Die Füße des Menschen haben ebenso die Fähigkeit, etwas zu ertasten wie die Hände. Nur wurden sie im Laufe unserer kulturellen Entwicklung nicht wie die Hände gefördert und gefordert und entbehren daher deren Geschicklichkeit. Durch Menschen, die ohne Arme geboren

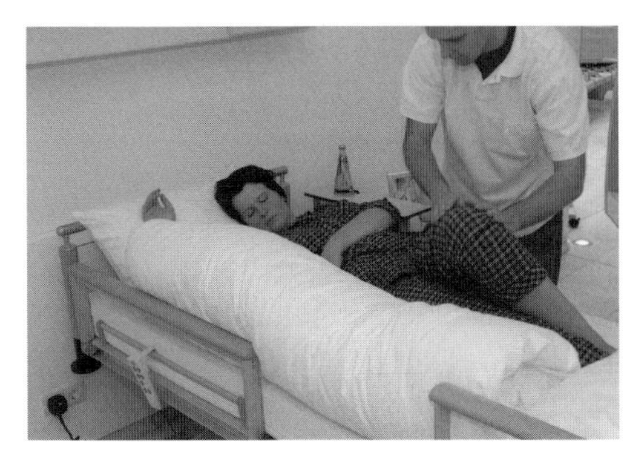
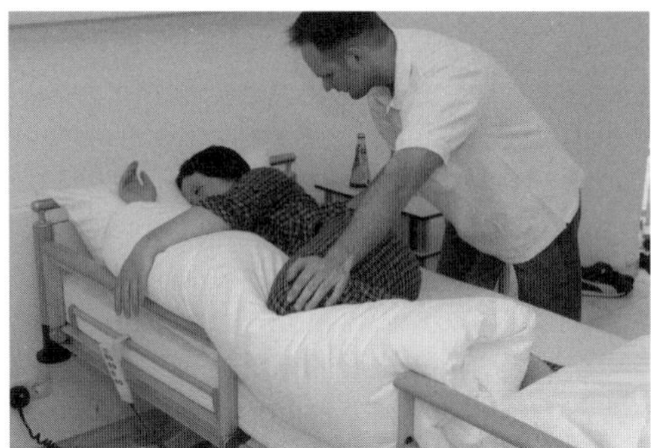

Beim Drehen Sicherheit spüren und den Vorgang nachvollziehen können.

wurden, wissen wir, dass der praktische Gebrauch der Füße ebenso wie der der Hände möglich ist.

Durch die Fähigkeiten der Füße kann die Länge eines Bettes, der Fußbodenbelag und seine Unebenheiten erspürt und die Höhe der Treppenstufen eingeschätzt werden. Sie können aber auch zum Berühren eines anderen Menschen benutzt werden. Die Füße brauchen eine Rückmeldung, einen Widerstand, sie dürfen nicht einfach „frei im Raum" enden. Dieser Aspekt wird während der Pflege oft vergessen. Das Körpergefühl geht dann sehr schnell verloren, der Betroffene verliert quasi „den Boden unter den Füßen". Infolge der weiten Verbreitung des Therapiekonzepts nach Bobath (spezifisches Physiotherapiekonzept zur motorischen Rehabilitation von Menschen nach einem Schlaganfall) in der Physiotherapie und Pflege wurden auch bei Menschen, die nicht unter der Auslösung einer Streckspastik leiden, die Kissen und andere Materialien am Bettende entfernt. Soweit es jedoch möglich ist, gehört unter die Fußsohlen des Patienten ein Kissen, eine Therapierolle oder Vergleichbares. Das dient nicht nur der Spitzfußprophylaxe, sondern enthält die für ihn wichtige Information, wo sein Körper endet. Bei einer spastischen Spitzfußstellung sollte die Fußlagerung mit einer Physiotherapeutin abgesprochen werden, um die Pathologie der Fußhaltung nicht mit einer falschen Positionierung des Fußes zu unterstützen.

Natürlich sind nicht nur unsere Hände und Füße in der Lage, Dinge und andere Menschen zu erspüren. Der gesamte Körper nimmt über die Haut wahr. Immer wieder treffen wir auf Menschen, die sichtlich unruhig sind, aufgeregt wirken und sich nicht entspannen können. Oft ist ihnen schon mit einer Nestlagerung geholfen, da der Körper dann gut zu spüren ist und an deutlich fühlbare Grenzen stößt, die dem beunruhigten Patienten Orientierung und Sicherheit vermitteln.

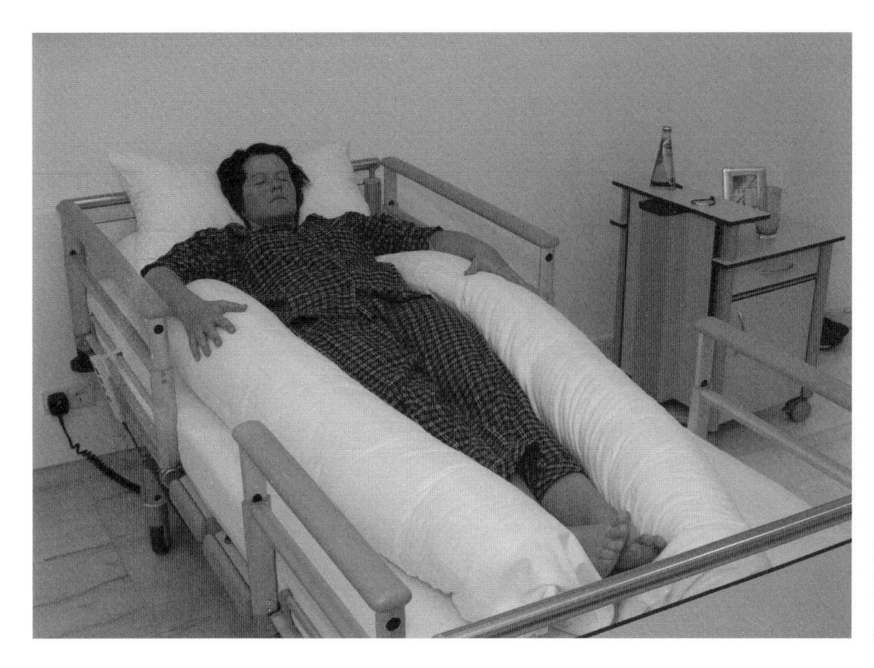

Die Grenzen des eigenen Körpers spüren.

Eine oder mehrere zusammengerollte Decken werden um den Patienten herum gelegt, so dass ein deutlicher Druck von außen um den Körper herum entsteht. So wird Lagesicherheit, Stabilität und eine markante Orientierung der Körpergrenzen vermittelt. Die Nestlagerung wirkt beruhigend und gibt gleichzeitig gute und solide Informationen über den eigenen Körper, der Patient verliert sich nicht mehr im Bett.

Es ist also sehr wichtig, das Liegen vermehrt unter dem Gesichtspunkt der Vermittlung von Körperinformation zu organisieren. Eine Superweichlagerung, insbesondere bei bewusstlosen und wahrnehmungsveränderten Menschen, muss gewissermaßen therapeutisch mit einer intensivierten Körperstimulation durch die Pflegenden ausgeglichen werden. Umso wichtiger wird dieser Aspekt beim Einsatz von Betten, die sich dem Körper und seinen Konturen völlig anpassen (zum Beispiel Wasser-Betten, Air-Betten, Glasfiberkügelchen-Betten, etc.).

Das deutliche Massieren, Abfrottieren und Nachzeichnen der bewegungslos aufgelegenen Körperteile bietet bei der Erfahrung des eigenen Körpers Hilfe. Beim Einsatz von Weichlagerungsmaterialien muss das Pro und Kontra genau abgewogen werden (vgl. Bienstein/Schröder, 1997).

Vestibuläre Anregung im Bett

Das Bett ist aber nicht nur die Umgebung, die den Körper berührt, die also auf die somatische Wahrnehmung einwirkt, sondern auch ein Mittel, gewollter oder ungewollter, vestibulärer Anregung für der Patienten. Jegliche Veränderung des Neigungswinkels des Bettoberteils durch sein Aufstellen oder Absenken hat mit vestibulärer Anregung zu tun. Zunächst wird durch eine veränderte Einstellung die Wirkung der Schwerkraft verändert. Der Oberkörper spürt sich stärker oder weniger von der Schwerkraft angezogen. Je steiler die Aufrichtung ist, desto deutlicher ist der Druck nach unten. Obwohl diese im Grunde positiv zu bewerten ist, kann es bei entsprechend schwachen Patienten zu Haltungsschwierigkeiten in der Aufrichtung kommen. Dennoch sollten kurze Momente der Aufrichtung immer wieder in das pflegerische Handeln aufgenommen werden.

Allein die Bewegung des Aufrichtens bzw. des Zurückführens in eine horizontalere Lage stellt eine vestibuläre Anregung dar. Dabei ist zu bedenken, dass gerade die Erfahrung des rückwärtigen Zurückbringens so etwas wie ein „Fallen ins Nichts“ bedeuten kann. Viele Patienten, die über diese Maßnahme nicht sprachlich aufgeklärt werden können, erschrecken, fürchten sich und reagieren möglicherweise panisch. Deswegen ist es ausnehmend wichtig, die nach unten hinten orientierten Bewegungen außerordentlich langsam durchzuführen und gut vorzubereiten. Die Vorbereitung könnte darin bestehen, dass sich die Hand des Pflegenden an die Stelle der Initialberührung, z. B. die Schulter, legt, einen Druck in die Richtung der zukünftigen Bewegung ausübt, um vorsichtig die erste Sequenz des Absenkens einzuleiten. Nach einem kurzes Innehalten kann die Bewegung und die Lageveränderung bis zum Ende durchgeführt werden. Der Patient kann jetzt dem Absenken folgen, die Veränderung positiv aufnehmen und muss weder aufgeregt noch erschrocken sein.

Nach unseren Vorstellungen wäre es, entgegen den üblichen Krankenhausgewohnheiten, überaus sinnvoll, das Bett auch als visuellen Raum für Patienten zu gestalten. Gerade in der Rückenlage geht der Blick ins Leere, an eine weiße Decke, die günstigstenfalls eine technische Struktur aufweist. Dieser Blick ist extrem reizarm und führt sehr schnell zur Habituation.

Das Horrorbild der „wandernden Spinnen“, welches Patienten oft an der Zimmerdecke sehen, ist das Resultat solcher wahrnehmungsarmer Sehräume. Es sind nicht unbedingt die Verschlechterungen der

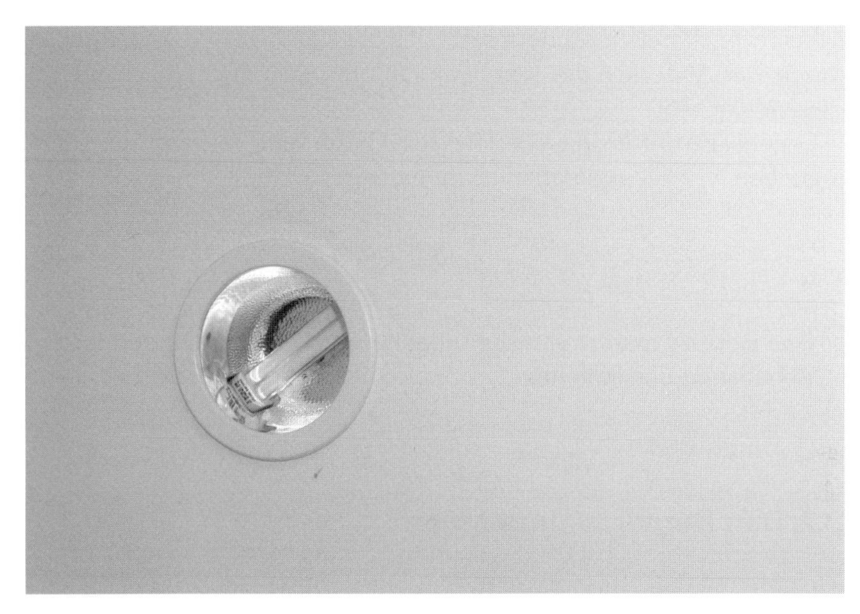

Völlige Leere.

Gesundheitszustände der Betroffenen, die Halluzinationen auslösen, vielmehr werden sie durch die visuell eintönige Umgebung provoziert. Idealerweise könnten, nach unserer Auffassung, oberhalb des Bettes zeltartige, weiche, farbige Tücher hängen, die vom Patienten weiterhin scharf fixiert werden können. Sie grenzen den Raum deutlich ab. Das alte Himmelbett hat diesen Anforderungen entsprochen und hatte durchaus nicht nur den Zweck, das von der Decke herabfallende Ungeziefer aufzufangen, sondern dem Raum ebenfalls Sicherheit und visuelle Orientierung zu bieten. Darüber hinaus verändert sich die Akustik positiv, die von außen dringenden Geräusche prallen nicht mehr so hart und direkt aufs Ohr.

In ihrer Dissertation untersucht Norma Huss die Auswirkung von Bettvorhängen. Sie befragt in einer vergleichenden Studie Patienten, die Erfahrungen mit Krankenbetten, die sowohl mit als auch ohne Bettvorhänge ausgestattet waren, haben.

Während es in den Niederlanden selbstverständliche ist, dass jedes Bett über Bettvorhänge verfügt, sind sie bei uns nur selten zu finden. Sie bilden Begrenzung, Sicherheit und Privatsphäre. Aus einer öffentlichen Situation kann so eine private werden. Zumindest in Rehabilitations- und Pflegeeinrichtungen könnten Variationen der üblichen Bettarchitektur gut verwirklicht werden.

Bei frühgeborenen Kindern setzt sich der Gedanke bereits deutlicher durch, das Abdecken des Inkubators mit farbigen Tüchern, entspricht diesem Konzept.

Es geht also darum, dass Bett für einen bestimmte Zeitraum zur „ökologischen Nische" des Patienten zu machen.

ZENTRALER HINWEIS

Das Bett ist nicht nur Arbeitsfläche der Pflegenden, sondern Behausung des Patienten.

8.2 Den Körper wahrnehmen

Schon verschiedentlich wurde erwähnt, dass der Körper des Menschen „seine begreifbare Existenzform" in dieser Welt ist. Solange ein Mensch lebt, ist er körperlich anwesend. Der Körper bietet den Pflegenden die Möglichkeit, sich unmittelbar und direkt mit dem Patienten zu befassen, ihm nahe zu kommen. Doch Nähe, gerade auch körperliche Nähe, ist in unserer Gesellschaft eher ungewohnt. Viele der hier vorgestellten pflegerischen Maßnahmen innerhalb der Basalen Stimulation bedürfen, dessen ungeachtet, eines dichten Körperkontakts von Patient und Pflegendem. Nahezu alle Pflegenden haben aber einen kontaminationsarmen, hygienischen Umgang mit den Patienten gelernt und arbeiten, daraus resultierend, distanziert. Dieser traditionelle Umgang ist, aus Sicht der Basalen Stimulation, problematisch. Fast könnte man von einem berührungsfeindlichen Umfeld sprechen. Zumeist aus hygienischen Gründen wurden und werden körperliche Berührungen auf das Notwendigste beschränkt. Das Befinden des Patienten oder auch das der Pflegenden angesichts dieser Berührungsarmut, wird zu wenig thematisiert.

Das Konzept der Basalen Stimulation arbeitet hauptsächlich mit Berührungen, ja man könnte sogar sagen, Basale Stimulation ist ein Berührungskonzept. Im Folgenden soll im Zusammenhang mit den pflegerischen Maßnahmen des Waschens und Badens gezeigt werden, welche Möglichkeiten in den alltäglichen Pflegehandlungen liegen, wahrnehmungsgestörte Patienten zu unterstützen und ihnen Orientierungshilfen zu geben.

8.3 Ganzkörperwaschung (GKW)

Die Ganzkörperwaschung erfolgt in der klassischen Pflege primär unter dem Gesichtspunkt der Reinigung des Körpers und des damit verbundenen Wohlbefindens des Patienten. Es kann davon ausgegangen werden, dass die GKW in Deutschland relativ einheitlich erfolgt. Die Reinigung jeder Körperregion, beginnend mit der Gesichtswaschung, scheint im Vordergrund zu stehen. Die Diskussionen über Waschwasserwechsel nehmen einen höheren Stellenwert ein als die patientenorientierten pflegerischen Ziele der GKW. Dabei bietet die GKW eine außerordentlich lange und intensive Kontaktmöglichkeit mit den Betroffenen. Auf keine andere pflegerische Maßnahme wird so viel Zeit verwandt wie auf die Ganzkörperwaschung. Durchschnittlich kann ein Zeitrahmen von 20–40 Minuten pro Waschung bei Menschen mit schweren gesundheitlichen Beeinträchtigungen veranschlagt werden. Regelmäßig wird die Körperreinigung auch mit dem Richten des Bettes oder der Mobilisation des Betroffenen verbunden, was zusätzliche Zeit in Anspruch nimmt. Alle anderen, im Laufe des Tages stattfindenden Maßnahmen umfassen in der Regel kürzere Zeiteinheiten. Der bei der Ganzkörperwaschung vorhandene Zeitkorridor entspricht einer therapeutischen Behandlungseinheit (z. B. Physio-, Ergo-, Logo- oder Musiktherapie).
Die Pflegenden sollten sich des therapeutischen Aspekts der GKW bewusst werden und diese Tätigkeit mit den Betroffenen als eine gemeinsame therapeutische, fördernde Aufgabe verstehen. Die kostbare Zeit sollte nicht ausschließlich unter dem Gesichtspunkt des „Säuberns" betrachtet werden, sondern dem Patienten als Orientierungshilfe mit klar formulierten Zielen dienen.

Inzwischen entwickelten wir weitere Möglichkeiten der Ganzkörperwaschung, in denen sich pflegerische Anforderungen und Ansprüchen, den Patienten basale Erfahrungen zu ermöglichen, verbinden. Innerhalb dieser Veröffentlichung möchten wir uns auf die primär basal stimulierenden Ganzkörperwaschung beschränken und Folgende vorstellen:

- Belebende Waschungen
- Beruhigende Waschungen
- Symmetrische Waschung
- Diametrale Waschung
- Waschungen bei Halbseitenstörungen

Grundvoraussetzung dieser Waschungen ist, dass nicht die Reinigung, sondern die gezielte Förderung des Patienten im Vordergrund steht. Es müssen Kenntnisse darüber vorliegen, welchen Stellenwert die Körperhygiene für den Patienten vor seiner Pflegeabhängigkeit einnahm. Nicht jeder Mensch empfindet die tägliche Körperreinigung als wichtig, einige bevorzugen das tägliche Duschen, während andere lieber einmal wöchentlich Baden. Außerdem verfügt jeder über spezifische Formen der eigenen Körperhygiene. Auch darüber sollten individuelle Kenntnisse zusammengetragen werden. Diese Kenntnisse bilden die Grundlage der pflegerischen Versorgung, besonders dann, wenn es sich um eine langfristige Betreuung handelt. Neue Erfahrungen, wie die einer beruhigenden oder belebenden Körperwaschung, können aber durchaus als Bereicherung und Hilfestellung erlebt werden.

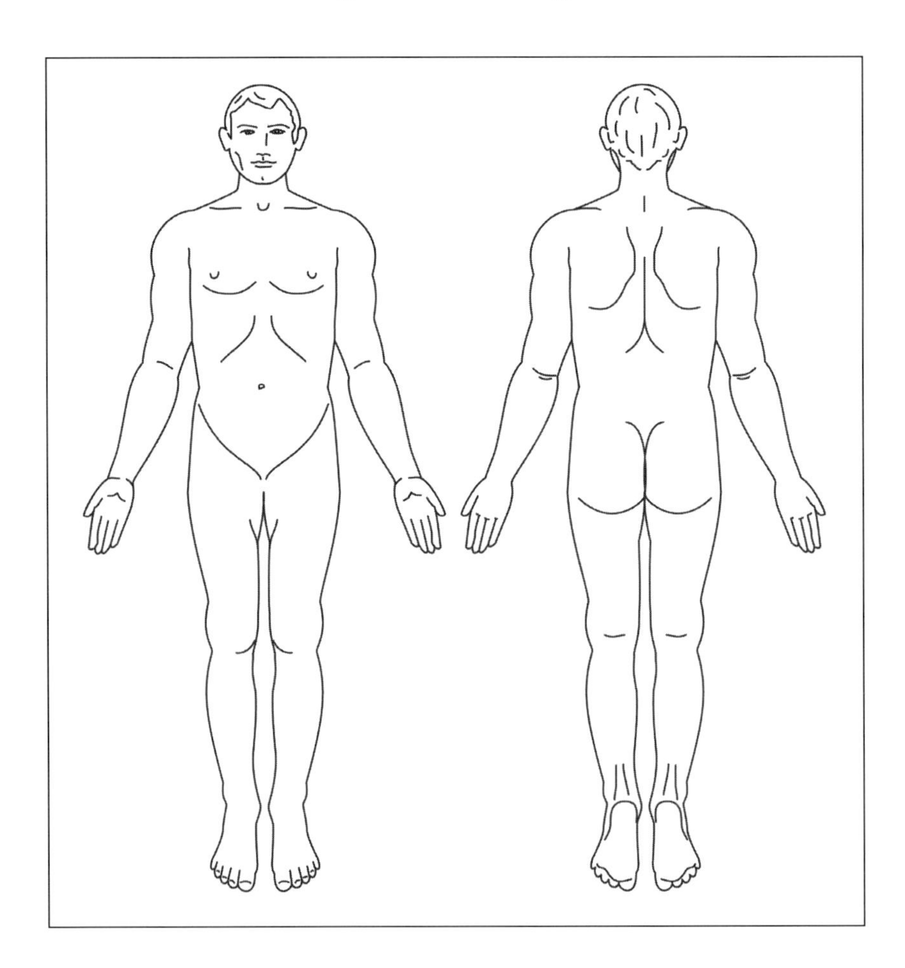

Die GKW sollte von der Bezugspflegeperson durchgeführt werden, eine Anleitung der Angehörigen, besonders im häuslichen Bereich, erscheint sehr sinnvoll. Es ist von großem Vorteil, wenn der Pflegende den Patienten gut kennt und sein Ausgangsbefinden einschätzen kann. Als Orientierungsmöglichkeit bieten sich die Vitalparameter wie Puls, Atemfrequenz, Pupillenreaktion und Blutdruck an. Dann muss das jeweilige zentrale Ziel der Waschung formuliert und mit dem momentanen Zustand des Patienten abgeglichen werden. Erst dann ist eine Entscheidung darüber möglich, ob und wie die komplette Waschung durchgeführt wird.

ÜBUNG

Sie sehen auf der Seite 146 die Abbildung eines menschlichen Körpers. Bitte kennzeichnen Sie in der Skizze mit vier verschiedenfarbigen Stiften, wo Sie selbst sich von welchen Menschen berühren oder nicht berühren lassen würden.

Dabei unterscheiden Sie bitte nachstehende vier Kategorien:

1. Welcher Bereich meines Körpers ist der „öffentliche Bereich", wo mich ziemlich alle Menschen berühren dürfen (z. B. Hände, Rücken)?
2. Welche Partien meines Körpers bilden den „halböffentlichen Bereich", der von Freunden und Bekannten berührt werden darf (z. B. die Außenseiten der Oberschenkel, die Innenseiten der Unterarme, die Wangen)?
3. Welches Körpergebiet bilden den „intimen Bereich", der nur von mir nahestehenden Personen, z. B. meinem Partner, berührt werden darf (z. B. der vordere Brustbereich, die Innenseiten der Oberschenkel, der Geschlechtsbereich)?
4. Welche Körperpartien sind meine „privaten Bereiche", die nur ich berühre, da mir eine Berührung durch andere unangenehm ist (z. B. der vordere Hals, die Füße, die Ohren, die Kniekehlen)?

Vergleichen Sie bitte nach dem Einzeichnen Ihre Skizze mit der anderer Personen. Wo ergeben sich Unterschiede? Achten Sie dabei besonders auf die Unterschiede im so genannten „privaten Bereich" (Kategorie 4).

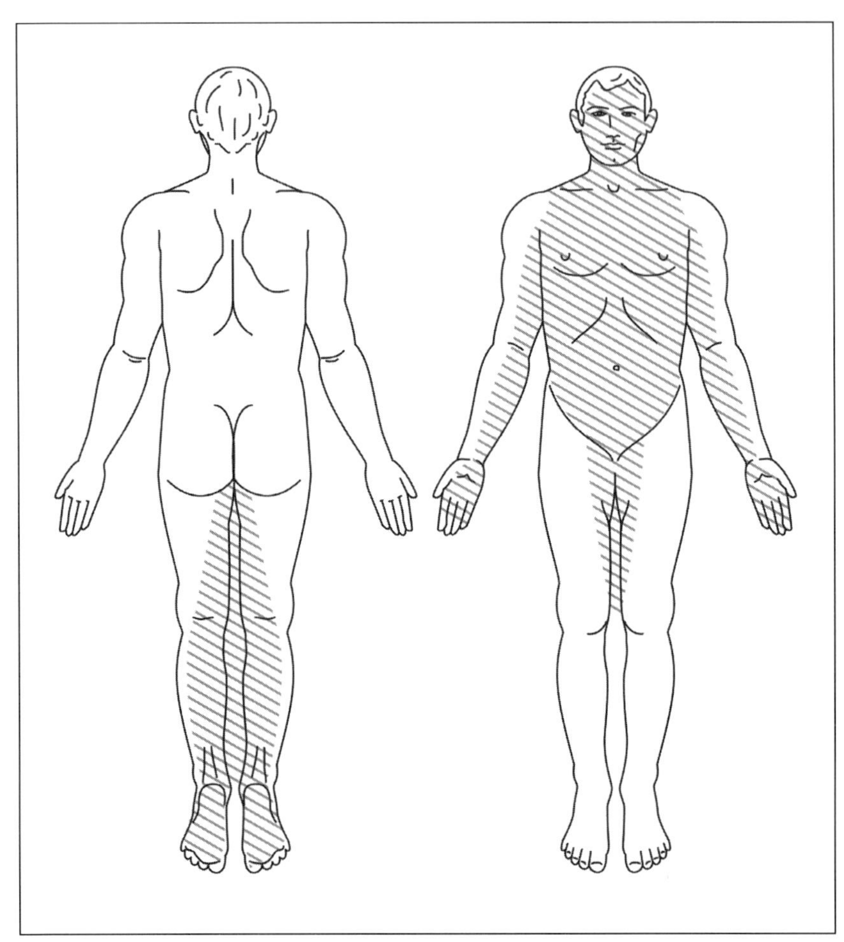

Intime Körperzonen

Das Ziel der basal stimulierenden Ganzkörperwaschungen ist, dem Patienten seinen Körper erfahrbar zu machen. Dazu ist bei fast allen Formen notwendig, dass die waschenden Hände der Pflegenden ganz am Körper des Betroffenen aufliegen und seine Körperform umschließen. Um jedoch dem Patienten die Unterscheidung zwischen seinem Körper und der Hand der Pflegenden zu ermöglichen, bietet sich die Verwendung eines Waschhandschuhs (besonders geeignet sind Frotteesocken, da sie nicht verrutschen) an. Die GKW wird möglichst von nur einer Pflegeperson ausgeführt, damit der Patient keine unterschiedlichen Berührungsinformationen erhält. Der Genitalbereich wird bei den basal stimulierenden GKW ausgespart – sollte er verschmutzt sein, säubert man ihn vor der jeweiligen Waschung, damit sich der Betroffene anschließend voll auf die Waschung konzentrieren kann. Eine gleichzeitige Versorgung durch zwei Personen steigert die Irritation des Patienten.

IHRE EIGENE ERFAHRUNG

Sie sitzen zu dritt nebeneinander. Die mittlere Person schließt die Augen, während die links und rechts von ihr sitzenden Personen jeweils einen Arm der mittleren Person ergreifen und diesen in ihrem persönlichen Stil waschen. Während die mittlere Person die Augen geschlossen hält, spürt sie nach, wie sie diese Gleichzeitigkeit des Waschens erlebt.

Bitte wechseln Sie nacheinander die Positionen und werten Ihre Erfahrungen und Erlebnisse gemeinsam aus.

Nach einer genauen Hautinspektion, die der Erkennung von Verletzungen dient, kann, bei intakter Haut, die weitere Wirkung gefördert werden. Zunächst lässt der Pflegende den Patienten Wasser spüren: Wenn möglich, soll die Hand des Betroffenen in die Waschschüssel getaucht oder unter das fließende Wasser gehalten werden. Das Wasser plätschert, wird hör- und fühlbar. Es wird an normale Erfahrungen des Waschens angeknüpft, denn die Hände stellen immer den ersten Kontakt zum Wasser her. Mittels eines nicht zu weichen Waschhandschuhs, eines Naturschwamms oder eines härteren Massageschwamms, der sich jedoch noch der Körperform anpassen muss, kann der Erfahrungsbereich der Waschung ausgedehnt werden. Der Waschlappen/Schwamm muss dabei tropfnass sein, damit das Wasser beim Auswringen über die Hand und den Unterarm fließt. Je mehr es die Pflegenden verstehen, den Betroffenen an der Waschung zu beteiligen, desto mehr Identifikationsmöglichkeiten hat er für die Situation. Sie wird als das „Waschen von mir“ oder vielleicht als „Es ist Morgen“ erkannt. Immer wieder kann beobachtet werden, dass eingeleitete und anfangs geführte Handbewegungen vom Patienten dann selbstständig fortgesetzt werden. Sein Körpergedächtnis ermöglicht ihm dieses Verhalten aufgrund der jahrelangen Bewegungserfahrung.

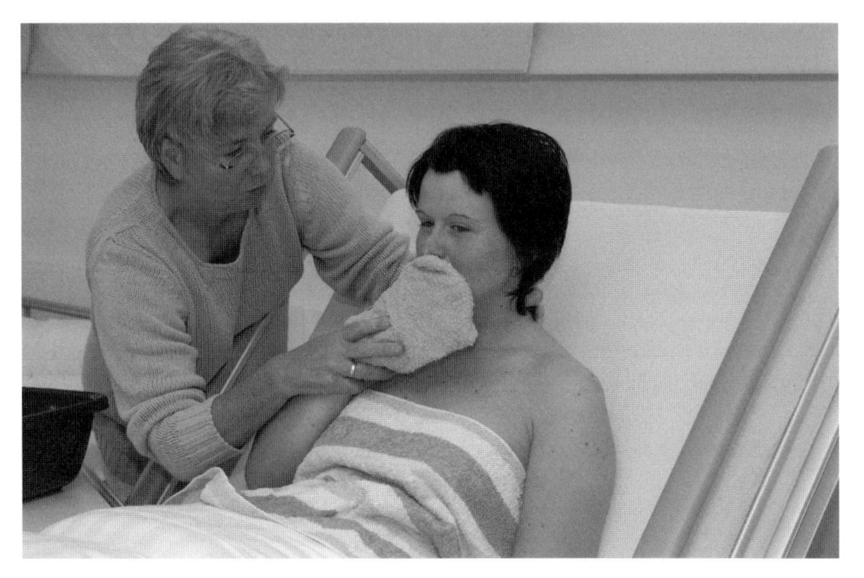

Das Nutzen der vorhandenen Fähigkeiten.

IHRE EIGENE ERFAHRUNG

Schließen Sie die Augen und lassen Sie Ihren Arm von einem Partner strichweise berühren, indem dieser seine Handfläche dem Arm nicht anpasst und bloß darüber fährt bzw. mit seiner Hand hin- und herrubbelt.

Hiernach lassen Sie den Partner Ihren Arm umschließen, indem er seine Hände dem Arm anpasst.

Vergleichen Sie den Informationswert. Wobei haben Sie mehr über Ihren Arm erfahren?

Ganzkörperwaschungen (GKW) nach basalen Gesichtspunkten

Auf den Grundlagen der Haarwuchsrichtung und der Temperatur der Haut wurden die belebende und beruhigende Ganzkörperwaschungen entwickelt.

Die belebende und die beruhigende GKW orientiert sich an der Körperbehaarung. Der Wuchs der Körperbehaarung veranschaulicht, in welche Richtung die Waschung erfolgen soll. Jedes einzelne Körperhaar ist an der Haarwurzel von einem Nervengeflecht umgeben, welches jegliche Berührung registriert und die aufgenommene Information weiterleitet. Körperhaare befinden sich nicht senkrecht in der Haut, sondern weisen Neigungen zu der einen oder anderen Seite auf. Selbst die Windrichtung am Strand kann so geortet werden. An unserem Kopfhaar wird besonders deutlich, dass es bestimmten Richtungen folgt. Gern würden wir es manchmal „gegen den Strich" frisieren, eine Tatsache, auf die die moderne Kosmetikindustrie mit einer breiten Angebotspalette reagiert.

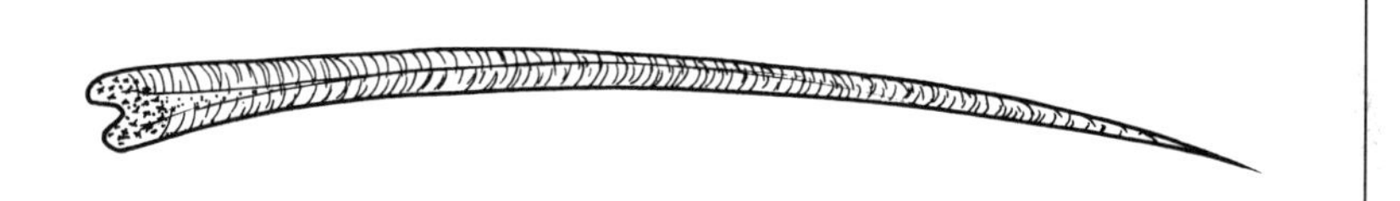

Neigung eines einzelnen Haares.

Das Haar befindet sich jeweils schräg mit seinem Haarschaft in der Haut. Eine Berührung gegen die Haarwuchsrichtung wird intensiver wahrgenommen als eine Berührung mit dem Haarwuchsverlauf.

IHRE EIGENE ERFAHRUNG

Legen Sie Ihre Hände auf den Oberkopf und streichen Sie von hier aus mehrmals der Haarwuchsrichtung folgend vom Oberkopf zum Nacken. Üben Sie dabei einen deutlichen, klaren Druck aus. Spüren Sie nach.

Jetzt streichen Sie mit Ihren Händen vom Nacken zum Oberkopf und gegen die Haarwuchsrichtung. Vergleichen Sie das Gefühl mit dem Gefühl zuvor.

Bewegungen, die **gegen** den Haarwuchs erfolgen, führen zu einer intensiveren Wahrnehmung. Sie werden originär als belebend und stimulierend erlebt. Vielfach richten sich, obwohl nur das Kopfhaar bewegt wurde, die Körperhaare am Unterarm ebenfalls auf. Dagegen führen Bewegungen, die **mit** dem Haarwuchs stattfinden, zu einer ursprünglich genauen Information über die Körperform und wirken eher beruhigend. Diese Wirkung können wir überall auf der Welt beobachten. Menschen, die sich oder einen anderen beruhigen, folgen in ihren Bewegungen der Körperbehaarung. Sie streicheln den Kopf, das Gesicht oder den Rücken immer in der Richtung des Haarwuchses. Kinder, die einschlafen sollen, werden im Gesicht von der Stirn zur Mundpartie hin berührt und keinesfalls entgegengesetzt. Gleiches lässt sich bei Menschen, die ein weinendes Kind trösten, beobachten. Auch hier ist kein „gegen den Strich Streicheln" zu beobachten.

Viele kennen Momente, in denen man gegen den Schlaf kämpft und ungewollt einzuschlafen droht, z. B. in der Nachtwache. Häufig hilft es in diesem Augenblick über das Gesicht entgegen der Haarwuchsrichtung zu streichen (vom Mund zur Stirn). Selbst unsere Augenlider sind so angelegt, dass sie bei Müdigkeit von oben nach unten zufallen und nicht umgekehrt. Der menschliche Körper enthält viele natürliche Informationen, die einer gezielteren Berücksichtigung bedürften.

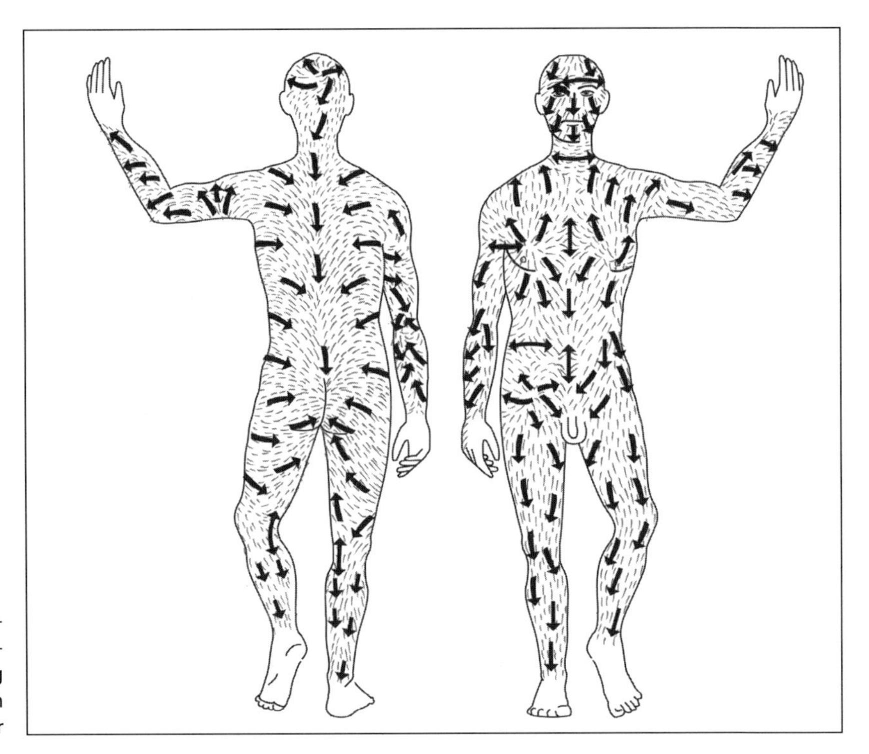

Wuchsrichtung der Körperbehaarung am gesamten Körper

Die Waschrichtung für die gewählte Form der Ganzkörperwaschung bleibt immer gleich! Die Hände der Pflegenden passen sich der Körperform des Patienten an und bleiben in ständigem Kontakt mit dem Patienten. Sie vermitteln ihm so beispielsweise die Information, dass sein Arm im Umfang rund ist. Eine strichweise Berührung bietet dem Patienten keine Hilfe, seinen Körper besser zu erfahren.

Belebende Waschungen

Die Belebende Ganzkörperwaschung erfolgt vor allem bei Patienten, die grundsätzlich oder in einer bestimmten Situation angeregt werden sollen. In der Regel sollen die Betroffenen morgens, nach der nächtlichen Ruhephase, aktiviert werden. Nach der Körperhygiene möchte man sie, z. B. im Rollstuhl sitzend, am gemeinsamen Frühstück teilhaben lassen. Eine beruhigende GKW wäre in diesem Fall kontraproduktiv, da sie eher schlaffördernd wirkt. Hier ist das Ziel jedoch den Betroffenen zu aktivieren. Es kann bei Menschen mit unterschiedlichen Krankheitsbildern oder Zuständen verfolgt werden. So zum Beispiel bei Menschen, die als

- bewusstlos,
- somnolent,
- depressiv,
- antriebsarm,
- unaufmerksam gelten
- oder durch Lähmungen beeinträchtigt sind.

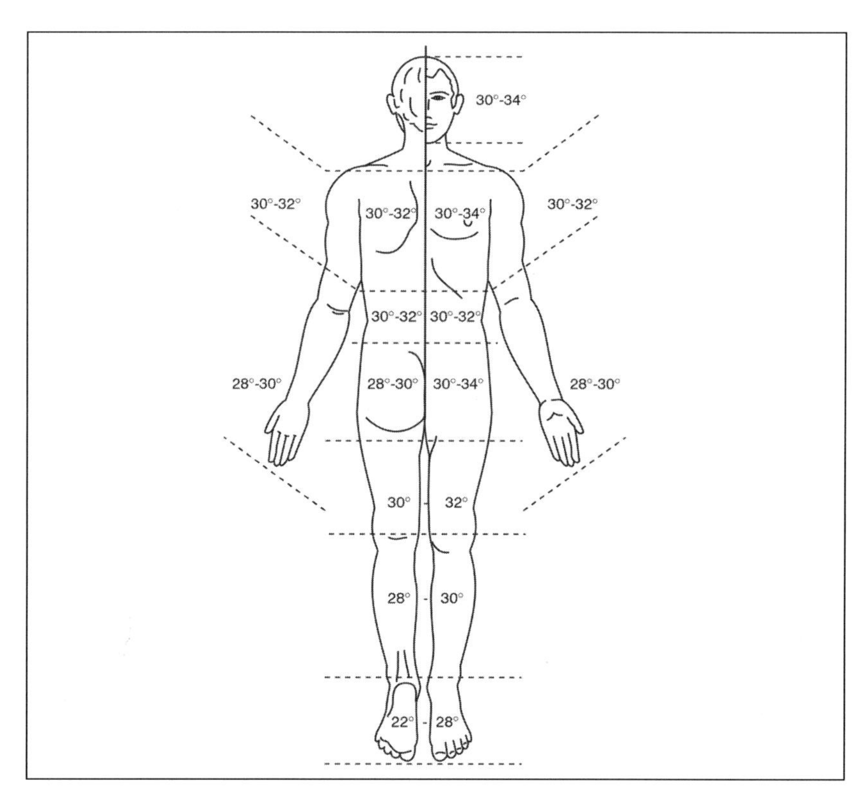

Temperaturzonen des Körpers

Nicht erfolgen sollte sie hingegen bei Patienten, die desorientiert oder unruhig sind, eine frische Hirnblutung oder zu hohen Hirndruck aufweisen.

Die ersten Male erfolgt die Belebende GKW ohne Waschzusätze. Wenn gleichzeitig ein so genannter Behandlungsmix durchgeführt wird, was bei der Verwendung von duftenden, schäumenden Zusätzen der Fall wäre, ist schwer auszumachen, welche Angebote auf den Patienten gewirkt haben. Der Betroffene soll die Möglichkeit haben, sich ganz auf die somatische Stimulation einzulassen. Die Temperatur des Wassers liegt bis zu 10 Grad unter der Körpertemperatur der Haut, also bei 23 bis 28 Grad Celsius.

Der äußere Haut des Körpers verfügt über unterschiedliche Temperaturzonen. Die wärmsten Regionen stellen der Bauch- (bis 37 Grad) und Achselbereich (bis 36 Grad) dar, gefolgt vom Gesicht (bis 34 Grad). Dagegen sind die Extremitäten relativ kühl (Hände bis 28 Grad, Füße bis 22 Grad).

Die relativ kühle Wassertemperatur hilft, die Aufmerksamkeit des Patienten zu wecken, der genauso wie jeder gesunde Mensch auf diesen thermischen Reiz reagiert. Denken Sie an die Morgen, an denen Sie verschlafen und rasch wach (wahrnehmend) werden müssen. Eine kühlere Dusche oder etwas kaltes Wasser ins Gesicht bewirken hier

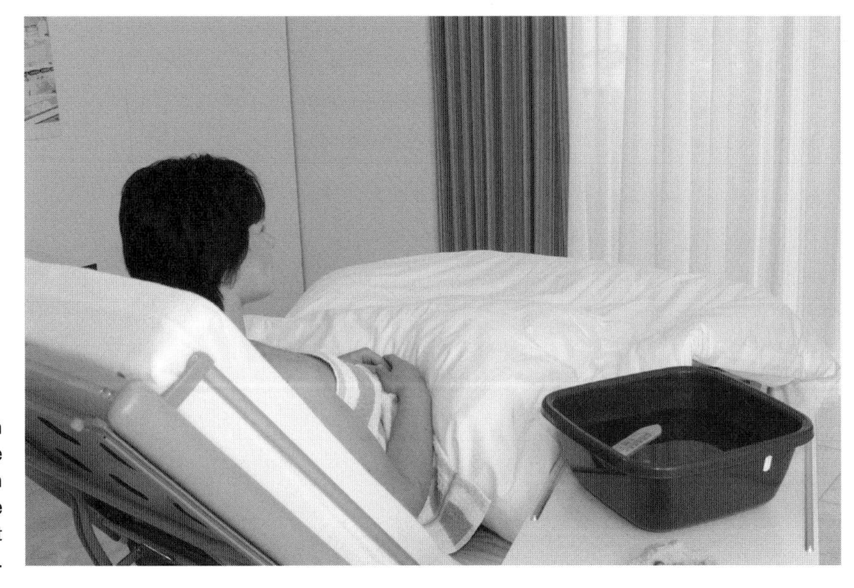

Im Sitzen kann die Patientin sich und ihre Umwelt beobachten.

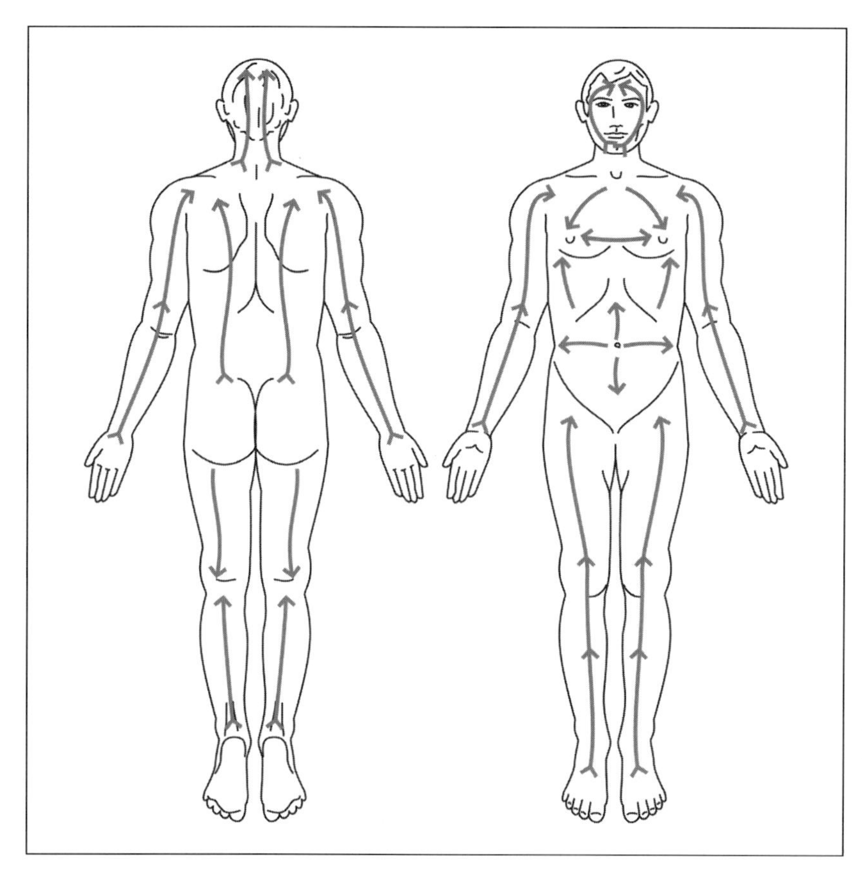

Waschrichtungen bei der Belebenden Ganzkörperwaschung

Wunder. Ebenso ergeht es unseren Patienten. Ihnen ist mittels einer belebenden Waschung eine klarere Wahrnehmung ihres eigenen Körpers, der Unterscheidung zwischen Körper, Wasser und der Umgebung möglich.

Um die belebende Wirkung deutlich werden zu lassen, muss der Patient in eine möglichst aufrechte Körperhaltung gebracht werden. Das Waschen des Gesichts zum „Wach werden" im aufgerichteten Bett erscheint als erstes sinnvoll. Das Fußende des Bettes sollte dafür abgesenkt und die Rückenlehne erhöht werden. Allein dieser Effekt führt zumeist dazu, dass aufgrund der vestibulären Veränderung eine Aufmerksamkeitssteigerung stattfindet. Darüber hinaus hat der Betroffene die Möglichkeit, an seinem Körper herabzublicken, ihn zu sehen und genau zu verfolgen, welche Handlungen die Pflegeperson mit oder an ihm vornimmt.

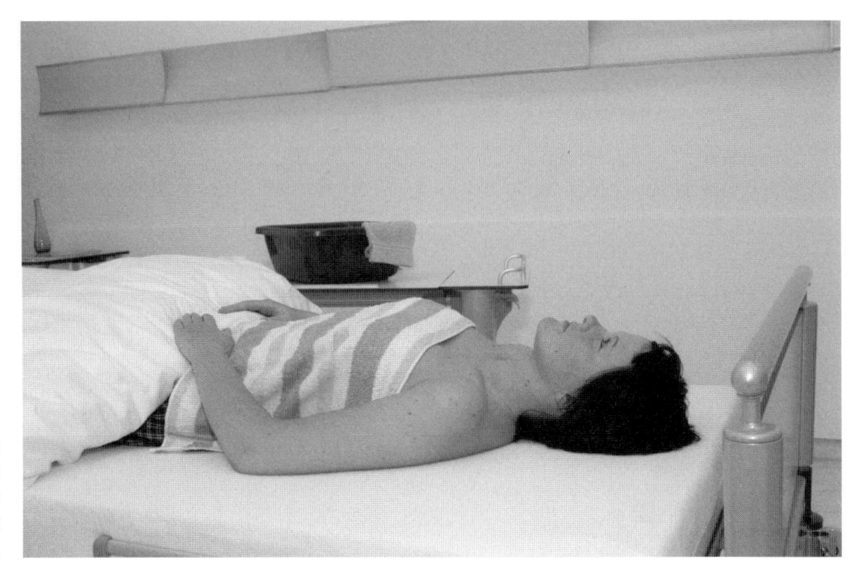

Im Liegen kann sie nichts von sich selbst sehen.

Die weitere GKW sollte im Sitzen am Waschbecken erfolgen, denn niemand wäscht sich im Liegen, es sei denn man befindet sich in der Badewanne. Dieses Bewusstsein ist auch tief bei jenen Menschen verankert, die sich in der abhängigen Pflegesituation befinden.

Es hat sich bei der Belebenden Waschung bewährt, mit dem Gesicht des Betroffenen zu beginnen. Dabei wird vom Kinn zur Stirn „gegen den Strich" (vgl. 8.1.3) gewaschen. Erst dann wird der Körperstamm, werden die Hände, Arme, Füße und Beine einbezogen. Sinnvoll ist das Eintauchen der Hände und Füße direkt ins Wasser einer Waschschüssel. Grundsätzlich wird immer entgegen der Haarwuchsrichtung gewaschen.

Das Abtrocknen des Patienten erfolgt ebenfalls ausschließlich gegen die Haarwuchsrichtung mit einem aufgerauten Handtuch. Die GKW sollte 25 Minuten zeitlich nicht überschreiten. Die Beteiligung des Betroffenen erfolgt gezielt und darf nicht zu einer Ermüdung desselben führen.

Zu einem späteren Zeitpunkt bietet sich das Beifügen von Rosmarin-Bademilch ins Wasser an, da Rosmarin auf den Körper belebend wirkt. Sollen Seifen oder Waschlotionen verwendet werden, empfiehlt es sich, auf persönliche Produkte des Patienten zurückzugreifen, da sie ihm in ihrem Duft und der Konsistenz vertraut sind und somit zusätzliche Informationen liefern. Der Einsatz unbekannter, fremder Waschzusätze sollte vermieden werden, da sie für Irritationen sorgen.

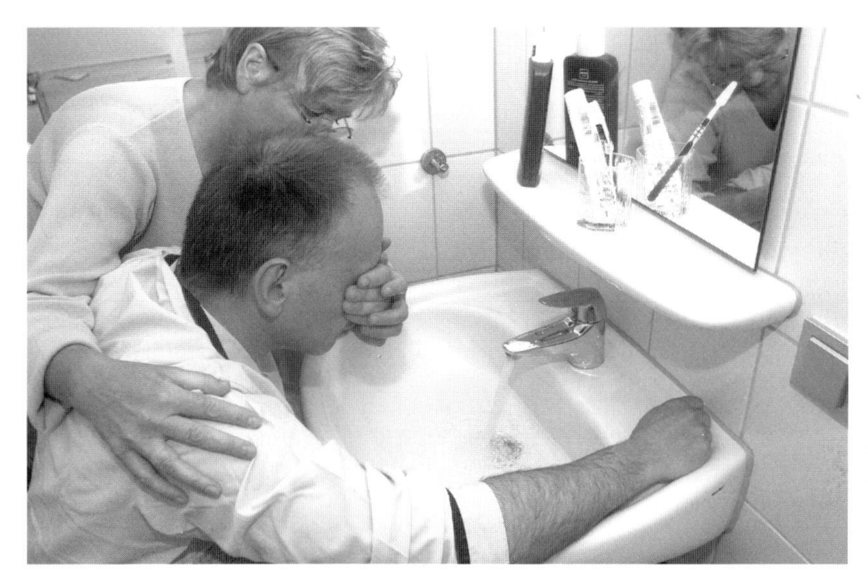

Eine belebende Waschung im Sitzen durchgeführt, erhöht die Aufmerksamkeit.

Belebende Teilwaschungen

Füße und Beine

Eine belebende Teilwaschung kann ebenso wirksam sein. Besonders bewährt haben sich belebende Fuß- und Beinwaschungen, wenn die eigenen Beine dem Betroffenen als zu schwer erscheinen und er sie kaum vom Boden anheben kann. In der Folge kann es zu massiven Problemen kommen: Der Patient möchte nicht aufstehen oder kurze Strecken laufen, obwohl er es mit Unterstützung könnte. Eine belebende Fuß- und Beinwaschung folgt den gleichen, bereits genannten Grundsätzen. Es wird ein Fußbad gerichtet, die Füße in das Wasser gestellt. Die Hände beginnen die Waschung an einem Fuß und streichen gegen die Beinbehaarung in Richtung Knie. Dabei umschließen beide Hände deutlich und sorgsam das Bein.

Der Effekt zeigt sich darin, dass das Bein leichter angehoben wird und Bewegungen, wie das Laufen, erleichtert werden.

Arme

Hauptsächlich Menschen, die an einer Herzinsuffizienz oder anderweitig bedingter Schwäche leiden, erleben ihre Arme als zu schwer. Sie sind nicht oder nur unter großen Anstrengungen in der Lage, ein Glas Wasser bis an den Mund zu führen oder sich die Haare zu kämmen. Eine belebende Waschung, gegen den Haarwuchs, kann ihnen helfen, ihre Arme wieder lebendiger und leichter zu erleben. Sie können nach dem Abschluss der Teilwaschung diese Tätigkeiten wieder leichter ausführen.

Kopfhaar

Das Haare-Waschen bietet ebenfalls eine Möglichkeit, Belebungsimpulse zu setzen. So kann das Haare-Waschen zu einem besonderen Erlebnis werden und dazu beitragen, die Aufmerksamkeit und Wachheit der Betroffenen zu steigern. Dabei muss ebenfalls, wie bei der Körperwaschung, darauf geachtet werden, dass das Haare-Waschen gegen die Haarwuchsrichtung erfolgt.

Alle Formen der belebenden Waschung können auch ohne Verwendung von Wasser durchgeführt werden, allerdings ist die Erfahrung dann nicht gleichermaßen intensiv.

SCHLUSSFOLGERUNGEN

Die Belebende Ganzkörperwaschung fördert im Wesentlichen folgende zentrale Ziele:

- **Das eigene Leben spüren**
Sie fördert die Wachheit und regt den gesamten Menschen zur aufmerksamen Selbstwahrnehmung an. Sie bietet die Möglichkeit, die Unterschiede zwischen sich und einem anderen Menschen zu spüren.
- **Das Leben gestalten**
Bei der Belebenden GKW kann der Betroffene gut in die Durchführung einbezogen werden und diese aktiv mitgestalten. Seine Reaktion auf die Waschung lässt erkennen, ob er die Art und Weise des Vorgehens akzeptiert und evtl. aktiv mitgestaltet.
- **Die Außenwelt erfahren**
Die Belebende Waschung fördert den Wahrnehmungsprozess und lässt die Betroffenen die Außenwelt besser erfahren. Sie verhindert ihren Rückzug „in sich selbst" und das „in sich verharren". Der mechanische Reiz einer, im Verhältnis zur Körpertemperatur, niedrigeren Wassertemperatur, das Aufrichten im Bett, das Waschen am Waschbecken führt zur Aufmerksamkeit, zu einem Aufhorchen und neugierigem Hin- und Nachspüren.

- **Beziehungen aufnehmen und Begegnungen gestalten**
Besonders die Belebende Waschung kann hier zu einem Element des Austausches und der Begegnung werden. Der dichte Kontakt zum Pflegenden und die daraus resultierenden individuellen Möglichkeiten, Rückmeldung und Lebendigkeit zu zeigen, werden zu einer ganz eigenen Form der Begegnung.

BEISPIELE AUS DER PRAXIS

Annemarie Mertens ist 17 Jahre alt und befindet sich, nach einem schweren Schädel-Hirn-Trauma, seit drei Jahren im Wachkoma. Sie wird zu Hause betreut. Ziel ist, ihre Außenwahrnehmung zu fördern und sie in das alltägliche Familienleben weitmöglichst zu integrieren.

Morgens mag Annemarie nicht richtig wach werden und würde, ohne Anregung, den gesamten Vormittag vor sich hindösen. Folglich würde das gemeinsame Frühstück mit den Eltern und Geschwistern ausfallen, die anschließende Physiotherapiestunde von ihr mehr oder weniger verschlafen werden. Seitdem sie morgens hingegen belebend gewaschen wird, nimmt Annemaries Aufmerksamkeit bereits während der Körperhygiene zu und sie führt dort eingeleitete Bewegungen zu Ende.

Es muss jeden Tag neu entschieden werden, ob man Annemarie die Belebende Waschung zukommen lässt. An Tagen, an denen es ihr nicht gut geht (z. B. nach Fieber oder Erbrechen) kann die Entscheidung auch zu Gunsten einer Beruhigenden Waschung ausfallen.

Elisabeth Schlingsiepen wurde 1919 geboren und lebte mit ihrem Mann und den Kindern in einem Vorort von Hamburg. Nach dem Tod ihres Mannes erlitt sie zwei Schlaganfälle und wurde immer gebrechlicher. Aufgrund eines Sturzes musste sie eine TEP (Hüftgelenksprothese) bekommen. Inzwischen lebt sie in einem Altenheim und verfügt nur noch über wenig körperliche Kraft. Sie kann sich sprachlich nicht mehr mitteilen und reagiert auf Ansprache zeitverzögert. Zeit ihres Lebens war ihr jedoch der Kontakt zu anderen Menschen sehr wichtig. Aus diesem Grund haben sich die Kollegen der Station entschlossen, sie, so lange es möglich ist, in das Stationsleben zu integrieren. Hierzu nutzen sie die Belebende Ganzkörperwaschung.

Beruhigende Waschungen

Die Beruhigende GKW erfolgt vor allem bei Patienten, die sich „verloren" haben, d. h. nicht mehr wissen, wo sich ihr Körper oder ihre Körperteile befinden oder die aufgrund einer inneren Unruhe nicht zur Ruhe kommen. Vielfach zeigen sich bei diesen Menschen auch stereotype Verhaltensweisen, z. B. das Umfalten und Glattstreichen der Bettdecke, das Herumnesteln und Manipulieren an den Zugängen, das wiederholte Entlangstreichen an der Nachttischkante.

Entsprechende Erfahrungen haben wir mit Menschen gewinnen können, die an Morbus Alzheimer, Hyperaktivität und zentralen Unruhezuständen leiden. Ebenso stellt die Beruhigende Waschung eine Hilfe bei Patienten mit Einschlafproblemen, z. B. in der Schwangerschaft, bei Patienten mit Schmerzen oder sehr unruhigen Patienten, z. B. aufgrund von Angst vor einem Eingriff oder einer Diagnose, dar.

Ziel der Beruhigenden Waschung ist, die Unruhe oder das Körperdesintegrationsgefühl zu reduzieren und Entspannung und Körperintegration durch eine verstärkte Körperwahrnehmung zu fördern.

Ebenso wie bei der Belebenden GKW sollte die Beruhigende GKW nur von einer Person durchgeführt werden. Die Situation des Betroffenen muss zuvor differenziert eingeschätzt werden. Er sollte diese Waschung nur dann erhalten, wenn anschließend eine Ruhephase eingeleitet und keine Aktivierung erfolgen soll. Das Zimmer muss gut temperiert sein und Störungen tunlichst unterbunden werden. Während der Maßnahme wird wenig mit dem Patienten gesprochen.

Die Wassertemperatur liegt zwischen 37–40 Grad Celsius. Es wird kein Badezusatz benötigt. Der Patient sollte in einer entspannenden Lage liegen und braucht in die Handlungen während der Beruhigenden Waschung nicht aktiv miteinbezogen zu werden. Der erste Wasserkontakt wird mit den Händen hergestellt, das Waschen selbst beginnt vom Thorax aus mit einem gut ausgewrungenen Waschlappen (oder Frotteesocken). Im Gesicht sind alle Menschen sehr sensibel, eine initiale Berührung dort würde nicht zur Entspannung führen. Sinnvollerweise wird sich dieser Körperregion deshalb langsam angenähert. Es wird nun mit der Haarwuchsrichtung immer nur in eine Richtung gewaschen. Dabei passen sich die Hände des Pflegenden dem Körper des Patienten an. Während eine Hand beständig Körperkontakt behält, wechselt die zweite schon den Platz hin zu dem Körperteil, das als nächstes oder wiederholt gewaschen wird. Die erste Hand folgt, sobald der neue Kontaktpunkt hergestellt ist. Damit wird eine fließende Kontinuität hergestellt. Der zumeist liegende Patient kann und soll sich auf die Waschung einlassen, ohne das Bedürfnis zu verspüren, diese visuell verfolgen zu müssen. Das heißt, die Hände der pflegenden Person dürfen nicht am Körper zurückgeführt und hin und her gestrichen werden, sondern müssen jeweils neu ansetzen. Das Waschen der einzelnen Körperpartien sollte ruhig und mit einem klaren Druck wiederholt werden. Die Gesichtswaschung erfolgt ganz zum Schluss, von der Stirn zum Kinn hingehend in ruhiger wiederholender Form. Der Betroffene hat dabei die Augen geschlossen. Diese abschließende Bewegung vermittelt außerordentlich viel Ruhe, sie ist den meisten Menschen von Kindheit an vertraut. Es ist die beruhigende Bewegung, die tröstet und den Schlaf einleitet.

Das Abtrocknen erfolgt ebenfalls in Haarwuchsrichtung.

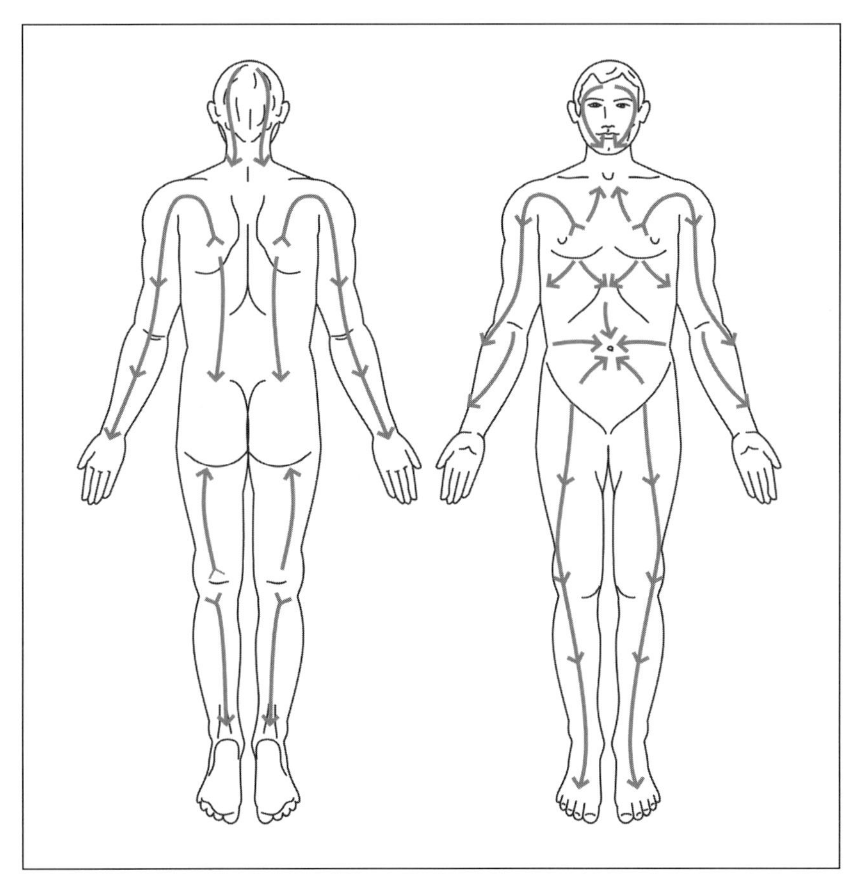

Waschrichtungen der Beruhigenden Ganzkörperwaschung

Diese Form des „Körpernachstreichens" vermittelt Ruhe und Entspannung. Der eigene Körper wird als Ganzes wahrgenommen, er lässt sich fühlen. Besonders in der Nacht kann diese pflegerische Maßnahme beruhigen und Erholung vermitteln. Steht für eine Ganzkörperwaschung nicht genügend Zeit zur Verfügung, reicht es, den Körper – gemäß der Anleitung – mit trockenen Tüchern nachzustreichen.

Beruhigende Teilwaschungen

Füße und Beine

Besonders beruhigend wirkt ein warmes Fußbad. Das Bein muss ebenfalls in Richtung der Körperbehaarung gewaschen werden. Für viele Menschen, die unter Einschlaf- oder Schlafproblemen leiden, stellt ein warmes, beruhigendes Fußbad eine große Hilfe dar.

Viele Patienten werden bereits während der Waschung ruhiger und schlafen ein. Den eigenen Körper wieder als „Ganzes" wahrzunehmen, scheint ein besonders beruhigendes Gefühl zu sein. Das anschließende Anziehen von wärmenden Socken und das Umschlagen der Beine und Füße mit dem Oberbett, tragen dazu bei, die Füße deutlich und angenehm zu spüren. Wohlbefinden entwickelt sich.

Besonders Patienten, die über „fliegende" Beine klagen (z. B. bei Polyneuropathie, einer ausgedehnten Störung des Nervensystems), können mittels der gezielten beruhigenden Waschung ein eindeutigeres Beingefühl vermittelt bekommen. Die Beine fühlen sich schwerer an und nehmen wieder Bodenkontakt auf.

Die gefühlsmäßige Eindeutigkeit, Klarheit der eigenen Beine vermittelt besonders sturzgefährdeten Menschen Sicherheit. Eine klare Wahrnehmung der eigenen Füße und Beine ist zur Sturzvermeidung wesentlich.

Wenn die beruhigende GKW positive Auswirkungen hat, kann zu einem späteren Zeitpunkt das Wasser mit Lavendelmilch angereichert werden, um die Wirkung damit zu unterstützen.

Arme

Auch bei bestehenden Ataxien nach einem Schlaganfall oder bei Auswirkungen der Parkinsonschen Krankheit kann den Betroffenen Hilfe durch eine Beruhigende Teilwaschung zuteil werden. Nun bilden die Arme den Schwerpunkt der Behandlung. Arme, die einen Gegenstand nicht mehr zielgenau erreichen, die zittern und unsicher sind. Durch

HINTERGRUND

Einschlaffördernde Effekte werden sowohl der beruhigenden Ganzkörperwaschung wie auch der Teilwaschung zugeschrieben und wurden für die Intervention der Atemstimulierenden Einreibung von Schiff (2006) untersucht.

Eine mögliche schlaffördernde Wirkung dieser Interventionen, in Form einer verkürzten Einschlaflatenz, muss nicht allein von der „beruhigenden" Wirkung der Waschungen herrühren, sondern von einem chronobiologischen Effekt. Je nach Wahl der Wassertemperatur bei den ausgeführten Waschungen führen Pflegende dem Körper des Patienten passiv Wärme zu oder leiten diese bei untertemperiertem Wasser ab. So unterstützen Pflegende vielfach unbewusst den zirkadianen Prozess der peripheren Wärmeabgabe, den der Körper am frühen Abend einleitet, um energiesparend die Körpertemperatur in der Nacht zu senken. Die dazu notwendige – von Kräuchi et al. (1999) beschriebene – Wärmeabgabe durch periphere Weitstellung der Gefäße mit folglich gut durchbluteten Händen und Füssen wird durch das körpereigene Temperaturregulationssystem ermöglicht. Dieses beschert dem Körper in einem zirkadian wechselnden Rhythmus ein nachmittägliches Temperaturhoch und ein frühmorgendliches Temperaturtief.

Pflegende können diesen einschlaffördernden Prozess der peripheren Wärmeabgabe am Abend durch durchblutungsfördernde (warme Socken, Fußeinreibung, -bad, *Teilwaschung*, Wärmflasche, warme Bauchwickel) oder wärmeableitende Anwendungen (Wadenwickel, Fussbad, *Teilwaschung*), eine wohltemperierte Schlafumgebung und eine kohlenhydratreiche abendliche Ernährung sowie die Gabe von heissen Getränken fördern.

Dieser Prozess der im Tageslauf schwankenden Körpertemperatur wird auch als zirkadiane Komponente „$\bar{C}$" des „Zweiprozess-Modells" zur Schlafregulation von Alexander Borbély (2004) beschrieben **(s. Abb.)**. Im oberen Teil wird der „homeostatische" Anteil „S" der Schlafregulation beschrieben. Demnach wird der Mensch müder, je länger er wach bleibt. Umgekehrt sind Bewohner, die tagsüber viel schlafen, abends weniger müde. Einer Sanduhr gleich sammeln sich tagsüber im Körper sogenannte „Schlafstoffe" (z. B. Adenosin) an. Beim Einschlafen wird die Uhr gekippt und während der Nacht entleert. Da die homeostatische Komponente des Modells mit dem Tiefschlaf zusammenhängt, kann man auch sagen, dass der Tiefschlafanteil im ersten Drittel der Nacht umso höher ausfällt, je länger jemand zuvor wach war. Clevere Pflegende halten daher Bewohner während des Tages wach, um deren Schlafdruck zu erhöhen und die Schlafqualität zu verbessern. Von daher sind während des Tages alle sensorisch stimulierenden Angebote angebracht, die die Wachheit fördern.

Der im mittleren Teil beschriebene zirkadiane Rhythmus „$\bar{C}$" des Schlaf-Wach-Rhythmus wird von der inneren Uhr gesteuert. Diese wird durch den Hell-Dunkel-Wechsel des Zeitgebers Licht eingestellt und stabilisiert. Die zirkadiane Schlafbereitschaft steigt am Abend, gleichzeitig steigt der Spiegel des „Schlafhormons" Melatonin, der Spiegel des „Stresshormons" Cortisol fällt und die Körpertemperatur beginnt zu sinken. Der abendliche Abfall der Körpertemperatur wird im dritten Teil des Modells als Prozess „$\bar{C}$" beschrieben. Dass demnach in den frühen Morgenstunden (3–5 Uhr) die Körpertemperatur am tiefsten und die Schlafbereitschaft am größten ist, wissen Pflegende aus dem Nachtdienst. Wird dieser Tiefpunkt überschritten, dann leitet der Körper allmählich die Aufwachreaktion auf Kommando der zentralen inneren Uhr im Suprachiasmatischen Nukleus (SCN) ein. Der Cortisolspiegel steigt ebenso wie Blutdruck und Puls. Unter Lichteinfall fällt der Melatoninspiegel, die Körpertemperatur beginnt zu steigen. Das Wachwerden und -sein unterstützt durch *physikalische Zeitgeber* (wie Licht, Aussentemperatur und Geräuschpegel), *enterozeptorische Zeitgeber* (wie die Ernährung und Bewegung) und *soziale Zeitgeber* (wie die alltäglichen sozialen Interaktionen in Familie und institutioneller Umgebung) lassen die aufwachenden Patienten unter ihren Mitmenschen in einem neuen Tag ankommen. Pflegende, denen es gelingt, diese Zeitgeber bewusst in ihr Angebot sensorischer Stimulationen und chronopflegerischer Interventionen einzubauen, helfen ihren Patienten, den eigenen Rhythmus zu entwickeln, zu stabilisieren und zu synchronisieren. [Anm. d. Lek., vgl. Georg 2008, 2009, 2011; Vef-Georg/Georg, 2009]

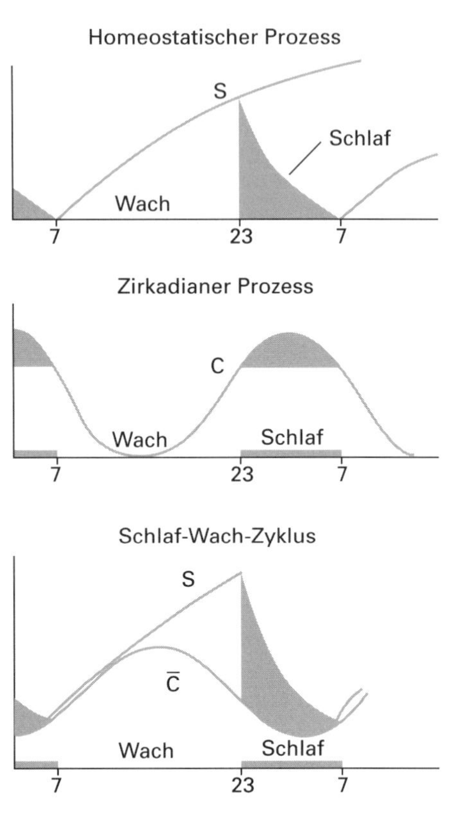

An der Schlafregulation beteiligte homeostatische und zirkadiane Prozesse und das Zweiprozess-Modell von Alexander Borbély (2004: 21).

die beruhigende Ausstreichung in der o. g. Art und Weise bekommen sie genauere Informationen, größere Schwere und können wieder gezielter eingesetzt werden.

Kopfhaar

Die Beruhigende Haarwaschung stellt einen wesentlichen Beitrag zur Entspannung, Erhaltung bzw. Wiedergewinnung des Körperbildes dar. Der Kopf findet in der gewohnten Pflege oft wenig Berücksichtigung, obwohl von ihm viele Impulse ausgehen.

Mit einer Beruhigenden Haarwaschung können die Pflegenden über die Kopfbehaarung, Einfluss auf die Entspanntheit ihrer Patienten nehmen. Besonders in Zeiten, in denen sich der Betroffene sehr aufgeregt, sind Beruhigende Haar- oder Fußwaschungen eine große Hilfe. Durch die Haarwaschung wird die obere Grenze des Körpers deutlich, die Form klar umrissen und die Wärmebildung am Kopf unterstützt. Die Waschung endet mit dem Trocknen der Haare in Wuchsrichtung.

Alle Formen der Beruhigenden Waschung können auch ohne Verwendung von Wasser durchgeführt werden, allerdings ist die Erfahrung dann nicht gleichermaßen intensiv.

SCHLUSSFOLGERUNGEN

Eine beruhigende Waschung des Körpers verfolgt folgende zentrale Ziele:

- **Leben erhalten und Entwicklung erfahren**

Besonders in Situationen der existenziellen Bedrohung ist es unerlässlich, Ruhe, Wärme und Zuwendung zu erfahren. Unnötige Aufregung oder Anregung sollte unterbleiben. In diesen Momenten ist es notwendig, dass der Betroffene seine gesamte Kraft für die Überwindung der Krise einsetzen kann. Eine Innenorientierung ist erforderlich, damit der eigene Rhythmus neu gefunden wird.

- **Das eigene Leben spüren**

Menschen, die sich nicht in existenziellen Krisen befinden, sondern aufgrund mangelnder oder indifferenter Anregungen unruhig sind, ihren Körper nicht mehr als Ganzes spüren und sich auf der Suche nach Halt und klaren Konturen befinden, erhalten durch die beruhigende Waschung eine besondere Hilfe. Sie werden dabei unterstützt, zur Ruhe zu kommen, den eigenen Körper zu spüren und infolgedessen Sicherheit zu erlangen.

- **Sicherheit erleben und Vertrauen aufbauen**
Durch zu viele unterschiedliche Eindrücke, Menschen, Maßnahmen, Ortswechsel, und die Veränderung der Umgebung können Menschen ihr Vertrauen in die Betreuung verlieren. Grundvoraussetzung für die gesundheitliche Entwicklung, für die Zunahme der außengerichteten Aufmerksamkeit, ist jedoch, Sicherheit zu verspüren und Vertrauen zu entwickeln. Ein zentrales Ziel der Basalen Stimulation ist, das Gefühl von Sicherheit zu ermöglichen und eine vertrauensvolle Basis zu finden.

BEISPIELE AUS DER PRAXIS

Andreas Perger ist 15 Jahre alt. Seit seiner Kindheit besteht eine asthmatische Atembeeinträchtigung. Vor vier Wochen erlitt er einen akuten Anfall und musste wiederbelebt werden. Nun befindet er sich auf der Intensivstation und wird assistiert beatmet. Immer wieder kommt es zu Angstattacken, seine Atmung wird oberflächlich, zu schnell, die Sauerstoffsättigung des Blutes sinkt dramatisch ab. Es hat sich in diesen Situationen als hilfreich erwiesen, bereits bei den ersten Anzeichen eine Beruhigende Waschung durchzuführen. Sie hilft ihm, sich zu spüren und sich auf sich selbst zu konzentrieren.

Roswitha Koslowski ist 83 Jahre alt, sie leidet an der Alzheimer Krankheit. Schon seit drei Jahren kann sie nicht mehr sprechen. Nachts findet sie oftmals keine Ruhe, besonders das Einschlafen ist fast unmöglich. Obwohl die Pflegenden auf ihren Schlaf- und Wachrhythmus eingehen und die Besonderheiten ihrer Schlafgewohnheiten berücksichtigen, bestehen diese Probleme. Seit einigen Tagen führt eine Pflegende gegen 22 Uhr ein beruhigendes Fußbad durch, welches Frau Koslowski sehr genießt. Die Füße werden danach warm und gut eingeschlagen. Eine Nestlagerung ergänzt die pflegerischen Maßnahmen. Die Patientin kann mit dieser Unterstützung einige Stunden Ruhe finden.

Heribert Bäcker, 45 Jahre, zieht sich nach einer umfänglichen Chemotherapie eine Enzephalitis (Hirnentzündung) zu. Diese bringt in Folge eine Polyneuropathie mit sich, die sich besonders an den Beinen auswirkt. Sie sind fahrig und in den Bewegungen unkoordiniert. Herr Bäcker will nicht mehr laufen, weil er sich schämt. Vor dem ersten Aufstehen werden ihm täglich die Beine in einer Schüssel mit warmem Wasser klar und deutlich, gemäß der Beruhigenden Waschung, ausgestrichen. Weiterhin hat es sich bewährt, dass er seine Füße zuvor in einer mit trockenem Reis gefüllten Schüssel bewegt. Seine Bewegungen werden dadurch koordinierter und die Füße behalten mehr Bodenbeziehung. Nach einiger Zeit führt er diese Maßnahme selbstständig aus. Er ist froh, auf seine Bewegungsabfolgen selbst Einfluss nehmen zu können.

Weitere Varianten von Waschungen

Es kann sinnvoll sein, die Grundformen „basalen Waschens" zu modifizieren, wenn die Befindlichkeit der Patienten dies erfordert. Auch können bestimmte krankheitsbedingte Veränderungen der Selbstwahrnehmung, der Bewegungsfähigkeit etc. positiv unterstützt werden durch ein gezieltes und geplantes Waschen.

Symmetrische Waschung

Menschen, die aufgrund unterschiedlicher Genese eine Störung des Gleichgewichtssinns haben, können durch die Betonung der Körpersymmetrie eine Unterstützung in der Wiederherstellung des eigenen Körperbildes erhalten. Vielfach führen neurologische Probleme dazu, dass der Betroffene sich als nicht seitengleich erlebt.

Während bei den anderen Waschungen ein Körperteil nach dem anderen berührt wird, berührt der Pflegende bei der symmetrischen Waschung immer zwei Körperteile gleichzeitig. So werden beispielsweise beide Arme oder beide Beine synchron berührt. Die Symmetrie wird besonders gut betont, wenn sich die Waschung an der Beruhigenden Körperwaschung orientiert und ein gleichmäßiger Druck auf die Körperteile ausgeübt wird. Dabei muss sich der Pflegende so positionieren, dass er in der Lage ist, seine Hände der Körperform des Betroffenen anzupassen und parallel einen gleichmäßigen Druck auszuüben.

Bei der Waschung des Körperstammes wird eine Überkreuzung vorgenommen und damit die Verbindung zwischen den beiden Körperhälften intensiv betont. So fährt eine Hand der pflegenden Person von der rechten Schulter zum linken unteren Rippenbogen und die andere von der linken Schulter zum rechten unteren Rippenbogen.

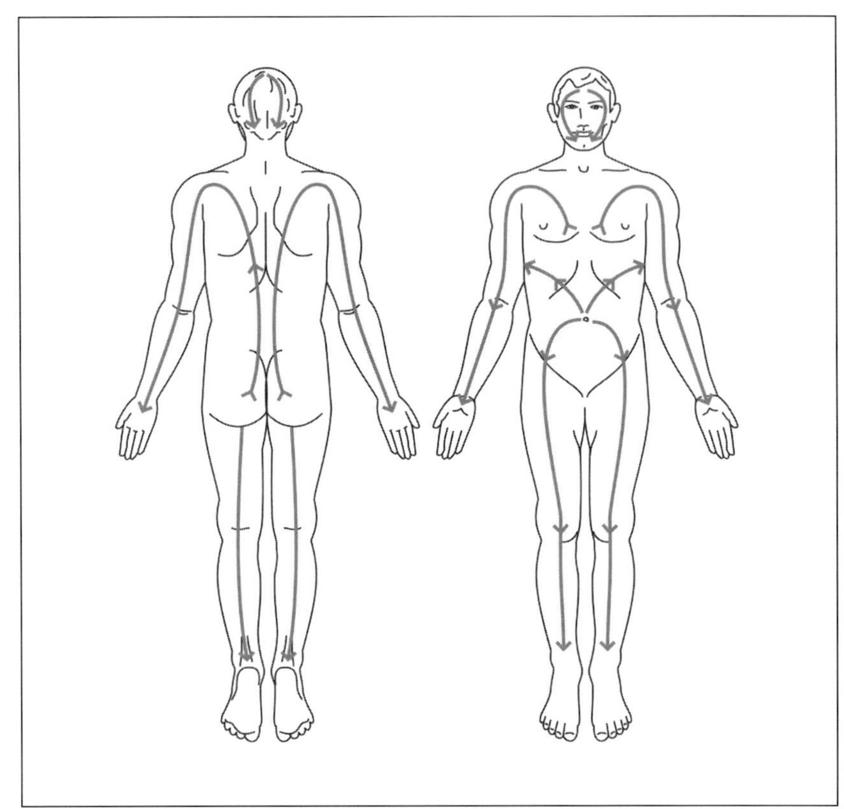

Gleichzeitiger Berührungsverlauf bei der Symmetrischen Waschung

SCHLUSSFOLGERUNGEN

Die symmetrische Waschung ist besonders bei folgenden zentralen Zielen hilfreich:

- **Das eigene Leben spüren**

Um sich als „ganz" zu erleben, muss der Patient seinen ganzen Körper spüren können. Neurologische Störungen können hier schwere Wahrnehmungsveränderungen verursachen, die zu einem Ungleichgewicht oder sogar Empfindungsverlust, eine Körperhälfte betreffend, führen können. Auf dem Weg zur Wiederherstellung einer körperlichen Harmonie, eines sich „vollständig

Fühlens", ist die Maßnahme der symmetrischen Waschung sehr hilfreich.

- **Beziehungen aufnehmen und Begegnungen gestalten**
Die Voraussetzung, um Beziehungen und Begegnungen mit anderen Menschen aufzunehmen, ist, eine eigene Beziehung mit sich selbst zu erleben und zu kommunizieren. Die symmetrische Waschung bietet diese Möglichkeit der Rückbesinnung auf sich selbst.

- **Sicherheit erleben und Vertrauen aufbauen**
Wenn ein Mensch durch neurologische Ausfälle Teile seines Selbst verloren hat, führt das in der Regel zu einer tiefen Verunsicherung. Er kann sich nicht darauf verlassen, ausreichend zu spüren und zu wissen, wo er beginnt und endet. Der Kontakt zu seinem verlorenen oder aus der Kontur geratenen Körper vermittelt ihm Sicherheit und gibt Selbstvertrauen.

BEISPIELE AUS DER PRAXIS

Der 72-jährige Albert Hofmeister leidet seit zehn Jahren an der Parkinsonschen Krankheit. Ausfallserscheinungen, die Verlangsamung seiner Bewegungen sowie Gleichgewichtsstörungen kennzeichnen sein jetziges körperliches Erleben. Besonders zu Beginn des Tages fallen ihm Bewegungen schwer, der Weg zur Toilette erscheint z. B. lang und beschwerlich. Mit Hilfe der morgendlichen symmetrischen Waschung wird ihm, deutlich sichtbar, das Einfinden in die Bewegung und der erste Gang des Tages erleichtert. Es sind sogar positive Auswirkungen auf die reibungslosere Nahrungsaufnahme am Frühstückstisch zu beobachten.

Mareike Berger kommt mit einem Gewicht von 1700 g sieben Wochen zu früh auf die Welt. Sie ist unruhig, trinkt nicht kontinuierlich und ihre Sauerstoffsättigung ist immer noch unzureichend. Die Kinderkrankenschwester zeigt der Mutter, wie sie Mareike einfühlsam, sanft symmetrisch waschen und streicheln kann. Unter den Händen der Mutter oder der Kinderkrankenschwester entspannt sich Mareike, ihre Atmung wird ruhiger und tiefer.

Diametrale Waschung

Diese Waschung wird bei Menschen genutzt, die muskuläre Kontrakturen haben, zu Ungleichheit in der Haltung neigen (z. B. Seitendifferenz), eine starke Beugetendenz im Körperstamm aufweisen, bzw. sich zu weit im Körperstamm überstrecken.

Vor Beginn der diametralen Waschung muss eine klare Einschätzung erfolgen, welche Form und Auswirkung der Kontrakturbildung oder Muskeltonuserhöhung vorliegt. Dabei ist das Ziel, die hyperaktive (übersteigert angespannte) Muskulatur zu entspannen und die hypoaktive (vermindert gespannte) Muskulatur zum Spannungsaufbau anzuregen.

Waschung bei Halbseitenstörungen

Diese Ganzkörperwaschung findet ihren Einsatz bei Patienten mit einer Hemiplegie (Halbseitenlähmung) oder Patienten, die neurale Läsionen (Nervenschädigungen), z. B. eine Gesichtslähmung, erlitten haben. Vielfach erleben sich diese Menschen als auseinandergefallen oder nur halb vorhanden. Es gibt plötzlich einen Teil ihres Körpers, über den sie nicht verfügen können. Er ist nicht aufzufinden oder nicht mehr verlässlich zu steuern (Sacks, 1987). Neurologische Störungen können aber auch dazu führen, dass heftige, nicht beabsichtigte Bewegungen auftreten und die Einschätzung von Kraft und Ausmaß der benötigten Bewegung verloren gegangen ist.

Ziel ist es, den Patienten beim Wiedererwerb der Wahrnehmung der gestörten Körperhälfte/-region zu unterstützen. Dabei gehen wir von folgender Grundannahme aus:

Der Patient muss vorab seine als gesund erlebten Körperanteile spüren, um eine Vorstellung darüber zu entwickeln, wie sich die wahrnehmungs- oder bewegungsbeeinträchtigten Körperteile anfühlen müssten.

Der menschliche Körper ist von Nervenbahnen umschlossen, der Verlauf gleicht einer sowohl rechts als auch links verlaufenden „Umarmung" des Körpers durch die Nerven.

Durch die Erkrankung können Störungen aufgetreten sein, die entweder eine Körperseite betreffen oder sich besonders im Bereich der Arme oder Beine ausdrücken. Von der Beeinträchtigung der Hemiplegie (Halbseitenlähmung) ausgehend, die recht häufig vorkommt, sind die ver-

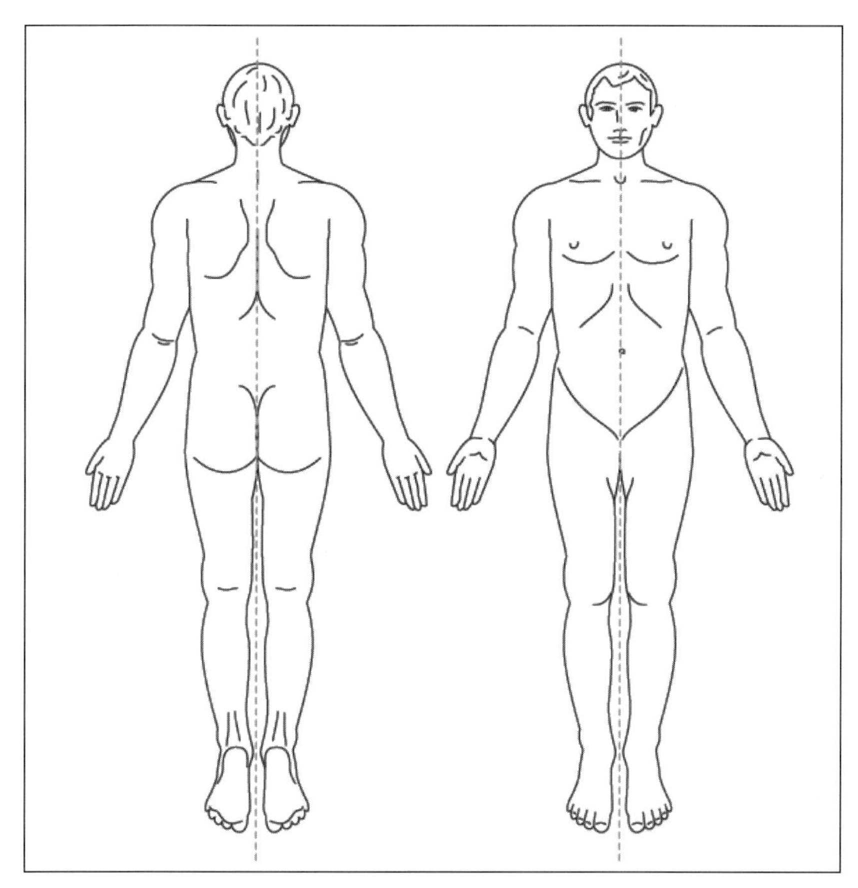

Die Mittellinie des menschlichen Körpers

IHRE EIGENE ERFAHRUNG

Führen Sie Ihre rechte Handfläche an die linke Handfläche eines Partners oder Partnerin. Drücken Sie die Handflächen und Finger gut und deutlich gegeneinander. Nun nehmen Sie Daumen und Zeigefinger Ihrer linken Hand und fahren damit an Ihrem eigenen rechten Zeigefinger und am linken Zeigefinger Ihres Partners entlang. Spüren Sie nach, wie es sich anfühlt. Sie werden bemerken, dass es ein äußerst eigenartiges Gefühl ist: Irgendwie ist das „Material", welches Sie berühren gleich, aber Sie spüren es nur halb.

Diese Übung lässt sich auch mit den Beinen (ein Bein von Ihnen, ein Bein von einer anderen Person) durchführen.

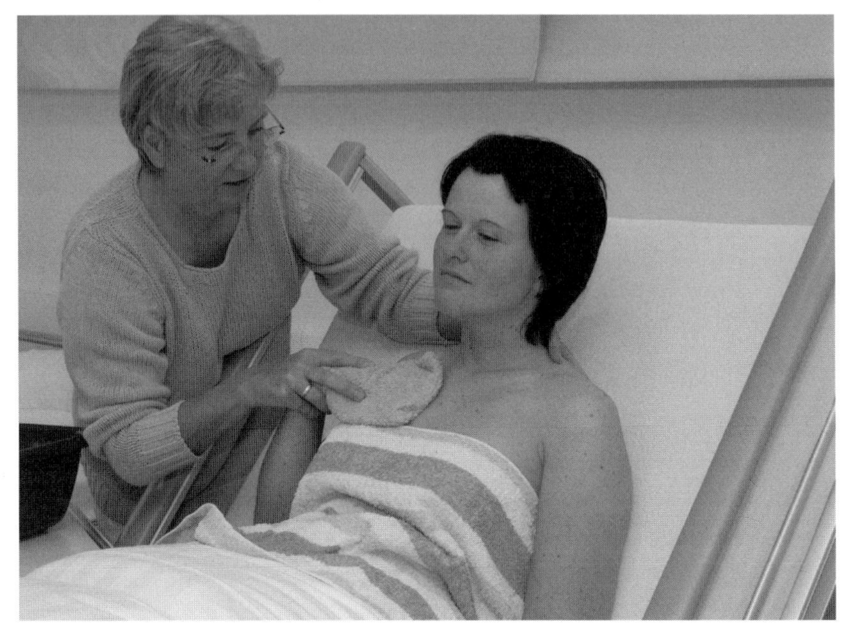

Der Beginn der Waschung bei Halbseitenstörung erfolgt am Körperstamm.

änderten Körpererfahrungen der Betroffenen für Gesunde nur schwer nachzuvollziehen.

Bei dieser Körperwaschung steht der Pflegende an der Körperseite, an der sich die Hemiplegie auswirkt. Der Zustand des Betroffenen wird gezielt eingeschätzt, u. a. welche Körperhaltung er akzeptiert und ob eine Mitwirkung seinerseits möglich ist. Das Kopfende des Bettes sollte hochgestellt oder der Betroffene besser im Rollstuhl am Waschbecken sitzen, damit er seinen Körper sehen kann.

Menschen, die neurologisch bedingte Wahrnehmungsstörungen aufweisen, werden nicht primär im Gesicht gewaschen. Das Gesicht ist besonders empfindlich und wird erst ganz zum Schluss gepflegt.

Der Pflegende übernimmt den ersten Teil der Waschung. Er wäscht den gesunden Arm, von der Hand ausgehend, mit deutlichem Druck über die Körpermittellinie hinaus zum betroffenen, nicht fühlenden Arm hin. Der Patient wird dabei aufgefordert, dieser Bewegung geistig zu folgen und in sie hineinzuspüren. Dieser Hinweis wird auch dann gegeben, wenn nicht eindeutig ist, ob der Betroffene das gesprochene Wort versteht. Seine mentale Verfassung ist oft von außen nicht einschätzbar.

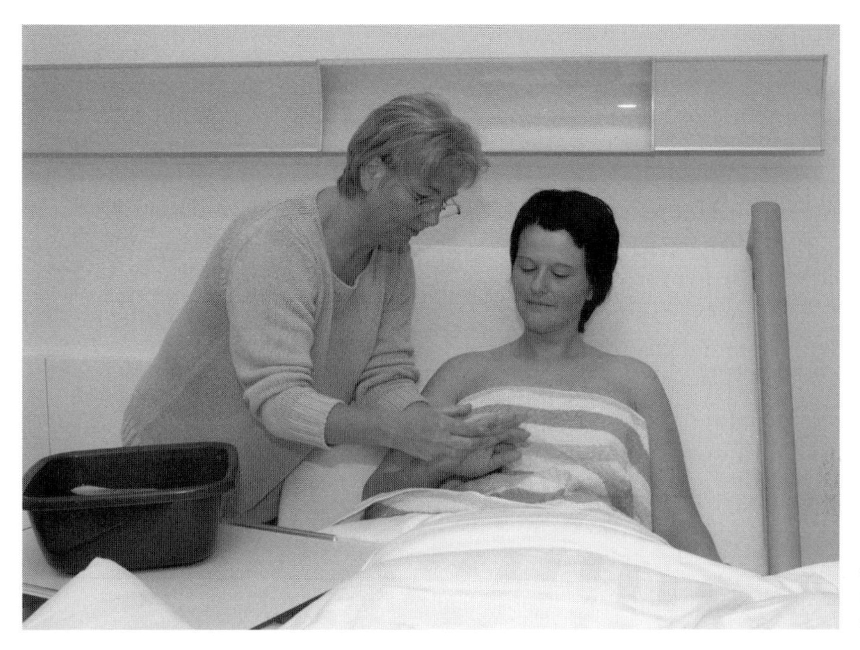

Die gezielte Beteiligung der Patientin ist sehr sinnvoll.

Das Waschen erfolgt mehrmals hintereinander und wird immer mit den beiden Händen des Pflegenden durchgeführt. Damit der Kontakt zu dem Betroffenen kontinuierlich bestehen bleibt, werden die Hände bei der Waschung nacheinander umgesetzt, eine Hand hält immer konstant den Körperkontakt.

In einem weiteren, späteren Schritt wird der Patient gebeten, seinen Brustkorb, ausgehend von der Achselhöhle des fühlenden Körperbereichs, über die Körpermittellinie zur anderen Thoraxseite hin zu waschen. Der beeinträchtigten Hand wird dafür ein Waschhandschuh/Frotteesocken übergezogen und die Hand dann von der Pflegenden während der gesamten Maßnahme geführt. Diese gemeinsam durchgeführte Waschung wird soweit ausgedehnt, wie der Patient seine Körperareale erreichen kann.

Die Waschrichtung, von der gesunden zur beeinträchtigten Körperseite hin, ist von elementarer Bedeutung. Der Patient nimmt deutlich wahr, wie sich Berührungen auf der gesunden Seite anfühlen. Dieses Gefühl soll er bewusst auf die nicht intakte Körperhälfte transportieren. Besonders die längsverlaufende Körpermitte (Mittellinie) wird betont. Gleichzeitig wird er durch das Führen der eigenen Hand und durch die verbale Unterstützung angeregt, seinem Gehirn gezielte Impulse der Wahrnehmung zu geben. Aus der Hirnforschung ist bekannt, dass die Wiederentwicklung des neuronalen Netzwerkes sinnvoller über mehrere Wahrnehmungsbereiche zu unterstützen ist (Pickenhain 1998).

Die Waschung erfolgt nach dem Grundschema auf dieser Seite.

Auch das Waschen der Beine und des Rückens wird unter diesen Gesichtspunkten fortgesetzt.

Das Waschen kann, besonders im Gesicht und Thoraxbereich, vom Betroffenen selbst durchgeführt werden. Seine Wahrnehmungsfähigkeit wird Schritt für Schritt zunehmen.

Auch die Zahn- und Lippenpflege sowie das Rasieren und Kämmen sollten möglichst unter Berücksichtigung dieser Prinzipien durchgeführt werden.

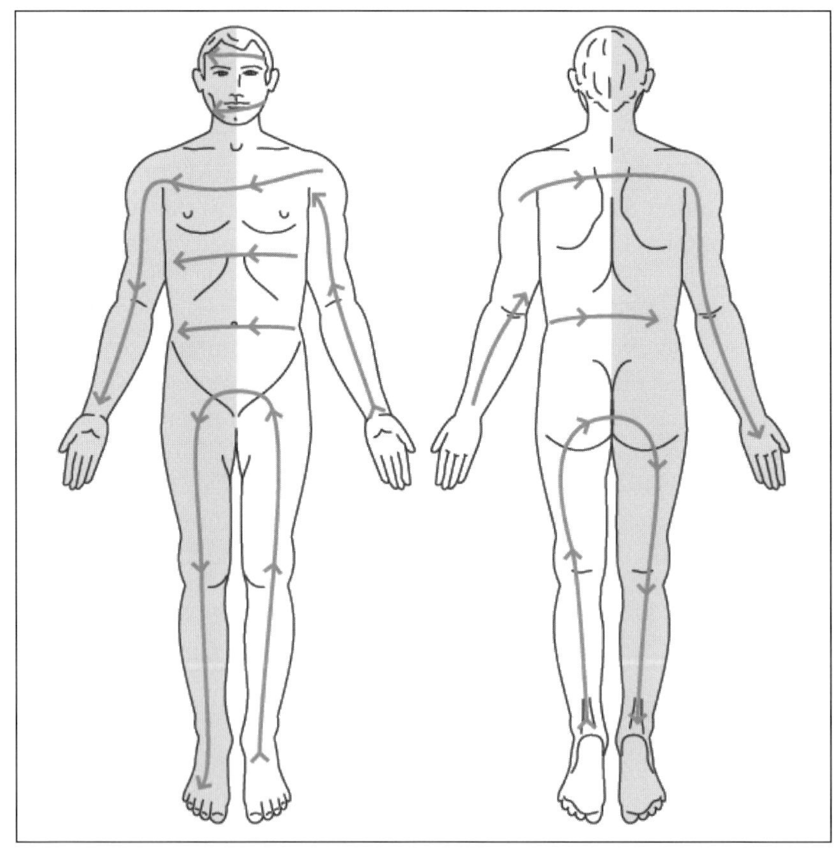

Waschrichtungen bei der Waschung bei Halbseitenstörung

Eine komplette Versorgung nach dem „traditionellen System", erst die eine und dann die andere Körperhälfte zu Waschen, sollte bei diesen Patienten nicht erfolgen.

Wie bereits bei den anderen Waschungen geschildert, kann die Waschung bei Halbseitenstörungen ebenfalls als Teilwaschung der Arme und Beine wie des Gesichts vollzogen werden. Vielfach müssen neue und ungewohnte Bewegungen erlernt werden.

Für viele Menschen eröffnen sich mit der Erfahrung ungewohnter Bewegungsmuster auch neue Möglichkeiten, sich selbst zu erleben.

IHRE EIGENE ERFAHRUNG

Falten Sie Ihre Hände. Schauen Sie, ob die Hände anderer Personen in gleicher Art und Weise gefaltet sind wie Ihre. Liegt der rechte Daumen oben oder unten? Nun verschränken Sie Ihre Hände so, dass der andere, ungewohnte Daumen oben liegt. Wie fühlt sich das an?

Vielfach kommt einem das Falten der Hände in einer ungewohnten Form fremd vor. Gleichzeitig erhält man mit dieser anderen Art die Hände zu verschränken, auch eine Rückmeldung darüber, dass man in der Lage ist, eine neue, wenn auch unvertraute Form des Händefaltens zu wählen.

SCHLUSSFOLGERUNGEN

Diese Waschung des Körpers verfolgt folgende zentrale Ziele:

- **Das eigene Leben spüren**
Menschen mit dem Verlust von Körperwahrnehmung aufgrund neurologischer Probleme bedürfen der Unterstützung, den eigenen Körper besser spüren und erfahren zu können. Das ist eine wesentliche Voraussetzung, um sich lebendig zu fühlen und als „ganz" zu erleben.

- **Den eigenen Rhythmus entwickeln**
Die Fähigkeit, die eigene koordinierte Bewegung verloren zu haben, zerstört die persönlichen Erfahrungen mit sich selbst. Die Einbuße des individuellen Bewegungsrhythmus, der Koordina-

tionsfähigkeit von langsamen und schnellen Bewegungen, wird als massive Beeinträchtigung und schwerer Verlust empfunden. Um die innere Koordination und Sicherheit wieder zu erlangen, ist gezielte Hilfe vonnöten.

- **Beziehungen aufnehmen und Begegnungen gestalten**

Sich in zwei Hälften geteilt zu erleben oder eine Körperhälfte verloren zu haben, bedeutet, dass die Beziehung zu sich selbst nicht mehr harmonisch ist. Der alltägliche Begegnungsprozess der Hände, der Beine, der Berührung eines anderen Menschen hat sich verändert. Die Beziehung zwischen dem Körper und den Körperteilen des Patienten wieder herzustellen, kann durch die o. g. pflegerische Maßnahme unterstützt werden. Die körperliche Begegnung ermöglicht die innere Begegnung und diese ist wiederum Voraussetzung, sich in einem veränderten Leben neu zurecht zu finden.

BEISPIELE AUS DER PRAXIS

Die 68-jährige Elisabeth Schuhmacher erleidet nach zwei kleinen Schlaganfällen, die nur geringfügige Beeinträchtigungen mit sich brachten, einen massiven ischämischen Insult (von Durchblutungsstörungen ausgelösten Schlaganfall). Sie verfügt nach sechs Tagen noch über schwere Sprachstörungen, die rechte Körperseite ist komplett gelähmt. Sie ist in der Lage, mit einer Kopfbewegung auf Aufforderungen zu reagieren. Die Pflegenden stabilisieren sie gezielt zum Sitzen im Bett und führen dann eine Waschung bei Halbseitenstörung durch. Es ist spürbar, dass sie sich der gelähmten Körperseite zuwendet und, innerlich sehr konzentriert, der Behandlung folgt. Nach neun Tagen kann sie sich zur gelähmten Seite drehen, wenn ihr dort ausreichende Sicherheit geboten wird.

8.4 Baden

Ermöglicht man einem betroffenen Menschen sehr früh ein Vollbad, so wird ihm das Element Wasser erneut umfänglich erfahrbar gemacht. Dem ersten Bad sollten allerdings schon Wasserkontakte und Erfahrungen mit den Füßen oder Händen, z. B. in einer Waschschüssel, vorausgegangen sein.

Die Temperatur des Wannenbades sollte die Körpertemperatur nicht übersteigen, da sich das sonst ermüdend auf den Patienten auswirkt. Das primäre Ziel ist, den Patienten das Wasser spüren zu lassen. Im Wasser kann ein leichtes Durchbewegen des Betroffenen vorgenommen und sein gesamter Körper mit einem festen Waschfrotteehandschuh abgerubbelt werden. Die Waschbewegung geht vom Körperstamm aus. Dem Wasser werden, gerade bei den ersten Erfahrungen, keine Zusätze beigefügt. Es wäre sonst schwierig zu entscheiden, ob der Patient auf das Wasser oder die Zusätze reagiert.

In der Regel wird der Badevorgang als bloße Reinigung betrachtet, die Pflegenden scheinen fast darauf programmiert zu sein, das Wasserangebot ausschließlich diesbezüglich zu nutzen. Je öfter jedoch gebadet wird, desto eher besteht die Möglichkeit, dies zur Stimulation einzusetzen.

Nach dem Bad ist zudem ein abschließendes Abduschen der Patienten möglich, was den Betroffenen damit je nach Temperatur, Duschkopf- und Duschstärkeeinstellung eine zusätzliche Stimulation bietet.

Das Bewegungsbad

Das Durchbewegen eines Patienten im Bewegungsbad ermöglicht eine hervorragende Förderungsmöglichkeit. Falls Ihre Einrichtung über diese Möglichkeit verfügt, sollte diese Chance genutzt werden. Bewegungsbäder haben eine Temperatur, die sich der Körpertemperatur annähert. Gerade in Kliniken und Alteneinrichtungen verfügen diese Bäder auch über Patientenlifter, die es ermöglichen, den Patienten liegend ins Wasser zu geleiten. Ein ständiger Berührungskontakt mit dem Pflegenden muss dabei bestehen bleiben. Bevor ein Patient die Stimulation eines Bewegungsbades erfährt, sollte er bereits auf der Station Wassererfahrungen gemacht haben (z. B. Hände/Füße ins Wasser gestellt oder die Durchführung eines Vollbades kennen).

Wasser ist ein Element, welches den Körper gänzlich umfließt und durch den Auftrieb die Bewegungen erleichtert. Da es sich jedoch dem Körper anpasst, besteht für den wahrnehmungsgestörten Menschen keine Chance, seine Körperkonturen klar zu erfassen. Aus diesem Grunde darf ein Patient nie allein in das Bewegungsbad gelassen werden, sondern muss von einem Therapeuten oder günstigstenfalls einem Familienangehörigen begleitet werden. Der Patient benötigt dringend direkten Körperkontakt zu jemanden, damit er ein Sicherheitsgefühl ent-

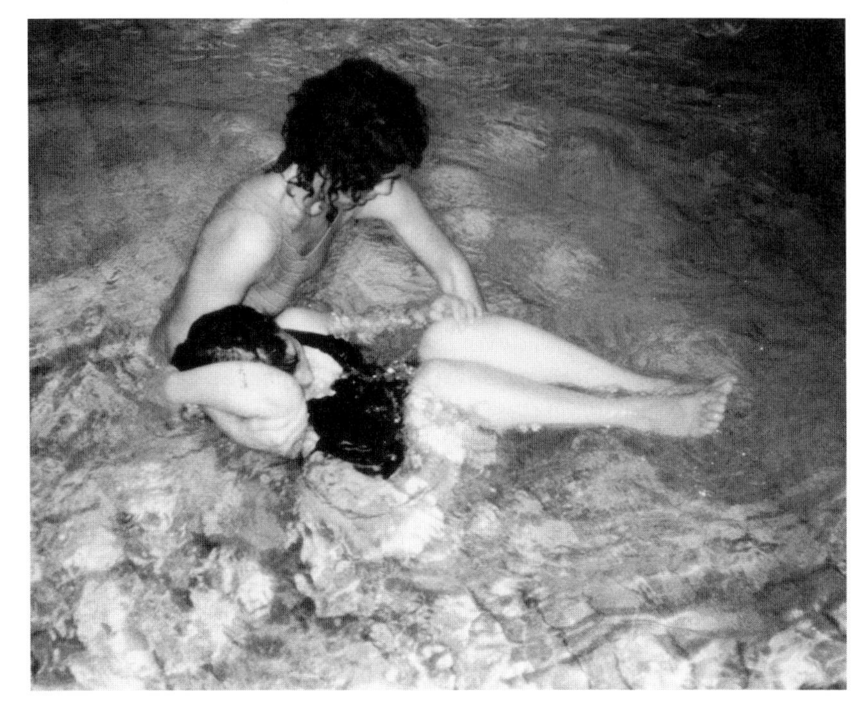

Das Durchbewegen der Patientin sollte mit viel Körperkontakt erfolgen.

wickeln kann. So könnte der Angehörige den Patienten auf der Wassertrage liegend durchbewegen oder ihn, was noch besser wäre, dicht an seinen eigenen Körper heranholen und damit Sicherheit und Körperwahrnehmung vermitteln.
Nun kann ein ruhiges Durchbewegen, das Drehen und Beugen des Patienten stattfinden. Bereits bei der ersten Wasserberührung müssen der Muskeltonus und die Atmung des Patienten gut beobachtet werden, damit frühzeitig erkannt wird, ob ihn der ganzkörperliche Wasserkontakt überfordert.

Da die Patienten, die eine somatische Stimulation erfahren sollen, oftmals noch mit Sonden und Drainagen versorgt sind, empfiehlt es sich, diese zuvor mit wasserfester Folie abzukleben, so dass kein Wasser eindringen kann. Ein transurethraler Blasenkatheter bedarf keiner spezifischen Absicherung, sofern es sich um ein geschlossenes System handelt. Der Urinbeutel muss dann eben mit ins Wasser. Patienten mit einem Tracheostoma (Luftröhrenschnitt) können ebenfalls in ein Bewegungsbad, es muss jedoch sichergestellt sein, dass kein Wasser in die Wunde oder Kanüle läuft.

8.5 Duschen

Neben dem Baden stellt das Duschen eine große Hilfe zur Erzeugung von Wohlbefinden und somatischer Anregung für die Betroffenen dar. Inzwischen hat die Industrie Duschwagen entwickelt, auf denen schwerkranke Patienten liegend geduscht werden können. Diese Duschwagen sind eine große Erleichterung. Der Patient sollte jedoch nicht mit der nackten Haut auf der Kunststoffoberfläche des Duschwagens liegen. Vielmehr empfiehlt es sich, den Patienten mit dem Steck- oder Bettlaken auf den Duschwagen hinüber zu ziehen oder ihn kinästhetisch auf den, mit einem Laken abgedeckten, Duschwagen zu bewegen.

Ebenfalls können Badewannenauflagen eine Hilfe für das liegende Duschen von Patienten darstellen. Allerdings ist das Duschen im Sitzen besonders günstig, da so an gewohnte, aufrechte Duscherfahrungen am ehesten anknüpft wird.

Das Duschen sollte in einem sehr warmen Raum erfolgen. Die Pflegeperson muss zu Beginn ein besonderes Augenmerk auf die Atmung und den Muskeltonus des Patienten legen. Der erste Wasserkontakt erfolgt an den Händen und geht in ein, von den Füßen an aufwärts gerichtete Abduschen mit körperwarmem Wasser über. Wenn der Patient gänzlich nass ist, kann nun, vom zentralen Körperstamm ausgehend, der Körper weiter abgeduscht werden. Die Körperform sollte gut betont werden. An das Gesicht wird sich mit einem sehr schwachen Duschstrahl vom Oberkopf kommend langsam herangetastet, dabei die Augen, die Nase und der Mund geschützt.

Es findet beim Duschen ein Temperaturwechsel statt, der jedoch 10 Grad Unterschied nicht übersteigen darf. Möglichst sollte auf bisherige Gewohnheiten des Patienten Bezug genommen werden! Den Abschluss bildet wieder körperwarmes Wasser.

Nach dem Duschbad erfolgt ein sofortiges Abdecken mit dem Badelaken, um eine Unterkühlung zu vermeiden. Durch das Abtrocknen wird die Körperform erneut gut erfahrbar, dafür werden die ganzen Handflächen aufgelegt und der Patient in nur eine Richtung abgetrocknet. Ein Hin- und Herrubbeln vermittelt hingegen unerwünschte indifferente Informationen.

Sowohl beim Vollbad als auch beim Duschen sollen keine Zusätze, wie Waschlotionen oder Schaumbäder hinzugegeben werden. Das Wasser soll als einziges Medium auf den Patienten einwirken. Die auftretenden Reaktionen des Betroffenen können sonst nur schwer eingeordnet und reflektiert werden. Da sowieso in jeder Pflegehandlung verschiedene Stimulationen enthalten sind, wird auf weitere, unausgewählte verzichtet.

8.6 Einreibungen

Einreibungen stellen eine weitere gezielte Fördermöglichkeit für wahrnehmungsbeeinträchtigte Menschen dar. So erweisen sich Einreibungen des Brustkorbes, des Rückens, der Füße oder Beine als sehr wirkungsvoll, um den Betroffenen ein deutlicheres Körpergefühl und die Möglichkeit des „In sich Hineinzuspürens" zu vermitteln. Weiterhin werden Sicherheit und Vertrauen gestärkt.

Aus dem Bereich der Einreibungen wollen wir folgende Pflegemaßnahmen vorstellen:

- Atemstimulierende Einreibung
- Bein- und Fußeinreibung

Beide Maßnahmen können beruhigend oder belebend (orientiert an der Körperhaarwuchsrichtung) durchgeführt werden.

Atemstimulierende Einreibung* (ASE)

Die Atmung bietet erkenntnisreiche Informationen über die Befindlichkeit einer Person. Eine Veränderung der Atmung kann somatische, psychische oder geistige Aktivitäten bzw. Einschränkungen signalisieren. Menschen, die eine ausgeprägte Unruhe zeigen, bzw. über eine mangelnde Körperwahrnehmung verfügen, weisen oftmals eine hochfrequente, oberflächliche Atmung auf. Der Atem dringt nicht tief in sie ein, es findet nur ein Luftaustausch im oberen Lungenanteil statt. Bei beatmeten Patienten, die ihre Atmung indes selbst steuern können, kann beobachtet werden, dass sie sehr sensibel auf äußere Anregungen reagieren. So ist z. B. mit einer deutlichen Atemfrequenzerhöhung zu rechnen, wenn ein Patient freudig erregt ist, weil er Besuch von Angehöri-

* Die Einreibung greift grundlegende Elemente der Rhythmischen Einreibung von Frau Dr. Hauschka auf und wurde von Christel Bienstein weiterentwickelt. – Weiterführende Literatur zu den Rhythmischen Einreibungen findet sich in dem „Praxishandbuch Rhythmische Einreibungen nach Wegman/Hauschka" von Monika Layer (2003, Huber, Bern)

gen bekommt. Ebenso ist es möglich, dass ein anderer Betroffener, mit einer primär unruhigen, oberflächlichen Atmung, durch die Anwesenheit seiner Angehörigen zu einer ruhigeren und tieferen Atmung animiert wird. Besonders eindrücklich zeigt sich die Atmung bei Patienten, die sich selbst aufgegeben haben, z. B. chronisch depressiv Erkrankte. Sie zeigen kein Interesse mehr an der Welt, sind daher nicht bemüht, die Luft tief in sich einzusaugen. Wenig Luft zu haben, bedeutet aber auch gleichzeitig nur über geringe Kraft zu verfügen. Die fehlenden Kraftpotenziale führen zu einem Mangel an Aktivität. Der Patient konzentriert sich vielfach nur noch auf sich selbst und selbst diese Fähigkeit kann eingeschränkt sein. Er hat somit keine Energie, das Geschehen um ihn herum wahrzunehmen. Er zieht sich immer weiter in sich zurück. Ein aktiver Austausch mit seinem sozialen Umfeld findet kaum noch statt.

Um den fortschreitenden Prozess der Wahrnehmungseinschränkung zu verlangsamen oder aufzuhalten, wurde die Atemstimulierende Einreibung (ASE) entwickelt. Seit einigen Jahren können wir systematische Erfahrungen mit den Auswirkungen dieser Methode gewinnen.

Ziel der ASE ist es, dem Patienten zu einer gleichmäßigen, ruhigen und tiefen Atmung zu verhelfen. Damit soll die Körperwahrnehmung unterstützt sowie die Konzentrationsfähigkeit und Bereitschaft des Betroffenen, sich für das äußere Geschehen zu interessieren, gefördert werden. Kennzeichnend für die Menschen, die mittels ASE gefördert werden sollen, ist die oberflächliche, rasche und zum Teil auch unregelmäßige Atmung.

In folgenden Patientengruppen sind vielfach Betroffene mit diesem Merkmal zu finden:

- Patienten mit depressiven Zuständen,
- Menschen mit Einschlafstörungen,
- Betroffene mit Wahrnehmungsverlusten des Körpers (z. B. Patienten mit Morbus Alzheimer oder demenziellen Prozessen),
- Menschen vor schweren operativen oder diagnostischen Eingriffen oder nach Mitteilung einer malignen Diagnose,
- beatmete Patienten in der Phase des Abtrainierens vom Beatmungsgerät und
- Schmerzpatienten.

Kontraindikationen bei der ASE sind nicht bekannt. Selbst bei einer verlangsamten Atmung kann mittels der ASE versucht werden, die Atmung an die Normfrequenz zu adaptieren.

Grundvoraussetzung für eine ASE ist die Fähigkeit des Pflegenden, sich in Ruhe auf die Maßnahme einlassen zu können. Eine ASE benötigt etwa fünf Minuten Zeit. In dieser Zeit sollten Störungen unterbleiben. Oftmals ist es dem Patienten nach der ASE möglich, Aktivitäten, die an ihm stattfinden, bewusster zu verfolgen oder diese sogar gezielt zu unterstützen. Gleichzeitig ermöglicht die ASE eine differenzierte Wahrnehmung des eigenen Körpers.

Wie bereits erwähnt, kommt den Händen der Pflegenden eine große Bedeutung zu. Gerade bei der ASE muss der Pflegende in der Lage sein, seine Hand dem Körper des Patienten anzupassen. Die Hände müssen „fühlend denken können" und äußerst bewusst eingesetzt werden! Die ASE wird ohne Handschuhe mit warmen Händen durchgeführt, die Pflegeperson darf keinen Handschmuck oder Uhr tragen. Die Hände des Pflegenden sollten bei der ASE in der Lage sein, die einreibenden Bewegungen durchzuführen und parallel in jeder Hand differenzierte Drücke in den verschiedenen Handabschnitten aufzubauen.

ÜBUNG

Legen Sie Ihre flache Hand auf den Tisch. Nun geben Sie Spannung in Daumen und Zeigefinger, während die drei anderen Finger entspannt bleiben. Danach verfahren Sie umgekehrt. Beide Male dürfen an Handrücken und Fingern keinerlei Bewegungen sichtbar sein, die Hand bleibt ruhig und flach auf der Tischplatte liegen.

Die meisten von uns werden versucht sein, Finger krumm bzw. die Hand hohl zu machen.

Primär wird der Rücken des Patienten für die ASE ausgewählt, da der Rücken im Vergleich zum vorderen Brustkorb weniger Intimität aufweist. Eine Ausnahme bilden hierbei letztlich nur Beatmungspatienten, die von vorn atemstimulierend eingerieben werden.

Der Patient sitzt, mit den Armen bequem abgestützt und einer Referenz vor der Brust (z. B. Kissen auf dem Tisch), auf der Bettkante, einem Hocker oder Stuhl. Der Rücken ist frei zugänglich. Bei bettlägerigen Patienten wird eine 135-Grad-Lagerung gewählt oder nur ein Lungenflügel in der Seitenlage stimuliert.

Für die ASE wird eine möglichst unparfümierte W/O-Lotion (Wasser-in-Öl-Lotion, z. B. PH 5-Eucerin F®) verwendet. Der Pflegende ver-

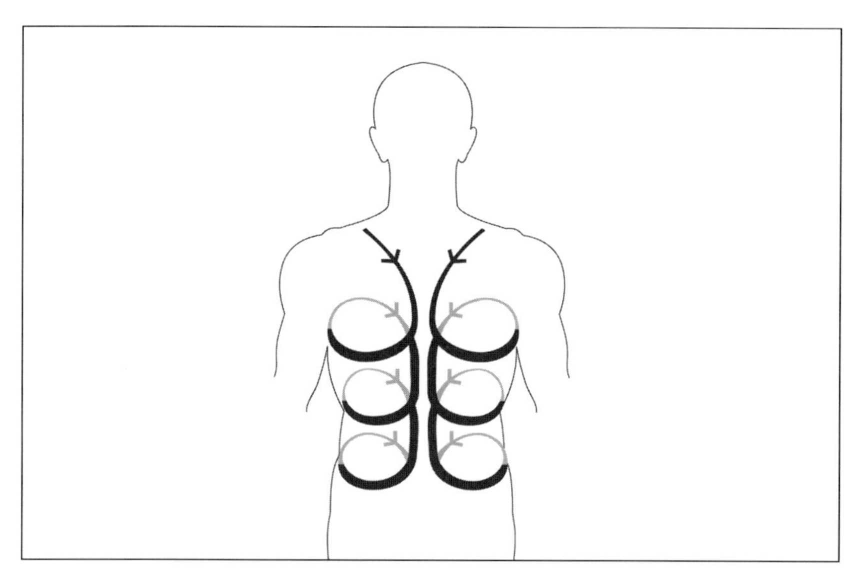

Einreibungsverlauf der ASE

teilt die Lotion gleichmäßig in seinen Handflächen und beginnt sie, der Körperbehaarung folgend, vom Nacken zum Steiß auf den Rücken des Betroffenen aufzutragen.

Besonders die seitlichen Bereiche des Brustkorbes müssen mitbedacht werden. Die Hände werden nie gleichzeitig vom Körper genommen, der Handwechsel erfolgt versetzt.

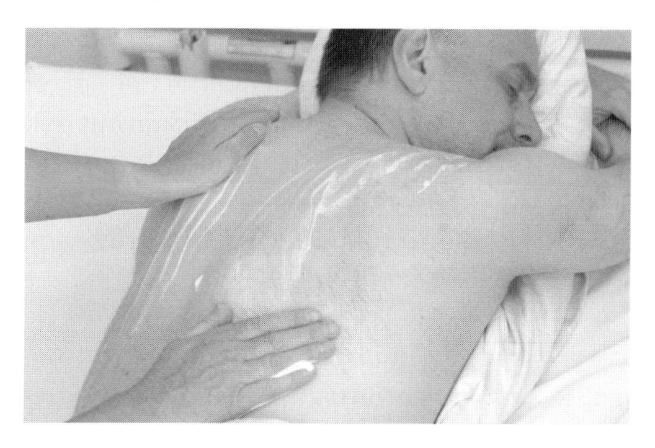

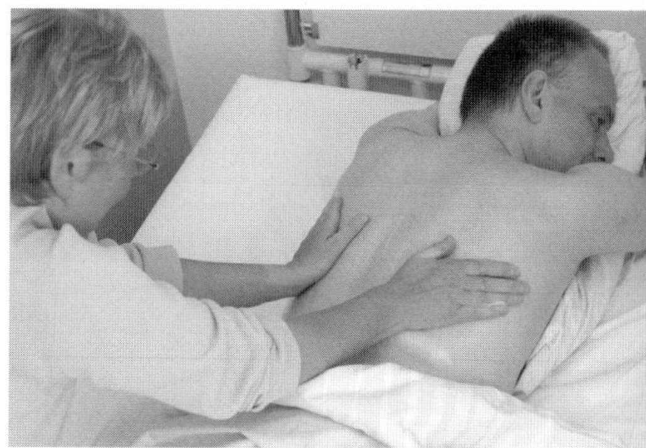

Nun werden die Hände gleichzeitig mit kreisenden Bewegungen auf dem Rücken Richtung Steiß geführt. Dabei werden mit der Hand spezifische Drücke ausgeübt. Neben der Wirbelsäule verlaufen die Austrittsstellen der Nerven, an denen gezielte Impulse gesetzt werden können.

Die Hände werden nacheinander versetzt und der Kreis gleitend geschlossen.

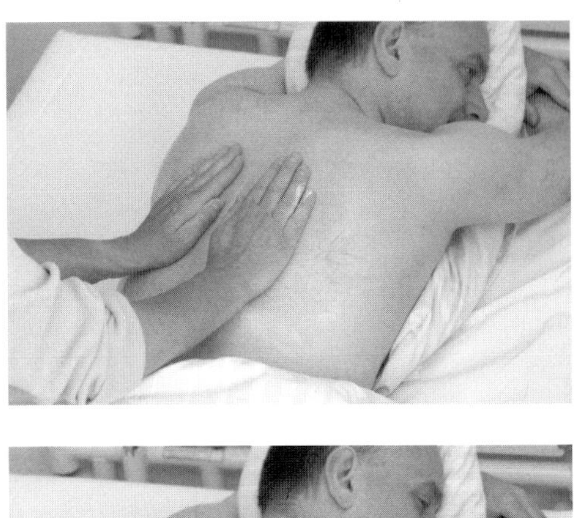
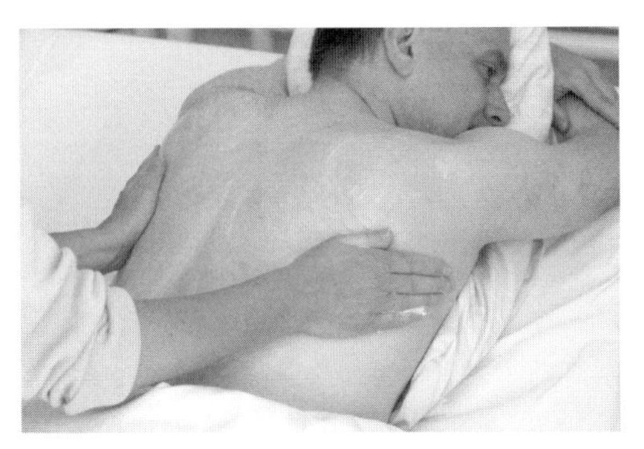
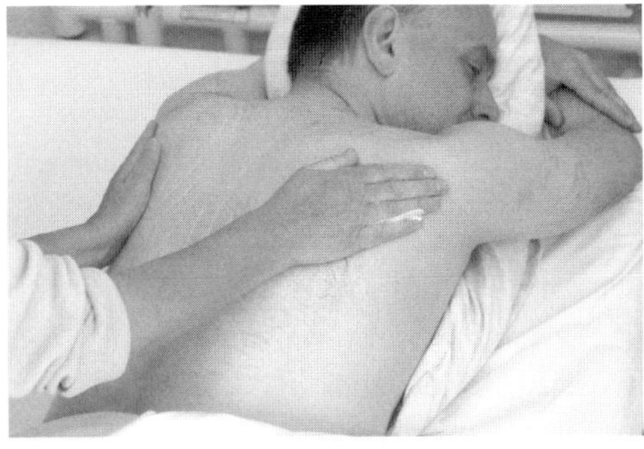
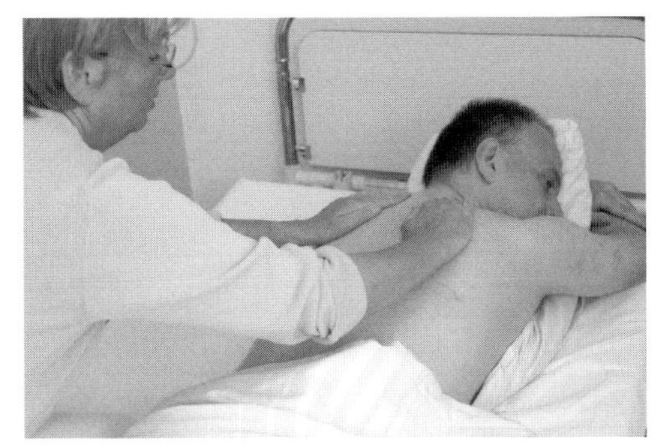

Es erfolgt eine deutliche rechts- und linksseitige Betonung der Wirbelsäule. Die Thoraxseiten werden nachdrücklich spürbar gemacht. Die Hände beenden dann den Kreis und befinden sich im Abschluss wieder an der Wirbelsäule.

Rechts und links der Wirbelsäule wird mit dem Daumen, dem Zeigefinger und der dazugehörigen Handfläche ein stärkerer Druck ausgeübt als auf den Rippenbögen. Die Hände sparen dabei immer den Dornfortsatz der Wirbelkörper aus und bewegen sich als geschlossenes Ganzes, d. h. es findet keine Abspreizung des Daumens oder der Finger statt. Die Hände werden nun nach außen geführt und drücken auf den Brustkorb. Schließlich werden sie kreisförmig zur Wirbelsäule zurückgeführt, jedoch ohne in dieser Rückbewegung stärkeren Druck auszuüben. Es folgt die nächste Kreisbewegung nach dem beschriebenen Schema.

Die einzelnen Kreise bewegen sich kontinuierlich langsam in Richtung des Steißes. Jeder Kreis sollte atemsynchron zur Atmung des Einreibenden durchgeführt werden. Der Atemrhythmus der Pflegeperson ist hier von Bedeutung. Da der Patient eine negativ veränderte Atmung hat, die anhand der Einreibung positiv stimuliert werden soll, wäre eine Ausrichtung auf seine, noch fehlerhafte Atmung, contraindiziert. Der gesunde Atemrhythmus liegt bei erwachsenen Patienten zwischen 17–20 Atemzüge pro Minute. Das Verhältnis von Ein- und Ausatmung

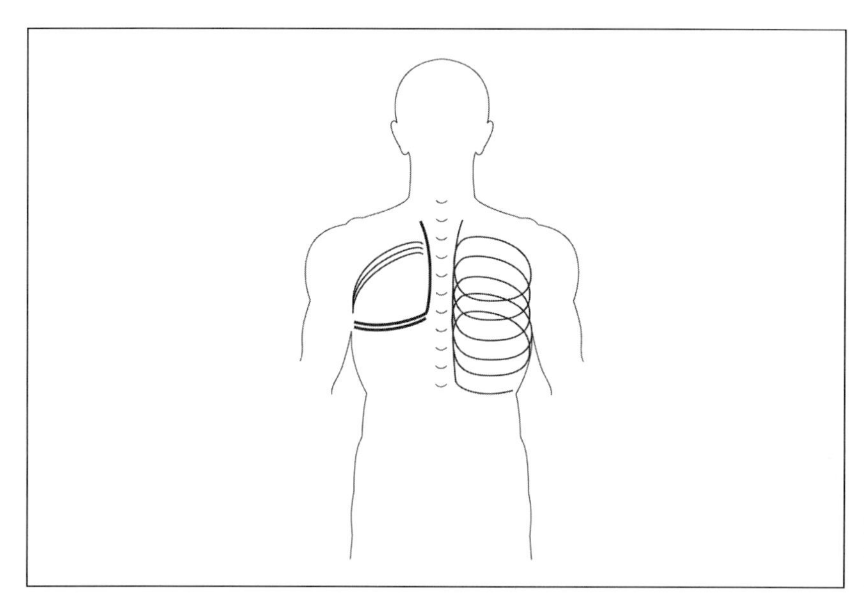

Druckverteilung und Richtung der ASE.

beträgt Eins zu Zwei (1:2). Die Ausatmung wird durch den Druck links und rechts der Wirbelsäule provoziert, die Einatmung erfolgt beim Schließen des Kreises mit den Händen ohne Druck.

Ist der Pflegende mit der Einreibung am Ende des Rückens angekommen, werden die Hände einzeln wieder zur Schulter versetzt. Der erste Druck zu Beginn eines neuen Kreises wird wieder rechts und links der Wirbelsäule erfolgen.

Der Druck muss für den Patienten klar zu spüren sein. Der Kreis wird wiederum gleitend geschlossen.

Die gesamte Einreibung beinhaltet das fünf- bis achtmalige Herabführen der Hände am Rücken und an den Seiten des Patienten. Sie endet mit dem deutlichen Abstreichen vom Nacken zum Steiß. Auch dabei werden die Hände nie gleichzeitig vom Körper genommen.

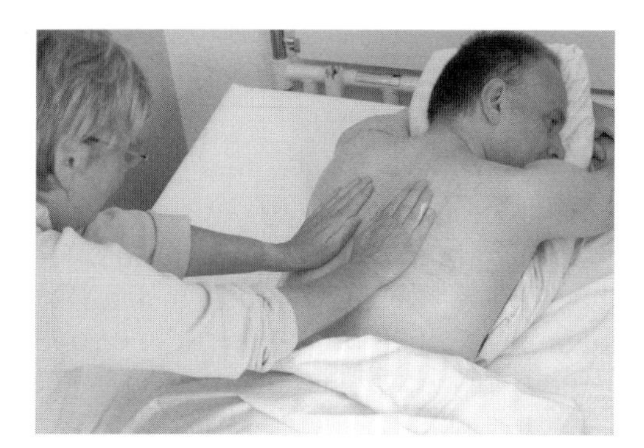

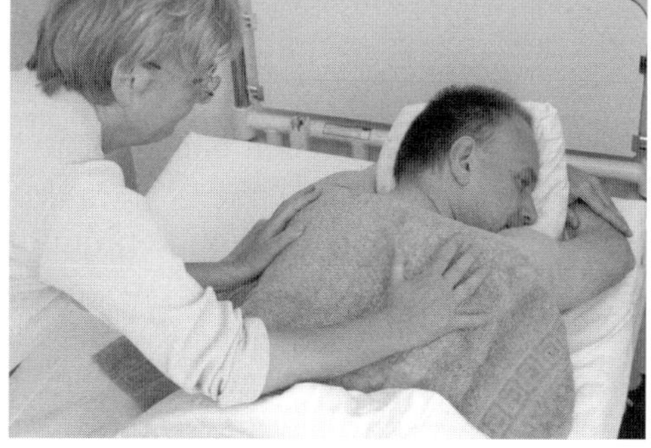

Fuß- und Beinmassage

Entsprechend der vorher ermittelten Zielsetzung erfolgt die Fuß- und Beinmassage unter belebenden oder beruhigenden Aspekten. Die belebende Beinmassage wird gegen die Körberbehaarung vom Fuß bis zum Knie durchgeführt, der Fuß und das Bein dazu fest von der Hand des Pflegenden umschlossen. Sie findet in ruhiger Folge an beiden Beinen statt.

Ziel ist, die Aufmerksamkeit bei dem Patienten zu steigern. Es bietet sich an, besonders den Menschen eine belebende Beinmassage zukommen zu lassen, die über ein Schweregefühl in den Beinen klagen oder ihre Beine beim Gehen kaum vom Boden abheben können Nach der Massage werden die Beine zumeist als leichter und „unruhiger" erlebt.

Die Massage kann auch trocken, d. h. ohne Lotion mit einem Frotteetuch oder einem Handwaschlappen durchgeführt werden. Die Intensität der Massage kann durch das Verwenden von weichen Bürsten gesteigert werden. In der Klinik dafür bitte keine Bürsten mit Naturborsten verwenden, da sie durch ihren natürlichen Haarkanal einen idealen Nährboden für Bakterien bieten. Außerdem spleißen die Borstenenden. Dabei kommt es in der Regel zu Mikroverletzungen an der Haut des Patienten. Idealerweise verwendet man für die belebenden Bein- und Fußmassagen Schwämme aus Luffa oder nicht weichgespülte Frotteehandtücher etc.

Damit die Anregung nicht in ein, für den Patienten, unangenehmes Kitzeln übergeht, ist eine sehr klare und feste Handführung vonnöten. In jedem Fall muss vor einer Massage geprüft werden, ob der Betroffene die Berührung an den Füßen überhaupt toleriert und verträgt. Die Fußsohlen gehören zum Intimbereich des Menschen. Durch ein vorheriges Fußbad sollte die Empfindlichkeit des Patienten in diesem Bereich erhoben und bekannt sein.

Die beruhigende Fußmassage verfolgt wiederum das Ziel, dem Patienten zu einer gesteigerten Ruhe zu verhelfen. Dabei soll die Schwere der eigenen Beine anhand eines intensiveren Wahrnehmens gespürt werden.

Die Massage kann mit parfümneutraler W/O-Körperlotion oder Hautöl erfolgen. Ein Hautöl hat bei der beruhigenden Massage den Vorteil, dass es den Körper mit einem Schutzfilm umgibt, der die eigene Körperwärme hält. Bei fiebernden und schwitzenden Patienten ist Öl natürlich contraindiziert.

Die beruhigende Massage orientiert sich ebenfalls an der Körperbehaarung und folgt der Wuchsrichtung der Haare. Als Medium werden entweder warme Hände oder weiche Materialien verwendet, die sich der Körperform anpassen. Die Einreibung darf nur von einer Person durchgeführt werden, damit ein gleichmäßiger Druck gewährleistet ist.

Vorbereitung der Mobilisation

Soweit es dem Betroffenen zuzumuten ist, sollte besonders viel Wert auf die Anregung der Fußsohle verwendet werden. Der gesunde Mensch erhält anhand seiner täglichen Lauferfahrung über die Fußsohlen Informationen. Das Gewicht des Körpers wird an den Boden weitergegeben, die Haltung wird ausbalanciert und der Untergrund ertastet. Sobald ein Mensch über diese Möglichkeit nicht mehr verfügt, nimmt auch sein Wissen über das Laufen und das Aufrechthalten des Körpers ab. Es muss angenommen werden, dass dieser Informationsmangel die Entwicklung eines postoperativen Kreislaufkollapses begünstigt. Das Defizit entsteht einerseits aufgrund der mangelnden vestibulären Reize, der fehlenden Anregung der Fußvenenpumpe und andererseits aufgrund des Wissensverlustes, wie es ist, sein eigenes Gewicht zu tragen. Das sind Faktoren, die einen Kreislaufkollaps durchaus fördern können. Daher ist die bewusste Vermittlung des Fußfühlens von besonderer Bedeutung. Positionswechsel bieten in diesem Fall pflegerische Möglichkeiten, die Fußsohlen in das Gesamtkörperbild des Menschen zu integrieren.

Ganzkörpermassage

Gerade beatmete/bewusstlose Patienten haben keine Chance, sich über ihren Körper selbst Gewissheit zu verschaffen. Durch ihre Bewegungslosigkeit können sie ihren Körper nicht mehr begreifen. Um ihnen das Wissen über ihren Körper zu erhalten, bieten sich Ganzkörpermassagen an. Dabei können wiederum die Grundprinzipien von belebend und beruhigend zugrunde gelegt werden. Wir empfehlen eine Massage, die vom vorderen Thorax ausgeht und sich dann zu den Extremitäten hinarbeitet. Diesem Vorgehen liegt die Annahme zugrunde, dass ein wahrnehmungsbeeinträchtigter Mensch mehr Kenntnisse und Empfindungen über seinen Körperstamm hat als über seine Extremitäten.

Für die Massage können W/O-Lotionen oder auch trockene Materialien, wie Handwaschlappen, Handtücher oder ein Oberbett aus Frottee verwendet werden. Letzteres umschließt bereits schon gänzlich den Menschen und kann rubbelnd vom Körperstamm bis zu den Füßen geführt werden. Bürsten finden hier ebenfalls ihre Verwendung, dabei sollten die o. g. Qualitätsmerkmale erneut berücksichtigt werden (vgl. Fuß- und Beinmassagen).

Gerade bei der Ganzkörpermassage ist die Mithilfe der Angehörigen sehr sinnvoll. Oftmals fehlt dem Pflegepersonal zu diesem Angebot die Zeit. Im Vergleich zur Ganzkörperwaschung ist die Massage auch nicht so leicht in den Pflegealltag zu integrieren, da sie als zusätzliche Maßnahme erlebt wird.

Um den Betroffenen ein Fühlen und Wahrnehmen zu ermöglichen, müssen wir den bewegungsbeeinträchtigten Menschen berühren. Differenzierte Wahrnehmung ist jedoch nur anhand von Unterschieden möglich. Es bietet sich daher an, den Patienten mit unterschiedlichen Materialien abzurubbeln oder diese über seine Haut zu führen. Hier kommen Reissäckchen, Hirsekissen, Felle, Schwämme etc. zum Einsatz. Bei allen Maßnahmen muss der Betroffene aufmerksam beobachtet werden.

SCHLUSSFOLGERUNGEN

Die Einreibungen fördern im Wesentlichen folgende zentrale Ziele:

- **Das eigene Leben spüren**
Die Erfahrung einer wohltuenden ruhigen Berührung und der klaren Körperbegrenzung bieten dem Patienten Raum und Gelegenheit, sich selbst zu spüren. Damit ist die Ausgangssituation geschaffen, um

- **Sicherheit zu erleben und Vertrauen aufzubauen**
Besonders in den Phasen der beängstigenden Desorientierung, kann eine gezielte Einreibung Hilfe zur Orientierung geben und die Grundlage zu einem Gefühl des „Sicher Aufgehobenseins“ bieten. Weiterhin können Einreibungen helfen, den

- **Eigenen Rhythmus zu entwickeln.**
Die Verlässlichkeit einer regelmäßigen Atmung und wohlige Wärme an den Füßen zu verspüren, untermauern die oben genannten Ziele. Einreibungen sind rhythmische Maßnahmen, die den Betroffenen begleiten und nicht überfordern, ihm die Sicherheit geben, dass es gut und verlässlich weitergeht.

BEISPIELE AUS DER PRAXIS

Bernhard Thewes ist 64 Jahre alt und wird erstmalig am Herzen operiert. Er ist innerlich und äußerlich sichtlich aufgeregt, obwohl alle Beteiligten von einer Routineoperation sprechen. Schließlich ist es sein Herz, an dem gearbeitet und geschnitten werden soll. Die Einreibung am Abend vor der Operation lässt seinen Atem langsamer werden, er spürt in seinem Körper Lebenskraft und erlebt sich nicht so hinfällig wie am Tag zuvor. Auch die Einreibung vor der Operation lässt ihn seinen Körper positiv spüren, so dass er schon vor der Fahrt zum OP tief einschläft.

Adele Kleinschmidt hat zusammen mit ihrem Mann über 50 Jahre lang einen Bauernhof geführt. Nun, an ihrem Lebensende, lebt sie weiterhin auf dem familiären Anwesen. Aufgrund ihrer Demenz erkennt sie die Welt von heute aber nicht mehr. Alles wird ihr zunehmend fremder. Manchmal nimmt ihre Unruhe derart zu, dass sie, sichtlich verwirrt, nach Hause zu ihren Eltern will und unruhig im Zimmer hin und her läuft. Vielfach spürt Frau Kleinschmidt aber auch, dass sie sich weiter verliert und ist dann in der Lage, ihr Hilfsbedürfnis anzudeuten und zu äußern. Ihre Schwiegertochter weiß, dass ihr eine beruhigende Einreibung hilft.

8.7 Somatische Stimulation durch den Körper des anderen

Wie bereits geschildert, ist die Unterstützung durch Angehörige und Freunde eines Patienten von hoher Bedeutung. Viele Möglichkeiten der körperlichen Förderung können nur von ihnen geleistet werden. So ist es für Patienten mit einer Hemiplegie (Halbseitenlähmung) sinnvoll, wenn sich der Partner auf der gelähmten Seite des Patienten in das Bett legt oder setzt. Gerade das Aufsetzen oder erste Stehversuche können durch die ganzseitige Rückmeldung, die durch die Unterstützung des Angehörigen erfolgt, positiv unterstützt werden.

So wäre es auch wesentlich sinnvoller, in den Kinderkliniken große Betten vorzufinden, in denen Mutter oder Vater mit dem Kind gemeinsam liegen können. In der Regel liegen die Eltern schwerkranker

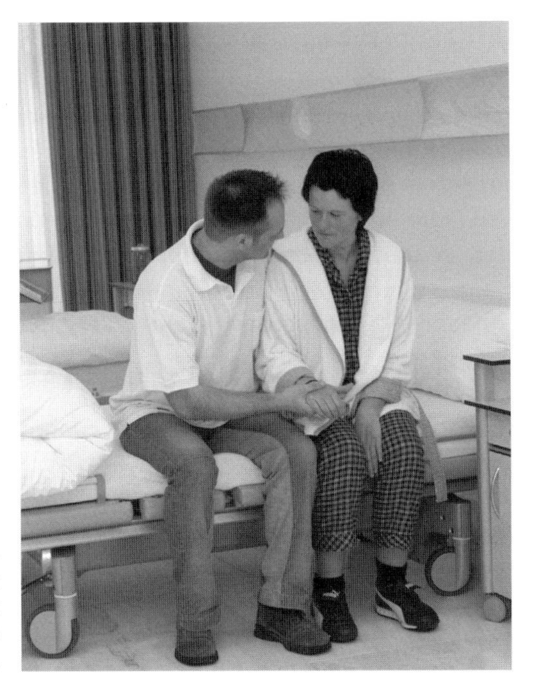

Ein klarer Körperkontakt vermittelt eine deutliche Orientierung.

Kinder auf einem unbequemen Liegestuhl, einer Matratze oder in einem separaten Bett. Für ein Kind ist jedoch kennzeichnend, dass es zu Papa und Mama ins Bett klettern und sich an sie kuscheln kann, wenn es krank ist und sich nicht wohl fühlt. Das Kind erfährt auf diese Weise die eindeutige somatische und psychische Rückmeldung, dass es beschützt ist. Dies allein fördert bereits den langersehnten Schlaf für beide.

8.8 Aufrecht sein

Ein nicht beeinträchtigter Mensch hat kontinuierlich die Möglichkeit seine Position zu verändern. Damit schult und nutzt er seinen Gleichgewichtssinn und erfährt ständige somatische Anregungen. Je stärker die Gesundheit eines Menschen beeinträchtigt ist, desto mehr verlangsamen sich seine Bewegungen. Er fühlt sich schlapp, sein Antrieb ist reduziert. Wenn ihm in dieser Situation nun auch noch wenig Anreiz geboten wird, besteht für ihn kaum ein ersichtlicher Grund, diese Haltung zu verändern. Sein Leben verlagert sich, bildlich gesprochen, vom Vertikalen ins Horizontale, vom Aufrechten ins Liegende. Das hat neben den Auswirkungen auf seinen Gleichgewichtssinn auch Folgen für die inneren Organe.

Vestibuläre Angebote

Die somatisch-vestibulären und vibratorischen Bereiche greifen ineinander. Schon im pränatalen Zustand erhält der Fötus eine kumulierte Stimulation. Neben den somatischen Informationen werden ferner an den Gleichgewichtssinn ständige Anforderungen und Impulse gegeben.

Ist nun ein Mensch durch seine Krankheit oder Behinderung primär auf das Bett verwiesen, verliert er die Fähigkeit, rasch auf eine veränderte Körperposition reagieren zu können. Dies wird sowohl am postoperativen Kreislaufkollaps, wie auch an den schwankenden Bewegungen von Menschen, die über einen längeren Zeitraum (bereits drei Tage genügen) in ein und derselben Körperposition verbracht haben, deutlich. Der Mensch entwickelt binnen weniger Tage einen Blick aus der Horizontalen heraus.

Die Unfähigkeit von Patienten nach einem schweren Schädel-Hirn-Trauma beispielsweise ihren Brustkorb und den Kopf aufzurichten, hat ebenfalls mit dem Stimulationsverlust des Gleichgewichtssinnes zu tun. Ihr Kopf fällt bei diesen Versuchen zumeist nach vorn oder zur Seite. Diese Menschen müssen die Bewegung neu erlernen.

Aus diesem Grunde ist es hochgradig bedenklich, wenn Patienten über Tage und Wochen in einer Position, in der Praxis lässt sich häufig die Rückenposition beobachten, gepflegt werden. Selbst beatmete Patienten im komatösen Zustand etc. bedürfen einer systematischen Gleichgewichtsstimulation, u. a. ist ein Lagewechsel ebenfalls dringend für die Lungenventilation erforderlich.

Wie bereits im Kapitel „Das Liegen erleben" besprochen, unterstützt ein regelmäßiger Lagewechsel die Anregung des Gleichgewichtssinns. Bewährt haben sich hierbei die 30-Grad-Lagerung, der Einsatz der schiefen Ebene, bei der feste Materialien unter die Längsseite verbracht werden, um diese anzukippen (Bienstein, Schröder, 1997) und die 135-Grad-Lagerung.

Wesentlich zu wenig genutzt wird das Absenken des Bettfußteils und die Erhöhung des Rückenteils. Nahezu jedes Krankenbett verfügt über diese Möglichkeiten. Besonders vor einer erstmaligen Mobilisation sollte das Bettende abgesenkt werden, damit der Betroffene die Schwere in seinen Füßen spürt. Die Fußsohlen sollen einen Kontakt zum Bettende oder anderen festen Materialien bekommen. Durch das zusätzliche Hochstellen des Kopfendes wird eine weitere Anregung gegeben. Ebenfalls kann die Chance einer Kopftieflage zur Stimulation des Kreislaufes und des Gleichgewichtsinns genutzt werden. Alle Möglichkeiten sind miteinander kombinierbar.

Soweit möglich, sollte der Patient regelmäßig in einen Sessel oder Rollstuhl gesetzt werden. Aus dieser Perspektive hat er wesentlich mehr Möglichkeiten sich selbst und sein Umfeld zu sehen, wird zu höherer Aufmerksamkeit angeregt und kann zudem seinen Gleichgewichtssinn stimulieren.

Für Kinder empfiehlt sich auch eine Bewegung, die Auf und Ab schaukelt, da Kinder noch mit vielen Möglichkeiten der vestibulären Anregung vertraut sind. Je älter ein Mensch ist, desto weniger Übung hat er damit. Das Schweben in einem Patientenlifter beispielsweise löst bei älteren Menschen Stress und Angst aus, während Kinder diese Aktion durchaus genießen. Solche Anforderungen in unseren Pflegealltag zu transferieren, ist nicht einfach. Eine Möglichkeit, Kindern diese Erfahrungen zu bieten, bestünde durch den Einsatz von Patientenliftern, die ein freies Schaukeln ermöglichen. Ist ein solcher Lift vorhanden, sollten leichte schaukelnde Bewegungen mit dem Patienten durchgeführt werden. Dabei muss auf das hohe Sicherheitsbedürfnis der Patienten geachtet werden. Der Pflegende sollte den Patienten dabei klar und deutlich mit seinen Händen umfassen. Eine weitere Möglichkeit bietet das Netzbett (Mecabett® oder Planolux®), welches ein ganzkörperliches seitliches Drehen und Schwingen des Patienten ermöglicht.

Vestibuläre Stimulation bei der Nahrungsaufnahme

Vestibuläre Anregungen sind im Zusammenhang mit der Nahrungsaufnahme von besonderer pflegerischer Bedeutung. In unserem kulturellen Umfeld nimmt man spätestens ab dem ersten Lebensjahr das Essen primär im Sitzen ein. Nach dem Essen kommt es in dieser Haltung

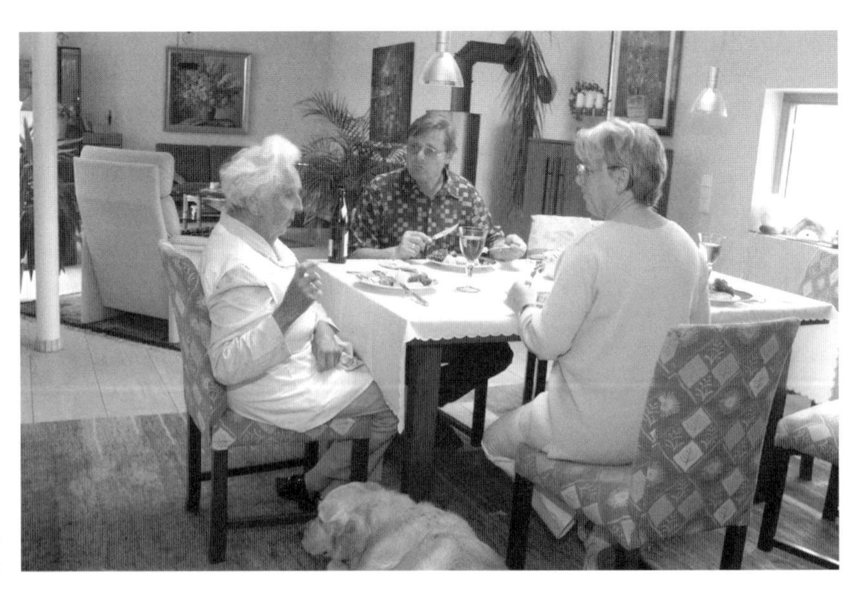

So kann es Zuhause sein.

zu einem „Völlegefühl" im vorderen Bauchraum. Das Essen drückt nach unten und vorn. Dieses Gefühl haben wir über Jahre hinweg tief verinnerlicht.

Wird nun durch eine schwere Erkrankung die Ernährung über eine Magensonde notwendig, lässt sich leider immer wieder beobachten, dass die Sondennahrung, auch bei Bolusgaben, in einer liegenden Position verabreicht wird. Das Sondieren im flachen Liegen stimuliert die inneren Organe nur mangelhaft und erhöht gleichzeitig die Pneumoniegefahr, denn die Menschen, die nicht in der Lage sind, ihr Essen oral selbst zu sich zu nehmen, sind zumeist auch reaktionsverlangsamt. Das bedeutet, dass ihr Kehldeckelschluss und Hustenreflex verlangsamt oder sogar ausgelöscht sein können. Die Gefahr einer Aspiration ist immens. Zudem führt der Eintritt der Magensonde in den Magen zu einer leichten Weitstellung des Mageneingangs, d. h. der Mageneingang schließt nicht dicht ab. Damit besteht besonders bei der Flachlagerung eines Patienten eine hochgradige Gefährdung einer „stillen Aspiration", bei der unbemerkt immer wieder Mageninhalt in die Speiseröhre zurück läuft und schließlich in die Luftröhre gelangt. Häufig wird die Aspiration erst dann erkannt, wenn der Patient eine Pneumonie entwickelt hat. Dem Zusammenhang von Rückenlage und Sondenernährung wird leider viel zu wenig Bedeutung beigemessen.

Als besonders problematisch stellt sich in zunehmendem Maße die Sondenernährung mittels Ernährungspumpen dar. Der Patient bekommt, von kurzen Pausen abgesehen, kontinuierlich Sondenkost zugeführt. Er verliert damit die Empfindung des Hunger- oder Appetitgefühls, welches eigentlich ein völlig natürlicher Eindruck vor der Nahrungsaufnahme ist. Das Sättigungsgefühl nach der Nahrungsaufnahme kann ebenfalls nicht mehr wahrgenommen werden.

Es muss für Pflegende von besonderem Interesse sein, dem Patienten diese Gefühle zu erhalten bzw. dem Betroffenen zu helfen, sie wieder zu entwickeln. Mittels Bolusgaben kann ein langsames Eingewöhnen angestrebt werden. Die Anpassung an Bolusgaben erfolgt sukzessive und findet primär tagsüber statt. Der Patient muss zu jeder Sondengabe in eine möglichst aufrechte Position gebracht werden (angestrebt wird eine sitzende Position am Tisch), in der er noch mindestens 30 Minuten nach Sondengabe verbleibt. Danach kann der Oberkörper des Betroffenen wieder flacher, jedoch nicht horizontal, positioniert werden. Ist ein Aufrichten des Oberkörpers nicht möglich, sollte der Patient mittels schiefer Ebene auf der linken Seite gelagert werden (die Anatomie des Magens wird derart positiv genutzt), und das Fußende des Bettes abgesenkt werden.

In einer korrekten Essposition, kann der Patient besser übereinstimmende „alte" Ernährungsgefühle entwickeln als in der Rückenlage. Ein gefüllter Magen in Rückenlage drückt hingegen auf die Wirbelsäule. Dass dieser Druck Essen und Sattsein signalisiert, ist für den Betroffenen nicht nachvollziehbar (s. a. Kapitel „Orale Stimulation").

Vestibuläre Stimulation der Blase

Eine korrekte Lagerungsveränderung ist nicht nur für die innere Organstimulation des Magens von Bedeutung, sondern auch für Darm und Blase. In einer umfassenden Untersuchung des Pflegefachseminars im Bildungszentrum Essen über Krankenbetten (s. Krankenpflege 7/8, 1990) wurde besonders die falsche Abknickung des Rückenteils reklamiert. In diesem Zusammenhang offenbarte sich, dass die Standardkrankenbetten auch zur Inkontinenz aufgrund mangelnder vestibulärer Stimulation führen können.

Bekanntermaßen entsteht durch längere Bettlägerigkeit häufig ein Inkontinenzproblem bei den Betroffenen. Der Kausalzusammenhang ist noch nicht untersucht. Daher kann u.a. nur folgendermaßen vermutet werden: Durch das flache Liegen im Bett oder die inkorrekte Krümmung des Oberkörpers liegt das Becken horizontal auf. Die Patienten sitzen selbst bei aufgerichteten Rückenteil nicht mit einer Beugung der Hüfte im Bett. Vielmehr wird die Beugung in dieser Lage im Lendenwirbelbereich vollzogen. Dadurch wird der Blasensphinkter interna (der innere Blasenschließmuskel) mangelhaft angeregt. Während der gesunde erwachsene Mensch den Füllzustand seiner Blase sowohl im Sitzen als auch im Stehen und Laufen deutlich spürt, ist dieses Gefühl im Liegen reduziert. Diese Tatsache führt im Übrigen auch zu einer meist ungetrübten Nachtruhe. Obwohl in der Nacht umfänglich Urin produziert wird, schlafen wir durch und lassen erst morgens nach dem Aufstehen eine große Menge Urin, während wir tagsüber öfter zur Toilette müssen.

Liegt ein Mensch nun über längeren Zeitraum im Bett oder ist in der Oberkörperhochlagerung inkorrekt gebeugt, wird der Blasensphinkter nicht ausreichend gereizt. Bei dem ersten Aufrichten nach längerer Bettlägerigkeit, kann dann ein Verschlussdefizit der Blase beobachtet wer-

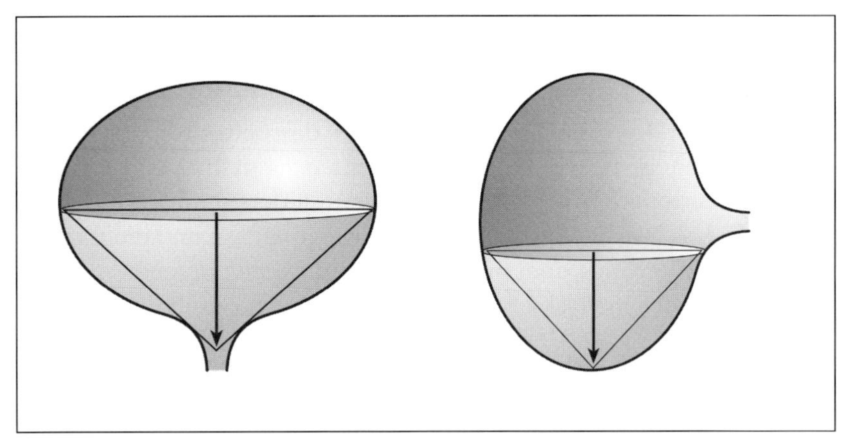

Die gefüllte Blase eines sitzenden oder stehenden Menschen (li).
Im Vergleich dazu, die eines liegenden Menschen (re).

den. Eine korrekte Körperlage und die häufige Positionsveränderung ist für die betroffenen Menschen erforderlich.

Vibratorische Angebote

Ein somatisches, also körperlich nahes Spüren, verbunden mit vestibulärer und vibratorischer Anregung, erweckt in vielen Menschen positive Assoziationen. Es bildet die Grundlage des Urvertrauens. Mit der Basalen Stimulation wird versucht, an diese Erfahrungen anzuknüpfen.

Bereits bei der Ganzkörperwaschung können die Pflegenden verschiedene Möglichkeiten der Basalen Förderung nutzen. Zusätzlich zu den bereits beschriebenen Anregungen der Waschung kann der Patient in einer aufgerichteten Position an den Oberkörper der Pflegeperson gelehnt werden. In der Aufrichtung erfährt er vestibuläre Stimulation und durch den nahen Körperkontakt zu dem Pflegenden wird dessen Stimme auch anhand der Schwingungen vibratorisch übertragen.

Für vibratorische Angebote können aber auch Hilfsmittel besonders gut zum Einsatz kommen. So sollte die Zahnpflege möglichst mit einer elektrischen Zahnbürste durchgeführt werden. Eine Hand des Patienten wird dabei um das Gerät gelegt, damit er die Vibrationen auch in der Hand und im Arm spürt. Bei Männern sollte zudem ein elektrischer Rasierapparat zur Rasur genutzt werden. Die feinen Schwingungen übermitteln wichtige stimulierende Impulse. Die Rasur erfolgt bei Hemiplegiepatienten von der gesunden zur gelähmten Seite hin.

Die Intensivstationen verfügen häufig über Vibrax-Geräte. Das Vibrieren des Thorax (bitte segmentorientiert und mittels Lagerungsdrainage) gibt ebenfalls sehr positive vibratorische Stimulationen. Selbst das Aufsetzen des Vibrax auf der Matratze des Bettes führt zu feinen Erschütterungen, die den Patienten Orientierung in ihrer eigenen Körperlichkeit ermöglichen. Vielfach existieren in den Familien Massagegeräte für das Gesicht oder den Körper. Diese einfachen und preiswerten Geräte, die allerdings dem Sicherheitsstandard entsprechen müssen, sind für die vibratorische Stimulation eine wertvolle Hilfe. Die Angehörigen können wiederum in die Pflege einbezogen werden und, nach einer Einführung, derartige Stimulationen anbieten. Gerade auf dem Gebiet der vibratorischen Anregung erscheint die Einbeziehung von Freunden und Verwandten des Patienten außerordentlich sinnvoll. Sie sind dem Betroffenen vertraut und scheuen häufig keinen direkten Körperkontakt. Sie können ihn dicht an den Körper nehmen und ihm, neben Nähe und Verbundenheit, vibratorische Anregungen über Stimme und Atmung zukommen lassen.

Erwähnenswert ist das Spazieren fahren mit den Patienten. Ganz gleich, ob im Rollstuhl oder sogar im Bett, die vibratorischen Anregungen, aufgrund der unterschiedlichen Bodenbeschaffenheiten mit ihren Unebenheiten bieten dem Betroffenen einen einzigartigen Erfahrungsraum und sollten deshalb unbedingt genutzt werden.

BEISPIELE AUS DER PRAXIS

Bettina von der Wege ist eine 18-jährige schädel-hirnverletzte Patientin, die von der Beatmung abtrainiert werden konnte, weil die Mutter mit ihr immer wieder ruhig das Atmen übte. Dazu kletterte die Mutter, nachdem man die Verbindung von Tubus und Beatmungsgerät getrennt hatte, in das Bett der Tochter. Dort zog sie diese ganz dicht an ihren eigenen Thorax, um Bettina in ihrer Eigenatmung zu unterstützen. Ganz regelmäßig und tief atmete sie in ihre Tochter und erreichte, dass diese eine eigenständige Atmung wiedergewann.

Willi Möhring, 43 Jahre, erlitt einen hypoxischen Schaden (Hirnschädigung durch Sauerstoffmangel) nachdem er nach einem schweren Verkehrsunfall reanimiert werden musste. Nach Abschluss der Intensivphase seiner Betreuung war es schwierig, ihm das eigenständige Atmen wieder zu ermöglichen. Er war mit einer Tracheostoma (Luftröhrenschnitt) versorgt worden und hatte massive Probleme beim Entfernen der Trachealkanüle, da er die Atmung über Mund und Nase nicht mehr tolerierte und musste mehrfach reintubiert (erneut mit einem Beatmungsschlauch versehen) werden. Seine junge Frau nahm daraufhin eine ganz körpernahe Position zu ihm ein. In einzelnen, aufeinander aufbauenden Schritten erreichte sie, dass er die Atmung durch den Mund/Nasenbereich akzeptierte. Dabei atmete sie ruhig in ihn hinein. Der nächste Schritt betraf die zeitlichen Ausdehnung der Mund-/Nasenatmung durch einen längeren Verschluss der Trachealkanüle nach außen. Herr Möhring reagierte anfangs mit einer stark pressenden Atmung, neben der Trachealkanüle her. Je ruhiger und konsequenter die Ehefrau jedoch den Rhythmus vorgab, desto besser adaptierte er sich. Nach einigen Tagen wurde die Kanüle auf der Intensivstation entfernt. Die Ehefrau, die die ruhige Atmung inzwischen auch auf Kassette aufgezeichnet hatte, gab den Atemrhythmus für etwa eine Stunde persönlich vor. Im Anschluss daran ließ sie in ihrer Abwesenheit die Kassette laufen. Herr Möhring blieb im Rhythmus. War die Kassette abgelaufen, brach sein eigener Rhythmus allerdings zusammen und er geriet in Atemnot, bis eine Anpassung durch eine erneute Atemvorgabe erfolgte. Nach drei Tagen hatte er es geschafft und atmete selbstständig ohne Unterstützung durch Nase und Mund.

8.9 Bedeutung des Mundes

Der Mund ist unser wahrnehmungsstärkster Bereich. Er dient zur Kommunikation, zur Nahrungsaufnahme und ist in unserer Kultur gleichzeitig ein hocherotischer Bereich. Nicht nur der erotisierende Lustgewinn, sondern auch der Lustgewinn durch das Rauchen wird von vielen Menschen positiv erlebt.

Auf der Großhirnrinde spiegeln sich die topografischen Lagen der Körperregionen wider. So bilden sich die Gefühle und Erinnerungen besonders im Frontalbereich des Gehirns ab, die motorischen Fähigkeiten des Menschen werden in dem Teil abgebildet, der sich wie ein Haarreif um und über den Kopf zieht. Die Koordination und Verarbeitung der Sinneseindrücke nimmt topografisch den größten Teil des Gehirns ein. Auch wenn inzwischen bekannt ist, dass die den Hirnarealen zugeordneten Fähigkeiten und die erworbenen Kompetenzen nicht nur dort abgespeichert sind, findet sich in den dargestellten Arealen die komplex gebündelte Abbildung des jeweiligen Bereiches wieder.

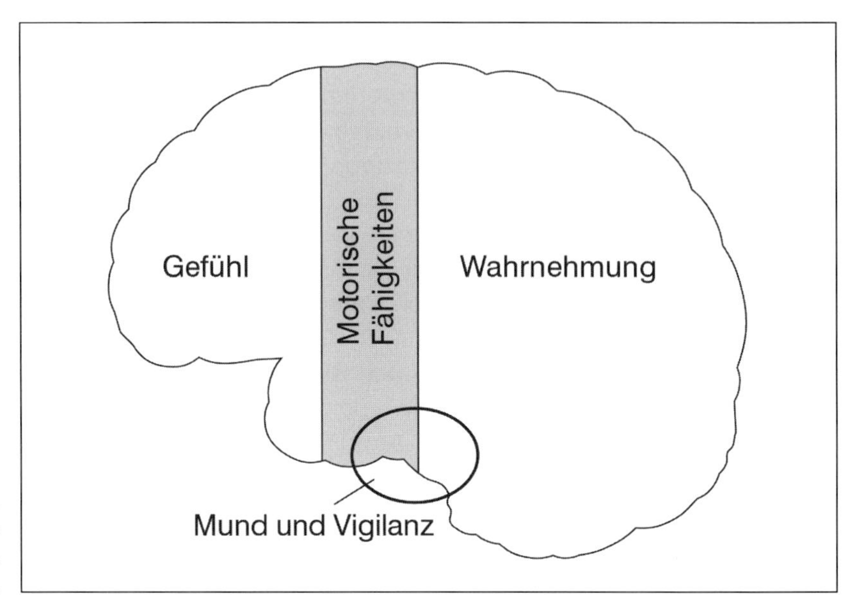

Grobeinteilung der Topografie des Gehirns.

Wird nun ein Körperteil aktiviert, so setzt in dem jeweiligen Hirnareal eine stärke Durchblutung ein. Eine Zunahme der Durchblutung bedeutet in der Regel auch eine bessere Sauerstoffversorgung. So konnte in der Praxis beobachtet werden, dass somnolente (bewusstseinsgetrübte, benommene) und komatöse Patienten auf vertraute Angebote (z.B. das Einsetzen der Zahnprothese, bekannter Geschmacksangebote) im Mundbereich reagierten, den Mund öffneten oder der Handlung entsprechend gewohnte Bewegungen zu Ende führten.

Besonders positive Anregungen im Mundbereich führten erstaunlicherweise zu einem rascheren Aufklaren der Patienten. Das kann unter anderem damit erklärt werden, dass sich der zuständige Mundbereich in direkter Nähe zum Vigilanzzentrums (Wachheitszentrums) befindet. Wird nun ein gezieltes orales oder olfaktorisches Angebot gemacht, vermuten wir, dass im topografischen Bereich des Mundes eine stärkere Durchblutung einsetzt, die das Vigilanzzentrum (s. Abbildung oben) mit einbezieht.

Bisher verfügen wir diesbezüglich noch über keine Ergebnisse aus der Grundlagenforschung, wollen aber noch in diesem Jahr mit einer Forschung zu dieser Fragestellung beginnen.

Von der Grundannahme ausgehend, dass der Mund der wahrnehmungsstärkste und einer der am besten zu fördernden Bereiche des

Menschen ist, bedürfen alle Aktivitäten im Zusammenhang mit dem Mund einer äußersten Sorgfalt. Über den Mund können wir uns den Zugang zur Wachheit des Betroffenen er- oder verschließen, je nachdem, ob der Patient durch unsere Aktivität positiv oder negativ angeregt wird. Er wird ihn aufgrund seiner Erfahrungen und des Umgangs mit ihm öffnen oder verschließen.

Pflege im Bereich des Mundes

Wie soll nun pflegerisch mit diesem sensiblen und so wahrnehmungsförderlichen Bereich umgegangen werden?

Pflegende lernen die Notwendigkeit einer „guten" Mundpflege sehr früh. Das Verständnis der so genannten „guten" Mundpflege beschränkt sich in der Regel nicht auf den Einsatz einer Zahnbürste. Vielmehr werden die unterschiedlichsten Mittelchen und Materialien verwandt, um den Mund der Patienten zu öffnen, offen zu halten, zu säubern und nachhaltig zu erfrischen. Diese Utensilien sind den Betroffenen jedoch aus ihrer eigenen Biografie nicht geläufig. Den Patienten werden in einer Situation, in der sie ihre Bedürfnisse nicht autonom stillen können und pflegebedürftig sind, fremde, unvertraute Erfahrungen zugemutet. So kommen bei einem somnolenten Menschen Klemmen und Spatel zum Einsatz, der Mund wird mit Präparaten ausgewischt, die er selbst nie benützen würde. Alte und verwirrte Menschen und Kinder reagieren auf eine solche Behandlung oft völlig adäquat und korrekt, sie verschließen ihren Mund fest und lassen nichts mehr in ihn hinein. Leider beginnt damit vielfach ein Teufelskreis: Der verschlossene Mund lässt die Pflegenden auf die Idee kommen, diesen mit Kraft zu öffnen und offen zu halten, denn „die Zähne müssen schließlich geputzt werden". Der gewaltsame Eingriff bewirkt jedoch, dass sich der Mund nur noch fester verschließt.

Auch Fremdkörper im Bereich des Mundes werden als sehr problematisch erlebt. So stellt ein oral liegender Tubus (Beatmungsschlauch) eine völlige Entfremdung des Mundes dar. Alles, wozu er ursprünglich in der Lage war, ist aufgehoben. Stattdessen werden nur noch bedrohliche Impulse vermittelt. Menschen können in dieser schwierigen Situation mit einer sequenziellen Ausschaltung ihrer Wahrnehmung reagieren, um unangenehme Erfahrungen zu überbrücken. Eine andere, für diesen Menschen adäquate, Reaktion wäre der Versuch, den Fremdkörper zu entfernen, was bei den Pflegenden auf keine Gegenliebe stößt. Die Folge ist dann vielfach eine Fixierung der Hände, damit der Betroffen sich nicht selbst „schädigen" kann.

Wesentlich ist jedoch, dass der Patient seinen Mund weiterhin positiv erfährt, auch und insbesondere unter den extremen Umständen. Bei beatmeten Patienten sollten deswegen ihre eigenen Hände geführt werden, damit sie den Intubationsschlauch fühlen und ertasten können. Ferner muss ihnen die Notwendigkeit wiederholt erklärt werden, um die Bedrohung, die von dem Beatmungsschlauch ausgeht, abzuschwächen.

Zahn- und Mundpflege

Bevor eine Mundpflege möglich wird, müssen einige Besonderheiten des Betroffenen abgeklärt werden. Unter anderem ist zu klären, wie die Zahnpflegegewohnheiten des Betroffenen sind, was er für Nahrungsgewohnheiten hat und welche Zahn- und Mundkosmetik er benutzt. Vor Beginn der oralen Stimulation sollte sich der Pflegende genau überzeugen, ob der Mund intakt ist, d. h. keine pathologischen Veränderungen vorliegen.

Folgende Fragen helfen bei der Beurteilung des Mundes:

- Ist der Mund feucht oder trocken?
- Wie sieht die Mundschleimhaut und die Zunge aus?
- Sind Aphten, Rhagaden, Bläschen o. Ä. im Mundbereich zu sehen?
- Sind die Zähne vollständig vorhanden?
- An welcher Stelle fehlen Zähne?
- Wird eine Zahnprothese/Teilprothese/Zahnklammer getragen?
- Wird diese regelmäßig getragen?
- Ist das Zahnfleisch intakt und wie sieht es aus?
- Wie sehen die Lippen/Lippenwinkel aus?
- Verträgt der Patient bestimmte Nahrungs-/Pflegemittel oder Medikamente im Mundbereich nicht?
- Welche Pflegehilfsmittel benutzte er? (Mundwasser, Munddusche, elektrische oder normale Zahnbürste, Zahnpasta, usw.)
- Nahm er eine Lippenpflege vor?
- Kann der Patient auf Aufforderung den Mund öffnen?
- Schließt er den Mund auf Aufforderung?
- Welche Geschmacksrichtung bevorzugt der Patient?

- Kann er riechen?
- Reagiert er mit einem Beißreflex?
- Leidet er unter starken Muskelanspannungen im Gesichts- und Mundbereich?
- Existiert eine Schluckstörung und wenn ja, welche?
- Ist der Riechnerv intakt?
- Werden Spasmen (Verkrampfungen) ausgelöst?

Bei dem Vorliegen von Aphten und Rhagaden sowie entzündlichen Zahnfleischprozessen verbietet es sich, mit sauren Medien im Mund zu arbeiten.

Pflegerische Interpretationsmöglichkeiten von vorhandenen Schluckstörungen

Wir möchten hier nur ganz kurze pflegerelevante Hinweise auf Schluckstörungen geben, da bei Nichtbeachtung schwere Lungenschäden entstehen können. Leider bestehen in den Kliniken immer noch zu wenig Möglichkeiten, durch einen HNO-Arzt oder Neurologen eine differenzierte Diagnose bezüglich vorhandener Schluckstörungen zu erhalten.

Gruppe 1 – so genannte „ungefährliche Formen"

Mundschlussstörung:
Der Mund kann nicht fest verschlossen werden, Nahrung und Speichel laufen heraus. Vorsicht: Bei Patienten mit Nasensonden den Mund nicht schließen, sie bekommen mit geschlossenem Mund oftmals zu wenig Luft, da bereits ein Nasenloch mit der Sonde verlegt ist.

Motilitätsstörungen:
Die Nahrung kann nicht zum Rachen transportiert werden, sondern liegt in einer Backentasche, wird hin- und herbewegt oder nach vorn gestoßen. Die Zunge weicht ab, kann den Aufforderungen nicht folgen.

Gaumensegellähmung:
Die Nahrung, insbesondere flüssige Nahrung und Getränke kommen durch die Nase wieder heraus, da das Gaumensegel den Nasenraum nicht abdichten kann.

Gruppe 2 – so genannte „gefährliche Formen"

Bei den folgenden Schluckstörungen ist eine besondere Aufmerksamkeit seitens des Pflegepersonals erforderlich!

Koordinationsstörungen:
Der Patient reagiert entweder zu langsam oder zu rasch mit einem Schluckreflex. So verschluckt er sich auch ständig an seinem Speichel. Er ist nicht in der Lage, den Schluckakt in der erforderlichen Situation auszulösen, daher nimmt die Aspirationsgefahr deutlich zu. Der Patient kann aber husten.

Kehldeckellähmung:
Es gibt komplette oder inkomplette Formen, beide gefährden den Patienten hochgradig. Der Patient kann seinen Kehldeckel nicht schließen, d. h. die Lunge ist immer für alle Mittel zugänglich. Bei einer kompletten Kehldeckellähmung ist der Patient zudem nicht in der Lage zu husten oder „mit Stimme" zu weinen, er ist quasi tonlos. Es besteht die permanente Gefahr, dass alles, was in Mund und Nase eingebracht wird, direkt in die Lunge gelangt, ohne dass der Patient mit einem Hustenreflex reagiert. Er kann sich häufig nur mittels einer Blaufärbung der Haut oder Tränenbildung in den Augen „mitteilen". Bei einer teilweisen Kehldeckellähmung ist der Patient manchmal in der Lage zu husten oder einen Ton von sich zu geben (Husten sowie Töne können nur entstehen, wenn der Kehldeckel abgedichtet wird und ein thorakaler Druckaufbau erfolgt).

Besonderer Beobachtung bezüglich der Beeinträchtigung ihres Kehldeckels bedürfen extubierte Beatmungspatienten. Sie reagieren auf eine längere Intubation oftmals mit einem „Totstellreflex" des Kehldeckels. Seine Funktionalität muss erst wieder „geweckt" werden.

Sowohl bei den Koordinationsstörungen wie auch der Kehldeckellähmung sind einige pflegerische Verhaltensregeln zu beachten.

Es muss eine exakte Oberkörperaufrichtung mit leichter Vorbeugung des Kopfes vorgenommen werden, damit alle Flüssigkeit o. Ä. eher aus dem Mund herausläuft als nach hinten in den Rachen hinein. Ist keine Oberkörperaufrichtung möglich, muss der Patient seitlich gelagert werden.

Es dürfen keine lungengefährdenden Stoffe verwendet werden. Dazu gehören besonders Fette und Säuren. Ein ph-Wert von <2 zerstört das Lungengewebe. Es sollte sogar Zurückhaltung in der Anwendung von Fettstiften oder fetthaltigen Cremes auf den Lippen geübt werden, da sie sich verflüssigen und in die Lunge fließen könnten.

Bei der Zahn- und Mundpflege sollte eine größtmögliche Normalität erreicht werden. Die Zahnpflege kann am Waschbecken mit aufgerichtetem Oberkörper und den gewohnten Pflegeutensilien erfolgen. Zahnpflege im Liegen kann zu raschem Verschlucken des Betroffenen führen. Die gesamte Situation wird dann als bedrohlich erlebt und hat Abwehr zur Folge. Hilfreich ist, wenn sich der Pflegende unterhalb des Kopfes des Betroffenen befindet, indem er während der Maßnahme neben dem Patienten sitzt. Muss sein Kopf hingegen gestützt werden, ist ein Stehen hinter dem Betroffenen sinnvoll, damit der Kopf mit dem Körper des Pflegenden abgestützt werden kann.

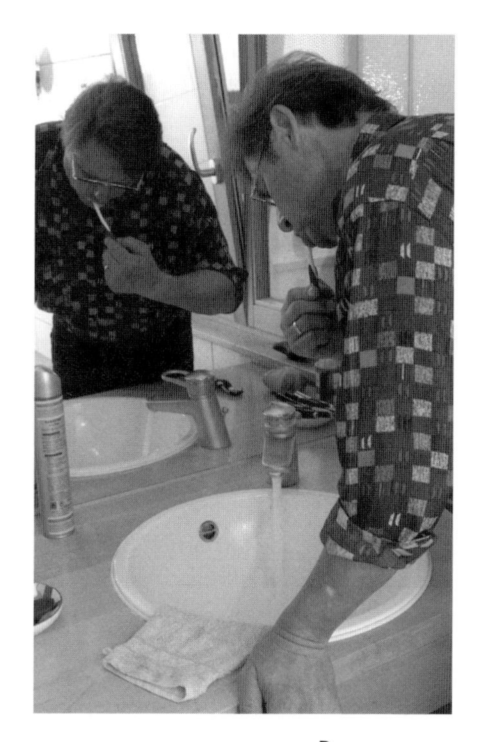

Das gewohnte Zähneputzen zu Hause.

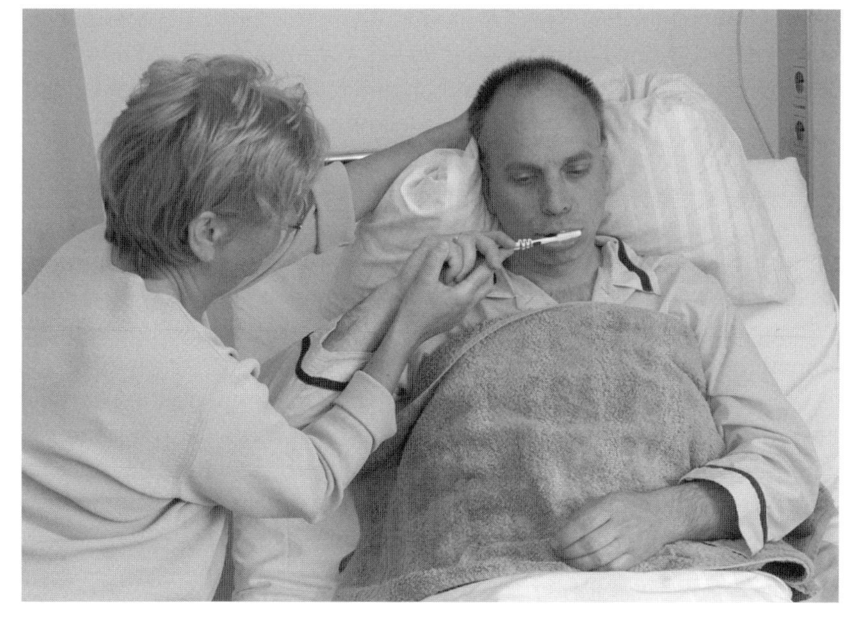

Die Pflegende sitzt bei der Zahnpflege, damit der Patient seinen Kopf nicht nach hinten überstrecken muss.

Ethische Probleme im Zusammenhang mit der Ernährung

Menschen, die nicht in der Lage sind, Nahrung zu schlucken, werden zumeist mit einer Perkutanen Endoskopischen Gastrostomie (PEG) versorgt. Diese Sonde ermöglicht eine direkte Nahrungszufuhr in den Magen. Die Nahrungszufuhr erfolgt leider oft in kontinuierlicher Form mittels einer Ernährungspumpe, was zur Folge hat, dass die Betroffenen kein natürliches Gefühl mehr für Appetit oder Hunger entwickeln können.

Bisher wird in den meisten Einrichtungen oder der häuslichen Pflege der Betroffene mit Sondenkost ernährt. Diese kann vom Arzt verordnet werden. Sie ist wesentlich teurer als eine natürliche Ernährung und kostet monatlich ca. € 600. Die normale Ernährung eines Bundesbürgers wird laut Warenkorbindex mit € 180 im Monat veranschlagt. Die Differenz beträgt daher ca. € 400–420 pro Monat und wird von den Krankenkassen aufgrund der Erstellung eines ärztlichen Rezepts getragen. Mehrfach wurde inzwischen versucht, die Verschreibungsfähigkeit von Sondenkost aus dem Leistungskatalog zu kippen. Damit sollen Kosten eingespart und die frei werdenden Gelder anderweitig verwendet werden. Das bedeutete für die Familien und Einrichtungen, dass sie die Preise für Sondenkost selbst tragen müssten, was den meisten nicht möglich ist.

Inzwischen wurde mit viel Aufwand (insbesondere durch die Selbsthilfeverbände) eine Durchsetzung dieser Vorschläge jedes Mal verhindert. Im Rahmen weiterer Sparmaßnahmen muss jedoch damit gerechnet werden, dass sie in kürzerer Zeit wieder aufgegriffen werden. Hier wird im Zusammenhang mit schwerst beeinträchtigten Patienten von einer würdigen Form des Sterbens gesprochen, da das Leben, welches jene Menschen leben, nicht lebenswert sei. Es belaste sie, ist unwürdig, da sie nichts wahrnehmen würden. Den Menschen, die sich selbst nicht mehr wehren können und deren Familien vielfach über keine Kraft des Widerstandes mehr verfügen, unterstellt man nun, dass ihr Leben nicht einmal die für sie notwendige Nahrung wert ist.

Vor einigen Jahren begannen wir zu recherchieren, ob die Sondenkost nicht auch auf anderem Wege hergestellt werden kann. Erste Ergebnisse liegen vor und werden im Kapitel 9 vorgestellt.

Wir hoffen, damit aus dem Kreis der bloßen Reaktion herauszutreten und selbst aktiv neue Impulse zu setzen.

Orale Stimulation

Für die orale Stimulation ist es von Bedeutung, dass der Patient über möglichst keine nasal liegende Sonde verfügt. Mit der oralen Stimulation wollen wir erreichen, dass sich der Patient für das Geschehen interessiert und „wach" auf die Anregung reagiert. Ist jedoch gleichzeitig eine Sonde vorhanden, die durch die Nase, am Rachen entlang in den Magen führt und mit diesem Verlauf für einen ständigen Brech- und Hustenreiz sorgt bzw. der so genannte „Totstellreflex" (eine völlige Ignoranz der Reize) eingetreten ist, kann diese Ausgangssituation nur als schizophren angesehen werden.

Ein erstes Ziel besteht in der Überprüfung, ob die Sonde nicht als PEG (Perkutane Endoskopische Gastrostomie) gelegt werden kann. Ansonsten sollte die Stimulation primär das Riechzentrum und nur den vorderen Mundbereich betreffen.

Ist die Riechfähigkeit beeinträchtigt (z. B. bei intubierten Patienten), kann die orale Stimulation nicht mit der gleichen Effektivität durchgeführt werden.

ÜBUNG

Richten Sie vier Schälchen. In allen Schälchen befinden sich kleingeschnittene – möglichst in gleicher Größe – Nahrungsmittel. Eine Schale mit Zwiebeln, eine mit Äpfeln, eine mit Kartoffeln und eine mit Essiggurken. Legen Sie nun den Testpersonen, die ihre Augen verbunden haben und sich ihre Nasen zuhalten, etwas aus einer der Schalen auf die Zunge. Lassen Sie die Personen ohne Kauen erschmecken, was sie im Munde haben. Erfahrungsgemäß ist das nicht so ganz einfach. Häufig müssen die Tester das Stückchen mehrfach im Mund hin und herbewegen.

Vergleichen Sie dazu Personen, die nur die Augen verbunden haben aber riechen können. Häufig identifizieren sie das betreffende Nahrungsstückchen schon, bevor es im Mund ist.

Riechen

Der Geruch ist einer unserer wesentlichsten biografischen Erinnerungsauslöser. Bestimmte Gerüche assoziieren Jahreszeiten (z. B. Raps – Frühling), Situationen (z. B. Aniskräuterbonbons – Kirmes) oder Menschen. Viele Gerüche führen weit in unsere Biografie zurück und sind positiv oder negativ besetzt. Jeder Mensch entwickelt bestimmte Geruchsvorlieben, die sich in der Auswahl des eigenen Parfüms wiederspiegeln. Für den Einen kann das der altbewährte Duft von „4711" sein, ein Anderer bevorzugt dagegen den blumigen Duft eines modernen Parfüms.

ÜBUNG

Schreiben Sie auf, welche Gerüche sie lieben.

Führen Sie einen Menschen mit geschlossenen Augen umher. Lassen Sie ihn innerhalb und außerhalb des Zimmers alle Gerüche riechen und notieren Sie die Gerüche, die er innerhalb einiger Minuten wahrnimmt und identifiziert. Vergleichen Sie diese Vielfalt mit Ihrer Wahrnehmung bei geöffneten Augen.

Wählen Sie vier verschiedene, deutliche Düfte aus, z. B. Nelkenöl, Zimtöl, Eukalyptusöl, Liebstöckel (Maggi®) und ordnen Sie jedem Duft einen verschiedenfarbigen Aufkleber oder Etikett zu. Lassen Sie nun die Teilnehmer die Augen schließen und geben Ihnen die verschiedenen Duftstoffe auf die innere Handfläche (hier entwickelt sich wegen der Schweißdrüsen der Duft sehr gut). Dabei teilen Sie die Gesamtgruppe in vier kleinere Gruppen ein, also eine Gruppe, die nur nach Nelke duftet, eine nach Zimt, usw. Kennzeichnen Sie die Personen mit dem jeweiligen Farbetikett des Duftes, indem Sie ihnen passende Aufkleber auf die Stirn kleben. Nun sollen sich die zueinander gehörenden Gruppenmitglieder am Duft erkennen. Sie müssen sich mit geschlossenen Augen „beschnüffeln" und als Gruppe finden, sich quasi „zusammenriechen". Mittels ihrer Kennzeichnung kann jede Gruppe überprüfen, ob sie sich richtig errochen hat.

Bevor Sie Menschen mit bestimmten Düften, Gerüchen und Geschmacksrichtungen konfrontieren, sollten Sie sich kundiggemacht haben, was derjenige bevorzugt. Hierzu müssen häufig die Angehörigen befragt werden. Dabei sind nicht die detaillierten Nuancen von Bedeutung, also nicht der Schuss Sherry in der Brokkolisuppe, sondern vielmehr die Richtung des Duftes und Geschmacks. Wir könnten im Pflegealltag den genauen Geschmack vielfach gar nicht berücksichtigen. Einen Patienten jedoch, der gern süße Sachen mag, aus Unwissen ständig mit herzhaften Angeboten, wie Leberwurstbrote u. Ä. zu konfrontieren, wäre fatal. Eine Negativstimulation wäre eine mögliche Folge, d. h. der Patient versucht, möglichst weniger wahrzunehmen.

Grundsätzlich sollten zwei unterschiedliche Formen von Geruchsangeboten mit unterschiedlichen Zielsetzung zeitlich alternierend angeboten werden:

1. das Belassen eines Geruchs (z. B. Parfüm oder der Geruch eines getragenen Kleidungsstückes)
2. das kurzfristige Heranführen von Gerüchen

Es erscheint prinzipiell sinnvoll, mit der Geruchsstimulation zu beginnen, da keine Dinge in den Mund eingebracht werden müssen. Für die Auswahl der Gerüche sollten die Lieblingsdüfte des Patienten in Erfahrung gebracht und darauf geachtet werden, dass all die ihm bekannten Düfte erhalten bleiben. So sollte die eigene Seife nicht durch klinikeigene Waschlotionen ersetzt werden. Die schwerkranken Patienten sind bereits von viel Fremden umgeben, jede bekannte Sache schafft ein kleines Stück Vertrauen und wirkt weiterer Verunsicherung entgegen. Das oberste Prinzip lautet: Erhalten, was bekannt und geschätzt wird (Deospray, Parfüm, Körperlotion, etc.). Weiterhin ist es oft hilfreich, wenn die Angehörigen das eigene Kopfkissen des Betroffenen von zu Hause mitbringen. Es sollte keinesfalls ein neues Kissen und zudem noch frisch bezogen sein. Der Patient soll ihm vertraute Gerüche wahrnehmen, für ihn ist es oftmals besonders schön, wenn es nach Mama, Papa oder dem Partner duftet. Wird der Patient in 135-Grad-Lagerung auf dieses Kissen gelagert, ist die Geruchsstimulation am besten. Es ist auch sehr begrüßenswert, wenn frühgeborenen Kindern ein getragenes Nachthemd oder ein Tuch der Mutter mit in den Inkubator gegeben wird.

Bevor eine orale Stimulation beginnen kann, muss der Mund wahrnehmungsfähig sein, d. h. Borken, Krusten und Beläge entfernt sein. Bereits hierbei ist es von Bedeutung, dass die verwendeten Pflegemittel neugierig machen und positiv erlebt werden. Die uns primär zur Verfügung stehenden Pflegemittel wie Glyzerin, Kamillenextrakt, Mundpflegestäbchen oder hexedetinhaltige Lösungen führen eher dazu, dass die Patienten ihren Mund verschließen als ihn zu öffnen. Aus diesem Grund sollten dem Patienten vertraute Geschmacksrichtungen angeboten werden, die die Speichelsekretion anregen und somit auch einen säubernden Effekt haben. Das kann z. B. Naturjoghurt, Gurkensaft, Butter oder sogar Rollmopssaft sein. Alles, was der Patient mag und seinen Speichelfluss anregt, kann zum Einsatz kommen.

Bei allen Erfahrungen ist die positive Einstimmung des Patienten auf die orale Stimulationen von erheblicher Bedeutung. Erst nachdem diese Grundlage geschaffen wurde, haben die Pflegenden in einem weiteren Schritt die Möglichkeit, eine effektive und fördernde Mundpflege durchzuführen.

Die orale Anregung ist kein Schlucktraining. Während ein systematisches Schlucktraining den Wiedererwerb der funktionellen Schluckfähigkeit verfolgt, orientiert sich die orale Anregung innerhalb der basalen Stimulation an den zentralen Zielen.

Eine besondere Aufmerksamkeit muss der Bereitschaft, Berührungen im Gesichts-, Lippen- und Mundbereich zuzulassen, zukommen. Wird ein Erschrecken, Ablehnung und ein Rückzug deutlich, bedarf es einer einfühlsamen klaren Berührung. Dabei werden die Hand oder einzelne Finger des Betroffenen geführt, so dass er sich selbst berührt. Das Öffnen des Mundes sollte durch klares Streichen und Umfahren der Lippen, ausgehend von den Gesichtswangen in Richtung Lippen, angebahnt werden. Der Betroffene muss die Maßnahmen stets als sinnvoll erleben, z. B. als eine Kombination von Stimulation und Mundhygiene oder Nahrungsaufnahme. Die ausgewählten Mittel, beispielsweise eine Apfelsine, sollte der Patient zuvor riechen und spüren können. Auch Materialien wie eine Zahnbürste, ein Glas, etc. müssen dem Patienten erfahrbar gemacht worden sein. Der Such- und Saugreflex kann anhand von flüssigkeitsgetränkten Mullkompressen, die Flüssigkeit natürlich wieder an der Vorliebe des Betroffenen orientiert, aktiviert werden.

Für die orale Stimulation wird der Mund mit gut schmeckenden Lebensmitteln vorbereitet. Bevor sie in den Mund gelangen, soll der Patient daran riechen.

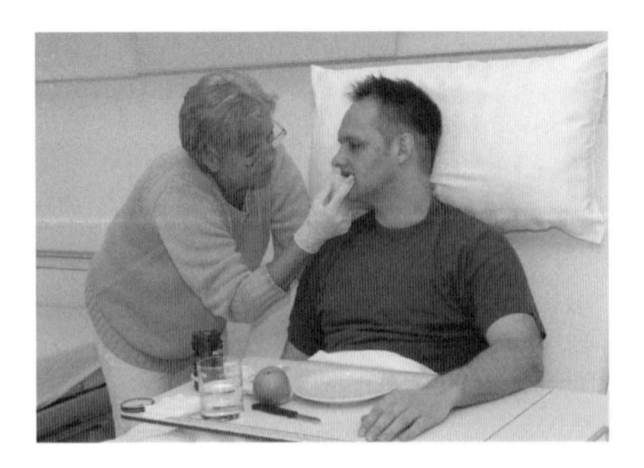

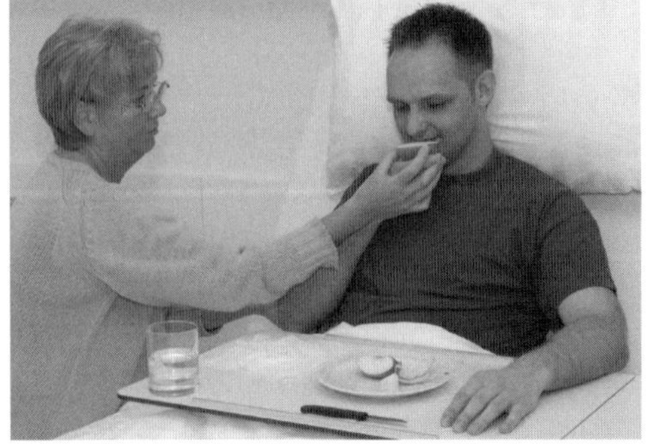

Zur Förderung seiner Zungenbewegung können dem Patienten z. B. einige trockene Erbsen oder Reiskörner, die man zuvor in eine doppellagige Mullkompresse eingebettet hat, in den Mund gegeben werden. Die Form der Stimulanzien kann er dann mit der Zunge ertasten. Ebenfalls kann ein in die Wangentaschen gelegter Kartoffelchip, sofern der Patient diese mag, seine Zungenaktivität steigern. Er will gegebenenfalls nachfühlen, was sich dort befindet und solch einen intensiven Geschmack verbreitet.

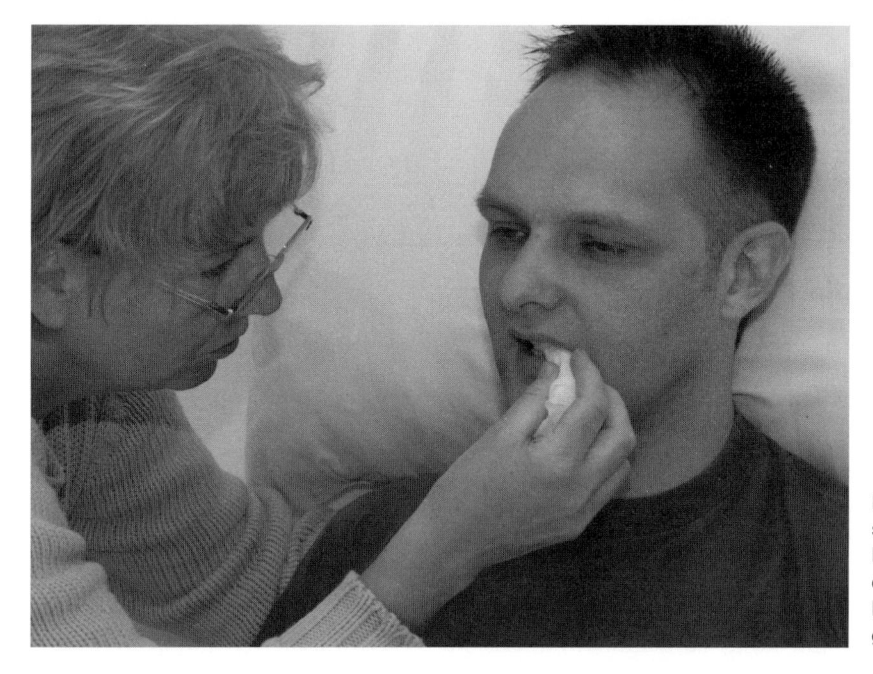

Die Kompresse enthält Lebensmittel, die der Betroffene gerne mag.

Es ist absolut sinnlos, einen klinisch reinen Mund und gut geputzte Zähne zu haben, wenn der Mund dafür mittels eines Mundsperrers geöffnet (die Mundmuskulatur kann bis zu 40 kg Gewicht halten) und der Patient regelrecht „bezwungen" werden musste. Der Patient soll mit der Mundpflege positive Gefühle verbinden. Aus diesem Grunde ist es häufig sinnvoll, die Mundpflege primär mit dem eigenen kleinen Finger, geschützt durch einen Fingerling oder Handschuh und ggf. mit einem Gummikeil gesichert, durchzuführen. Der Finger ist wesentlich feinfühliger als eine Péan-Klemme. Das bereitwillige Öffnen des Mundes wird vielfach schon durch das Bestreichen der Lippen mit einer „leckeren" Flüssigkeit erreicht.

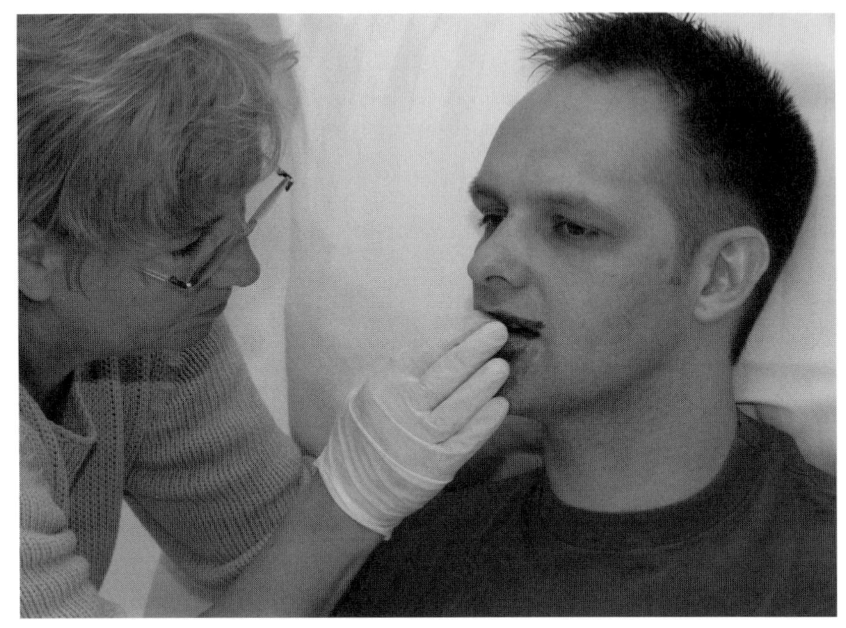

Hier werden die Lippen mit Marmelade bestrichen.

Wurde der Zugang zum Mund vertrauensvoll gebahnt, können unterschiedliche „positive" Substanzen eingebracht werden. Dazu benötigen wir Mullkompressen, z. B. 10x10 cm, in die alle festeren Nahrungsmittel eingebettet bzw. die mit den flüssigen Lebensmitteln getränkt werden. Durch die Gaze hindurch können sie ihren Geschmack abgeben. Den geschmacklichen Vorlieben der Patienten sind keine Grenzen gesetzt: Gummibärchen, Mettwurst, Bier, Schokoladencreme und vieles mehr kann zum Einsatz kommen. Die Mullgaze wird außerhalb des Mundes von dem Pflegenden festgehalten, damit sich der Patient nicht verschluckt. Nach einer oralen/olfaktorischen Anregung werden die Zähne mit klarem Wasser geputzt.

Es sei noch erwähnt, dass alle Fälle, die orale Nahrungsaufnahme sicher zu stellen oder zu fördern, genutzt werden müssen. In einem Schweizer Altenheim wurde unter diesem Gesichtspunkt, Fingerfood eingeführt. Menschen mit schweren demenziellen Problemen oder ausgeprägten Koordinierungsproblemen haben so die Chance, ihre normale Nahrung mit den Fingern zu sich zu nehmen und auf die schwierige Handhabung mit dem Besteck zu verzichten (Biedermann, 2002).

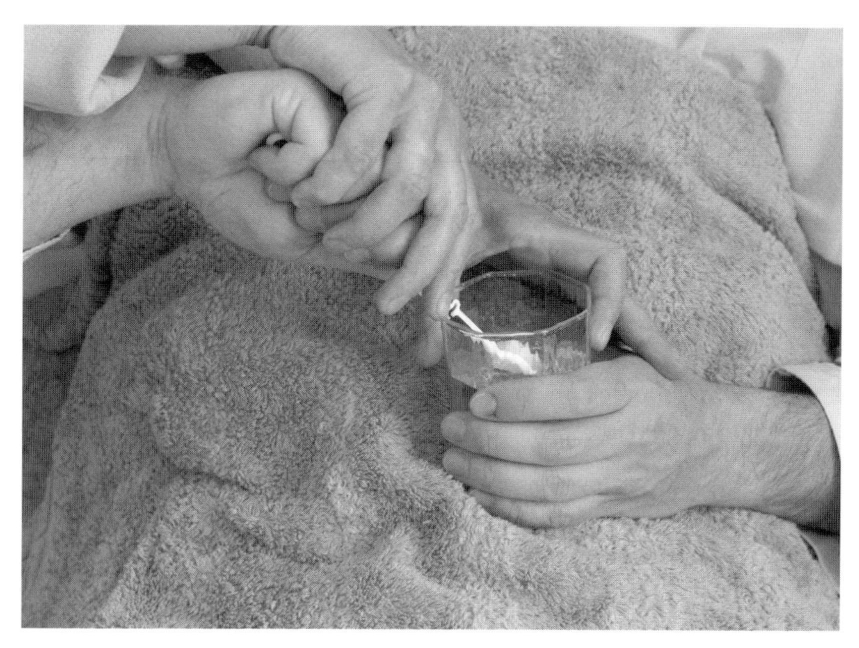

Die Zahnpflege „danach" wird wieder möglichst gemeinsam durchgeführt.

SCHLUSSFOLGERUNGEN

Folgende zentrale Ziele können mittels oraler Anregung verfolgt werden:

- **Leben erhalten und Entwicklung erfahren**

Die Nahrungsaufnahme und ihre natürliche Erhaltung stellt eine wesentliche Grundlage für die Lebenserhaltung dar. Inzwischen wissen wir, dass selbst Menschen, die mit Sondennahrung ernährt werden, häufig an einer Mangelernährung leiden. Je unabhängiger ein Mensch in seiner Ernährung ist, desto günstiger ist seine Prognose. In Zuständen schwerer Beeinträchtigung geht das Interesse am Essen und die Fähigkeit, Nahrung als Bereicherung zu erleben, oft verloren. Dieses wird u.a. besonders bei der Umstellung auf Sondenkost oder parenteral zugeführte Nahrung (mittels Infusionen) beobachtbar.

- **Das eigenen Leben spüren**

Die Nahrungsaufnahme, die Kommunikation, die Zuwendung sind Grunderfahrungen des menschlichen Lebens. Von Geburt an sammelt jeder Mensch eigene ihn prägende Erfahrungen und ihn auszeichnende Vorlieben und Abneigungen. Mittels gezielter Angebote hier anzuknüpfen ist im Bereich olfaktorischer und oraler Erfahrungen besonders prägnant.

- **Sicherheit erleben und Vertrauen aufbauen**

Menschen, die auf eine umfassende Unterstützung, sei es bei der Mundhygiene, der Nahrungsaufnahme oder der Sauerstoffzufuhr, im oralen Bereich angewiesen sind, bedürfen besonders einfühlsamer Handlungen. Immer noch werden in pflegerischen Alltagssituationen Menschen mit Wahrnehmungsbeeinträchtigungen genötigt, teilweise unter Anwendung von Gewalt, den Mund zu öffnen, damit ihnen Nahrung oder eine Mundhygiene zu teil wird. Die bereitwillige Öffnung des Mundes signalisiert hingegen Vertrauen.

BEISPIELE AUS DER PRAXIS

Michael Kaupers, 66 Jahre, liegt nach einem schweren Schlaganfall sechs Wochen stationär im Krankenhaus. Die Intensivstation verließ er nach 14 Tagen, ohne ansprechbar zu sein. Der Aufforderung, den Mund zu öffnen, folgte er nicht. Erst eine zehntägige gezielte, klare Zuwendung führte dazu, dass er den Mund auf Stimulation und verbale Aufforderung öffnete. Er bekam vertraute Lebensmittel zu kosten und ließ es nun auch zu, dass seine Zähne mit klarem Wasser im Sitzen gereinigt wurden. Seine Zunge bewegte sich immer aktiver.

An einem Morgen lässt er keine Mundpflege mehr zu. Er verschließt den Mund nachdrücklich. Erst nach einer genauen Analyse kann festgestellt werden, dass ihm die Nachtschwester den Mund mit einem Mundsperrer geöffnet hatte. Es dauert mehr als eine Woche, bis sein Vertrauen wieder geweckt wird und er sicher ist, dass ihm im Zusammenhang mit der Mundpflege kein Leid angetan wird.

Die 82-jährige Solinda Warowna befindet sich seit 14 Tagen auf einer orthopädischen Station und wird parenteral (mittels einer Infusionstherapie) ernährt. Keiner konnte bisher ihren Mund zur Mundpflege öffnen. Erst nachdem Kenntnisse darüber vorliegen, was sie gern gegessen und geliebt hat, haben die Pflegenden eine Ahnung davon, welche Angebote sie oral stimulieren könnten. Nach einer Phase intensiver Zuwendung öffnet Frau Warowna ihren Mund, die Schleimhaut ist bakteriell verseucht, grün und riecht übel faulig. Es ist erklärlich, dass ihr bei diesem eigenen intensiven Mundgeruch kein Essen schmecken kann. Nachdem ihr Mund gründlich gesäubert wurde, spricht Frau Warowna im Laufe des Tages ihre ersten Worte auf dieser Station. Es wird deutlich, dass sie das Geschehen um sich herum viel interessierter wahrnimmt.

Justin Barton kommt in der 23 Schwangerschaftswoche mit einem Gewicht von 920 Gramm viel zu früh auf die Welt. Er wird sofort auf die Intensivstation für Frühgeborene in einen Inkubator verlegt. Seine Mutter ist noch schwach. Nach drei Tagen hat sie den ersten Kontakt zu ihrem Sohn. Er wird mit Sauerstoff versorgt, künstlich ernährt und warm gehalten.

Trotz seiner Gewichtszunahme und der allgemeinen Verbesserung seiner Situation hat er, nach drei Wochen nach seiner Geburt, noch keine oralen Angebote erhalten. Eine Kinderkrankenschwes-ter empfiehlt, wie auch die Hebamme gleich nach der Geburt, dass Frau Barton regelmäßig Muttermilch abpumpt und mitbringt. Die Kinderkrankenschwester tränkt ein Wattestäbchen mit der Muttermilch und bietet sie Justin auf diese Art an. Justin beginnt sofort zu saugen. Noch vor seiner Entlassung kann er von der Mutter an die Brust angelegt werden. Er trinkt sowohl an der Brust als auch seine Fläschchen.

8.10 Auditive Angebote

Das Leben ist ohne auditive Stimulation kaum denkbar, wobei wir hier primär an die auditiv-vibratorische Wahrnehmung denken, das Hören, welches über unseren Körper geschieht.

Jede Bewegung in der Umgebung löst Schallwellen aus, die auf unseren Körper treffen. Dieses ganzkörperliche Hören ist eine ausnehmend ursprüngliche Form der Wahrnehmung. Worte, die konkrete Inhalte vermitteln sollen, spielen noch keine Rolle.

In der pflegerischen Versorgung von so genannten „bewusstlosen und komatösen Patienten" versuchen wir Wert auf die gezielte Ansprache des Betroffenen zu legen. Berichte von Patienten, die lange Zeit als bewusstlos galten und später doch genaue sprachliche Handlungen wiedergeben konnten, führten im Pflegebereich zu einer allgemeinen Verunsicherung. Aus dieser Unsicherheit heraus entwickelte sich ein ausnehmend handlungsbezogenes Sprachverhalten mit diesen Patienten. Ein bewusstloser Intensivpflegepatient wird z. B. darüber informiert, dass bei ihm jetzt der zentrale Zugang verbunden oder dass er abgesaugt wird. Beide Hinweise haben für den Betroffenen keine inhaltliche Bedeutung. Die Patienten sind in der Regel keine Fachexperten aus unserem beruflichen Gebiet. Darüber hinaus fokussieren sich die Mitteilungen vielfach nur auf die Handlungsabläufe der Pflegenden.

Zusätzlich erschwerend kommt dazu, wenn gleich zwei Personen gleichzeitig mit dem Patienten sprechen oder zusätzliche Geräuschen wie das Klacken des Beatmungsgerät oder das Piepen der Infusionspumpe vorhanden sind.

Um eine differenzierte auditive Wahrnehmung zu ermöglichen, ist es notwendig, dass die verbale Ansprache immer auch mit körpernaher Berührung einhergeht. Es muss von den Pflegenden eine bestimmte, möglichst immer gleichbleibende Form der Ansprache gewählt werden. Die Unterscheidung zwischen den Ansprachen durch das Pflegepersonal, den Angehörigen und weiteren Personen muss deutlich gekennzeichnet und erhalten bleiben. Eine Mutter redet ihren erkrankten 12-jährigen Sohn z. B. mit dem Kosenamen Tobi an. Der Name Tobi sollte dann auch ausschließlich der Mutter vorbehalten bleiben, während die Pflegenden den Namen Tobias gebrauchen.

Weiterhin ist es wichtig, den Beginn und das Ende pflegerischer Handlungen sowohl mit Worten als auch durch klare Berührungen kenntlich zu machen. Die Bedeutung des Wortes muss sich der Patient oftmals erst wieder erarbeiten, darum ist es notwendig, dass Wort und Aussage mit Verhalten und Mimik übereinstimmen. Der Patient ist wesentlich mehr als wir darauf angewiesen, klare Informationen zu erhalten.

ÜBUNG

Schließen Sie die Augen und konzentrieren Sie sich auf die Sie umgebenden Geräusche. Finden Sie heraus, ob Sie alle Geräusche identifizieren konnten.

Gab es Geräusche, die Sie nicht kannten? Welche Geräusche verunsicherten Sie? Konnten Sie hören, wie viele Menschen mit Ihnen im Raum waren? Konnten Sie feststellen, wer den Raum verlassen hat oder ob jemand dazu gekommen ist? Vielleicht waren Sie ganz allein im Raum? Welche Empfindungen löste es bei Ihnen aus, auf das Hören angewiesen zu sein?

Im Gegensatz zum neugeborenen Kind haben viele unserer Patienten ein Leben mit umfänglichen auditiven Erfahrungen hinter sich. Allerdings konnten sie dabei mehrere Wahrnehmungsbereiche nutzen. Neu ist ihnen nun, die Einschränkung auf das Hören zu erfahren, beispielsweise fremde Geräusche zu hören ohne ihre Quelle zu sehen. In der Klinik sind die Patienten zumeist von ihnen völlig unbekannten und dadurch beängstigenden Geräuschen umgeben. Diese auditiven Erlebnisse fördern in der Regel nicht ihr Interesse wacher zu werden, sondern verunsichern und animieren eher zum Rückzug in sich selbst.

IHRE EIGENE ERFAHRUNG

Sie sind allein Zuhause und hören plötzlich undeutliche, nicht interpretierbare Geräusche. Wie fühlen Sie sich dabei? Macht es Ihnen Mut nachzusehen, was dort los ist oder stellen Sie bei sich eine Erhöhung der Herzfrequenz fest, verbunden mit dem Wunsch, dass die Geräusche eindeutiger sein sollten?

Die Gefahr, dass der Patient durch das Umfeld verängstigt und zu einem regressiven Verhalten stimuliert wird, ist im Klinikbereich hoch. Daher ist es notwendig schnell klare Informationen darüber einzuholen, welche Geräusche, Musik, Stimmen etc. er besonders schätzt und welche er absolut nicht mag. Eine etwaige Schwerhörigkeit muss hierbei ebenfalls erfasst werden.

Hat z. B. eine Ehefrau mitgeteilt hat, dass ihr jetzt wahrnehmungsbeeinträchtigter Mann eine Fan von Fußballspielen war, muss die stimmliche Übertragung von Fußballspielen im Fernsehen oder Radio nicht zu einer positiven Reaktion führen. Gewisse Geräusche gehören einfach nicht in bestimmte Situationen. Deswegen muss darauf geachtet werden, dass man weitere Irritationen vermeidet. Ebenso wie alle anderen Bereiche der Wahrnehmung, bedarf auch die auditive Wahrnehmung der Entwicklung und Wiederherstellung von neuronalen Verbindungen. Des Weiteren kann die Erinnerungsfähigkeit bezüglich der Vorlieben von dem frühen Langzeitgedächtnis überlagert sein.

Die Grundlage aller gezielt auditiven Angebote, ist die **Eindeutigkeit**.

So hilft es dem Patienten nicht, wenn kontinuierlich das Radio oder der Fernseher läuft. Sehr problematisch wird es, wenn der Betroffene, neben der angebotenen Musik, noch angesprochen wird. Mehrere Stimmen oder Geräusche gleichzeitig führen zu einer völligen Überflutung.

Das kann sich dann an der angespannten Haltung des Patienten oder an der Zunahme von autostimulierendem Verhalten (z. B. Nesteln an der Bettdecke) deutlich machen.

Im Besonderen muss eine Ausgewogenheit von Stille und Anregung bedacht sein und auf eine ruhige Nachtruhe geachtet werden.

Eine Untersuchung auf einer neurologischen Intensivstation ergab, dass besonders die Visite und die Übergabe der Pflegenden bei Schichtwechsel am Patientenbett zu einer deutlichen Verängstigung der beatmeten Patienten führte. Messbar wurde das durch den Blutdruckanstieg, die Erhöhung der Herzfrequenz und die Zunahme des Muskeltonus. Der Patient ist nicht in der Lage, fremde Begriffe und viele Stimmen zu verarbeiten. Die Übergabe und fachliche Diskussion über einen Intensivpatienten sollten daher unbedingt außer Hörweite des Patienten stattfinden.

Was bedeutet es, ein auditiv eindeutiges Angebot für den Betroffenen zu geben?

Es bedeutet, dass es sich bei dem Hörangebot um eine Stimme, ein Geräusch, eine Musik o. Ä. handelt, die für den Patienten klar einzuordnen ist. Dabei muss die Zeit aufgewendet werden, die der Betroffene benötigt, um sich einzuhören und dem Angebot folgen zu können.

Wie in vielen anderen Situationen ist die Stimme eines Angehörigen von vorrangiger Bedeutung. So reagierte ein junger Vater mit besonderer Aufmerksamkeit, wenn er die Stimme seiner Tochter „Papa" rufen hörte. Bei einem anderen Patienten konnten die beruhigenden Worte der Ehefrau helfen, die Intervalle seiner unabhängigen Atmung ständig auszuweiten.

Dabei ist die direkte Anwesenheit besonders hilfreich. Es geht nicht nur um das gesprochene Wort, sondern um die gleichzeitige Berührung, den Geruch, die Wärme und das damit verbundene Gefühl, beschützt zu sein. Kann jedoch eine längerfristige Anwesenheit nicht sicher gestellt werden, wirken auch Bandaufzeichnungen unterstützend. So kann es sinnvoll sein, einem Patienten, der seinen Hund sehr liebt, das Hundebellen dieses Hundes anzubieten. Wünschenswert wäre natürlich, den Hund selbst anwesend zu haben.

Bei diesen speziellen auditiven Angeboten ist die Mithilfe der Angehörigen unerlässlich, schließlich sind sie es, denen die Vorlieben der Betroffenen bestens vertraut sind. Sie können die Geräusche aufnehmen oder die Musik mitbringen, die der Patient besonders schätzt.

Bei der Verwendung eines Walkman oder Kassettenrekorders ist es wichtig, dem Patienten nur **einseitige** Hörangebote zu machen. Der Kopfhörer befindet sich dabei nicht im Ohr, sondern lediglich in der Nähe eines Ohres. Das beidseitige Aufsetzen des Kopfhörers muss unterbleiben, da die Patienten häufig nicht in der Lage sind, ihn selbst zu entfernen. Sie hätten keine Chance, der, Musik, dem Geräusch auszuweichen, wenn es für sie unangenehm wird. Es dringt, ob sie wollen oder nicht, in sie hinein. Damit auch in solchen Situationen Raum für autonome Entscheidungen entsteht, sollte dem Betroffenen die Möglichkeit geboten werden, sich von der Geräuschquelle abwenden zu können.

Für die Beratung der Angehörigen müssen in diesem Bereich die Pflegenden Sorge tragen. Folgende Hinweise sind hilfreich:

- Begrüßen und verabschieden Sie sich möglichst immer mit den gleichen Worten.
- Berühren Sie Ihren Angehörigen deutlich, wenn Sie mit ihm sprechen (möglichst am Körperstamm).
- Sprechen Sie deutlich, klar und nicht zu schnell.
- Sprechen Sie in der normalen Tonlage und Lautstärke (Ihr Angehöriger ist nicht schwerhörig).
- Achten Sie darauf, dass Worte/Tonfall und Mimik/Gestik übereinstimmen.
- Sprechen Sie mit Ihrem Angehörigen in der Ihnen vertrauten und eigenen Form.
- Setzen Sie keine sprachlichen Verniedlichungen ein.
- Reden Sie nicht mit mehreren Personen gleichzeitig.
- Schalten Sie möglichst alle Nebengeräusche (Radio, Lärm von draußen) aus, wenn Sie mit Ihrem Angehörigen reden.
- Lassen Sie Ihren Angehörigen Ihre Worte fühlen.
- Teilen Sie ihm das mit, was Sie ihm mitteilen möchten.

Eine große Bereicherung stellt die Musiktherapie dar. Leider verfügen bisher nur wenige Kliniken über diese Möglichkeit. In der Betreuung von Menschen mit schweren Wahrnehmungsbeeinträchtigungen kann Musik den Zugang ohne Worte zu den Betroffenen finden. Eine Vorgabe, dass eine bestimmte Art von Musik für spezielle Krankheitszustände sinnvoll sei, konnte nicht belegt werden. Allerdings wurde der Nachweis erbracht, dass ein auf die Situation des Patienten abgestimmtes musikalisches Angebot, die Betroffenen nachdrücklich erreicht und die Kommunikation, der Austausch angebahnt werden kann (Gustorff, 2000).

SCHLUSSFOLGERUNGEN

Die auditive Stimulation fördert im Wesentlichen folgende zentrale Ziele:

- **Das eigene Leben spüren**
Sprache, Musik und Geräusche bieten die Möglichkeit, sich selbst als Resonanzmedium zu erleben. Auditive Angebote stellen auch immer ein ganzkörperliches Angebot dar. Die entstehenden Wellen klingen nach, setzen in dem Anderen etwas in Bewegung. Damit kann er sich spüren und als lebendig erfahren.

- **Den eigenen Rhythmus entwickeln**
Worte, Musik und Klänge können dem eigenen Rhythmus angepasst werden oder diesen zum Ausdruck bringen. Sie leisten damit einen Beitrag, die eigene Lebensgestaltung erfahrbar und vermittelbar werden zu lassen.

- **Beziehung aufnehmen und Begegnung gestalten**
Menschen sind es gewohnt, miteinander sprachlich zu kommunizieren. Sie kennen ihre Möglichkeiten sich mitzuteilen oder zu entziehen. An diese Erfahrung kann gezielt angeknüpft werden, der Betroffene wird als Kommunikationspartner wahrgenommen, seiner Art sich mitzuteilen werden Raum und Möglichkeiten gegeben.

BEISPIELE AUS DER PRAXIS

Barbara Rennen verunglückte als Achtzehnjährige schwer. Sie erlitt ein Schädel-Hirn-Trauma und befand sich sechs Monate nach dem Unfallereignis noch im Wachkoma. Bei dem Unfall war ihr Freund tödlich verunglückt. Sie überlebte, beatmet und „regungslos“. Ihre Lieblingsmusik war vor und zum Zeitpunkt des Unfallereignisses „Heavy Metal“.

Der Einsatz eines Walkman erfolgte erstmalig nach sechs Monaten bei ihr. Nachdem sie auf die somatischen Stimulationen reagierte, erhielt sie den Walkman mit der damals von ihr geliebten Heavy Metal-Musik sogar auf beide Ohren auf. Sofort setzte eine komplette spastische Muskelreaktion mit begleitender Atem-Dekompensation ein. Nach sofortiger Reflexion kamen wir zu dem Schluss, dass die Musik bei ihr evtl. eine diffuse Erinnerung an das Unfallgeschehen freisetzte und den eingetretenen Verlust vor Augen führte. Eine Trauerarbeit konnte von Barbara aktiv nicht geleistet werden, da sie zu diesem Zeitpunkt weder weinen, schreien noch weglaufen konnte. Sie war gezwungen, sich dieser Musik, dieser vielleicht tief in ihr vorhandenen Erinnerung, zu stellen. Besonders gravierend war vielleicht zusätzlich die Tatsache, dass sie beidseitig Kopfhörer trug.

Wir entschlossen uns daraufhin, ihr Musik anzubieten, die in ihrem Erleben weit vom Unfallereignis entfernt war: Wassermusik. Diese spielten wir entweder durch den auf einer Seite neben dem Kopf liegenden Kopfhörer oder durch ein mäßig lautes Abspielen auf einem Rekorder. Barbara entspannte nun deutlich. Von Monat zu Monat wurde das Musikangebot näher an ihre letzten Musikvorlieben herangeführt. Inzwischen ist sie in der Lage, den Kopf deutlich abzuwenden, wenn ihr etwas nicht gefällt.

Alexander Milse kam mit einer schweren Herzproblematik zur Welt. Er wurde vier Wochen nach der Geburt operiert und rutschte in eine Schnappatmung, die er über mehr als zehn Tage zeigte. Die Pflegenden machten ihm seinen kleinen Körper erfahrbar, indem sie die Nestlagerung und das Halten von Kopf, Füßchen und Po anwendeten. Nach Stunden ging die Schnappatmung in eine zunehmende Normalisierung des Atemrhythmus und der -tiefe über. Seine Mutter sang dabei immer wieder eine gleiche ruhige Melodie. Tage später konnte zum ersten Mal beobachtet werden, dass er wie ein gesundes Kind gegen die Müdigkeit ankämpfte und dann in einen entspannten Schlaf glitt. Innerhalb weniger Tage konnte er die Intensivstation verlassen.

8.11 Taktil-haptische Angebote

Den Menschen, denen dieses Buch gewidmet ist, ist es zumeist nicht möglich, ihre Hände tastend zur Erfahrung ihrer Umwelt einzusetzen. Neben einer vorhandenen Muskeltonuserhöhung können bereits Kontrakturen eingetreten sein. Ferner kann es aufgrund von Koordinationsproblemen oder mangelnden Möglichkeiten zur Eigenbewegung für die Betroffenen undenkbar sein, aktiv taktil-haptische (den Tastsinn betreffende) Erfahrungen zu sammeln.

Zum Be- und Ergreifen der Umwelt und des eigenen Körpers verfügen besonders die Hand- und Fußinnenflächen über ausgeprägte Fähigkeiten. Der Mund und die weiteren „sehenden" Körperteile, wie Hände und andere wahrnehmungsstarke Körperregionen, eignen sich ebenfalls für taktil-haptische Stimulationen.

Da der Patient vielfach sein Umfeld nicht selbst ertasten kann, müssen die Hände und Füße von den Pflegenden geführt werden. Dabei bietet es sich an, die Angebote in die alltägliche pflegerische Versorgung zu integrieren.

Grundvoraussetzung ist, dass dem Betroffenen die Dinge erfahrbar und fühlbar gemacht werden, die mit seiner unmittelbaren Versorgung zusammenhängen und deswegen in ständigem Kontakt mit ihm sind. So sollte es z. B. selbstverständlich sein, dass ihm vor der Zahnpflege die Zahnbürste und Zahnpastatube in die Hand gegeben werden, damit er den Bürstenkopf ertasten kann und die Tube gemeinsam geöffnet wird.

Wird Wasser eingesetzt, sollte die Hand des Patienten in das Medium getaucht und hin- und herbewegt werden. Beim Wechseln von Kissen

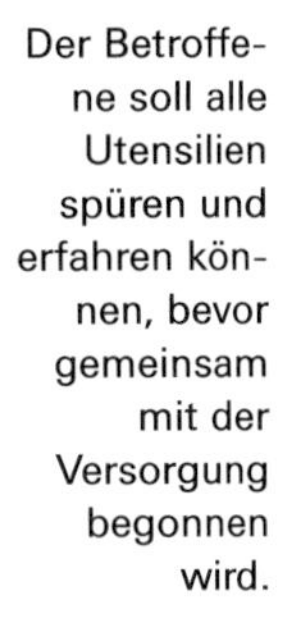

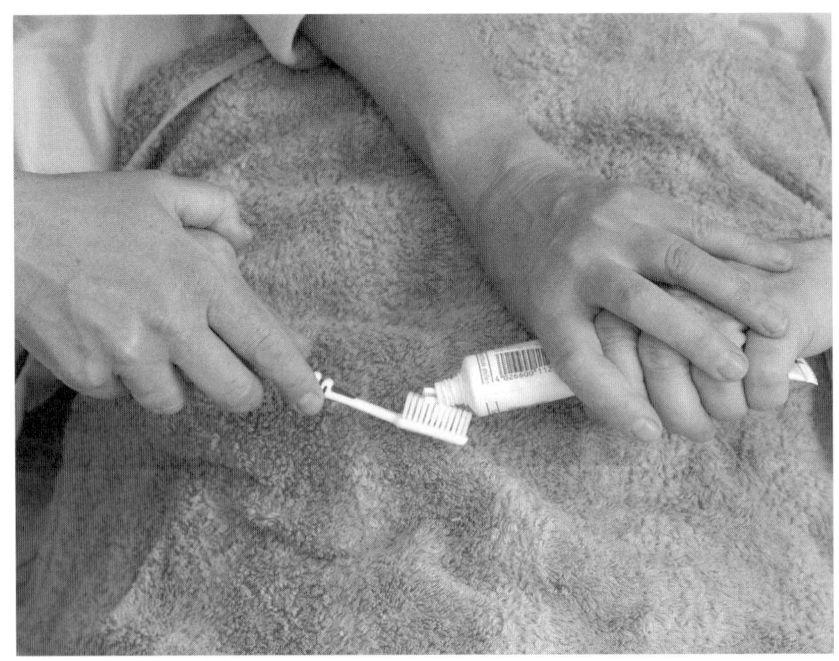

Der Betroffene soll alle Utensilien spüren und erfahren können, bevor gemeinsam mit der Versorgung begonnen wird.

oder Laken, wird die Hand des Patienten darüber geführt und das Laken entlang seines Körpers gerieben. Ohne eine Bewegung der Gegenstände mit oder an ihm, hat der Betroffene keine Chance, die Dinge haptisch zu begreifen und zu erfahren. Insbesondere die Kenntnis über die Begrenzungen des Bettes, Rollstuhls oder Tisches, ist für ihn sehr wichtig. Ebenso das Spüren der ihn pflegenden Person, vermittelt ihm klare Informationen.

Bereits bei der morgendlichen Waschung kann dafür Sorge getragen werden, das unterschiedliche Gegenstände, z. B. ein Schwamm, eine Bürste und ein weiches Tuch, zum Einsatz kommen. Damit sind dem Patienten verschiedene Qualitäten von Material vermittelbar.

Selbst in den regulären Patientenzimmern finden sich Materialien für eine taktil-haptische Stimulation. Die Hände können über den Nachttisch, den Rand der Nachttischplatte und im Vergleich dazu über ein Lagerungsfell oder eine Wärmflasche geführt werden. Die Verschiedenartigkeit der Reize bietet dem Betroffenen eine Fülle an Informationen, wobei nicht nur der Materialunterschied bezüglich der Konsistenz (weich/hart/flüssig), sondern auch bezüglich Temperatur und Ausformung von Bedeutung ist. Im Hinblick dieser Anregung sollten wiederum die Angehörigen befragt werden, welche Dinge der Patient gerne angefasst hat. So kann man einer Katzenliebhaberin wohltuende Anregung zukommen lassen, wenn bei einem Besuch ihre Katze mitgebracht wird oder, falls das nicht möglich ist, sie zur taktil-haptischen Stimulation ein Fell bekommt. Andere Menschen reagieren vielleicht auf einen bestimmten Schlüsselanhänger, ein spezielles Kleidungsstück oder eine besondere Tasse.

In Zusammenarbeit mit den Angehörigen kann ein richtiger Tastkasten zusammengestellt werden, der die unterschiedlichsten Materialien enthält. Das könnten beispielsweise folgende Gegenstände sein:

- ein Stück Leder
- Löffel, sowohl aus Holz wie aus Edelstahl
- ein Holzstück mit klaren Kanten
- Knöpfe
- Steine
- ein Schwamm
- Fotos
- Tücher

Die Fußsohlen sollten ebenfalls taktil-haptische Erfahrungen machen. Für die Fußsohlen könnten folgende Dinge zum Einsatz kommen:

- Reissäckchen oder Hirsekissen
- Felle
- Schuhsohlen
- ein Weidenkorb
- ein Tennisball
- Bürsten
- Wollsocken
- Eis oder Kühlelemente

Beachten Sie bitte die senorischen Vorlieben der Patienten und versuchen Sie, passendes Material einzusetzen. Ebenso wie bei der Stimulation der Hände müssen auch die Füße an bzw. gegen die Gegenstände bewegt werden, denn nur in der Bewegung können die verschiedenen Materialien ertastet werden.

Bei allen taktil-haptischen Stimulationen muss die Reaktion des Patienten wieder genau beachtet werden, da nicht jedes angebotene Material von ihm als angenehm erlebt wird. Eine nahe Begleitung des Betroffenen ist bei diesen Erfahrungen sicherzustellen, damit unangenehmen und ekeligen Erfahrungen sofort begegnet werden kann.

Bei der taktil-haptischen Stimulation muss im besonderen Maße beachtet werden, dass sich der Patient primär selbst erfahren soll. Bereits beim Waschen oder bei Einreibungen können dem Betroffenen die Hände über den eigenen Körper und das Gesicht geführt werden. Der Unterschied zwischen seinen Haaren und den Armen sollte ihm ebenso vermittelt werden, wie der zwischen Bauch und Ellenbogen. Befinden sich Fremdkörper, wie Drainagen, Infusionen oder der Beatmungstubus, in oder an seinem Körper muss er die Chance haben, diese zu betasten und unter Umständen zu begreifen. Dabei müssen die Hände zumeist geführt werden. Fremdkörper werden auch von wahrnehmungsbeeinträchtigten Menschen als intensiv belastend erlebt. Sie versuchen aus diesem Grunde oft, sie zu entfernen. Eine klar und deutlich geführte Orientierung kann helfen, die fremden Anteile als nicht so bedrohlich zu erleben.

Ebenso wie bei allem anderen Vorgehen ist eine klare und unmissverständliche Dokumentation erforderlich, um die Entwicklung der Wahrnehmungsfähigkeit zu erfassen und damit den anderen Beteiligten Anknüpfungspunkte zu bieten.

8.12 Visuelle Anregungen

Die Wahrnehmung der Umwelt und der eigenen Person durch ein bewusstes Sehen eröffnet dem Menschen u. a. folgende Möglichkeiten:

- Gefahren frühzeitig zu erkennen,
- Personen zu erkennen,
- positive Ereignisse zu erkennen,
- Alltagshandlungen mit den Augen zu verfolgen,
- Gegenstände und Personen mit den Augen zu suchen,
- seiner Befindlichkeit Ausdruck zu verleihen,
- das Wetter und die Jahreszeit zu sehen.

Verliert ein Mensch seine Sehfähigkeit, ist er auf seine verbliebenen Wahrnehmungsfunktionen angewiesen, die im Verlauf der Zeit den Verlust durch größere Sensibilität kompensieren. Zu Beginn stehen die anderen Rezeptoren allerdings noch nicht so umfassend zur Verfügung, so dass die Wahrnehmungseinschränkung gravierend ist. So kommt es immer wieder vor, dass uns ein Patient nicht ins Zimmer hat eintreten hören. Er wird bei einer körperlichen Berührung oder Ansprache erschrecken, da er sie als plötzlich und unerwartet erlebt. Dieses „Nicht-Erwarten“ ist dann der Ausgangspunkt für eine ganzkörperliche Reaktion (z. B. das Zusammenzucken des ganzen Körpers).

Selbst wenn uns Patienten ansehen, d. h. wir den Eindruck gewinnen, sie würden uns visuell wahrnehmen, kann dies eine Täuschung sein.

Besonders bei Patienten im Coma vigile, dem Wachkoma, treffen wir auf Menschen, die mit weit geöffneten Augen und starrem Blick daliegen. Da wir bis heute nicht eindeutig sagen können, ob ein Sehen oder Teilsehen stattfindet, sollten schnelle und erschreckende Bewegungen im Blickfeld der Patienten unterbleiben. Denn nimmt dieser Mensch etwas für ihn visuell Bedrohliches wahr und hat gleichzeitig keine Möglichkeit, auszuweichen, löst dies ein tiefes Angstgefühl in ihm aus und verstärkt seinen Rückzug oder Ablehnung. Die Betroffenen reagieren dann vielmehr mit einem „Totstellreflex“, um sich der Gefahr zu entziehen.

Der frühkindliche Entwicklungsprozess der Sehfähigkeit verläuft in einzelnen, aufeinander aufbauenden Schritten. Es muss vermutet werden, dass bei Verlust der visuellen Wahrnehmungsfähigkeit durch hirnorganische, komatöse und degenerative Prozesse das Wissen darüber von Bedeutung ist.

Reihenfolge der Entwicklung der Sehfähigkeit:

- Hell-/Dunkelwahrnehmung
- Wahrnehmung von Umrissen auf kurze Distanz (ca. 10–15 cm)
- Wahrnehmung eigener Körperteile
- Wahrnehmung des Umfeldes auf weite Distanz (ca. 1–2 m)
- Deutliche Wahrnehmung bei scharfen Konturen auf weite Entfernung
- Unterscheidung von einzelnen Gegenständen durch „Besehen" der Gegenstände mit den Händen und dem Mund
- Entwicklung des Farbsehens
- Differenzierung von Größen/Formen, Personen und parallele Entwicklung differenzierter Farbwahrnehmung

Menschen mit schweren Wahrnehmungsbeeinträchtigungen verfügen oft nur über Sehfähigkeit bei einer geringer Distanz von 20 bis 30 cm, analog der eines Babys. Klare Umrisse in der direkten Umgebung helfen dem Patienten, sein Sehvermögen zu entwickeln. Die Farben Schwarz, Weiß und Rot sind zu diesem Zeitpunkt besonders hilfreich. Bunt gemischte, ineinander verlaufende Farben sollten in dieser Phase mit Zurückhaltung eingesetzt werden. Der Gestaltung mit klar, abgrenzbaren Farben, z. B. im Übergang von Wand zur Decke, sollte verstärkte Aufmerksamkeit gewidmet werden

Aus diesem Grunde sind Schwarzweißfotos, die auf dem Nachttisch aufgestellt werden, farbigen vorzuziehen. Ebenfalls selbst gemalte Bilder der Angehörigen für den Patienten sollten in Größe und Erkennbarkeit der Motive eindeutig erkennbar sein.

ÜBUNG

Für diese Übung benötigen Sie Papier, bunte Stifte und einen schwarzen Stift. Bearbeiten Sie dann bitte die folgenden beiden Aufgaben:

1. Malen Sie ein Mandala ganz bunt aus.
2. Malen Sie ein Mandala ganz schwarz-weiß aus.

Sehen Sie sich jedes Mandala etwa fünf Minuten an. Welches ist Ihnen deutlicher? Welches gibt klarere Konturen?

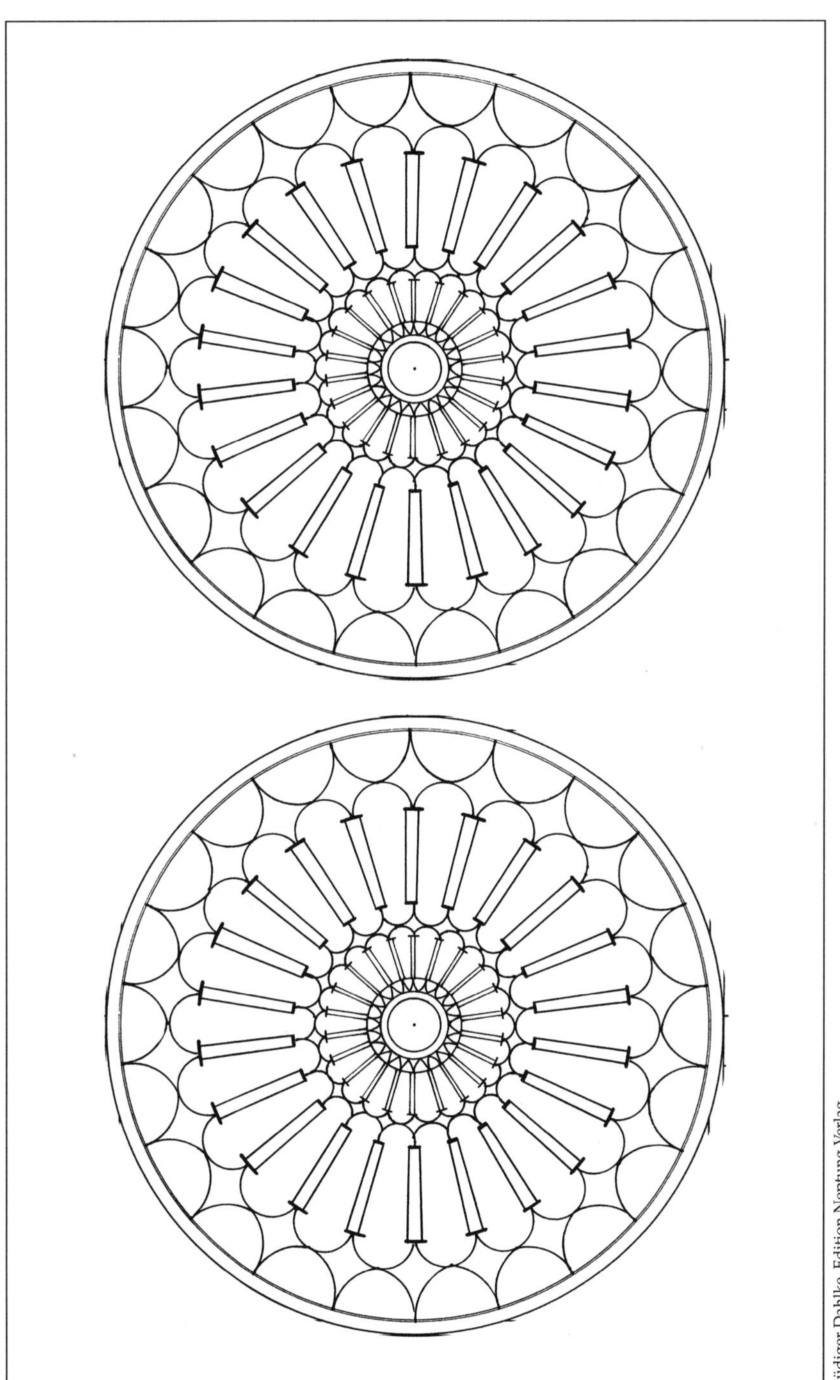

Rüdiger Dahlke, Edition Neptung Verlag

Um nachzuvollziehen, was es für einen wahrnehmungsbeeinträchtigten Patienten bedeutet, wieder sehen zu lernen, müssen wir uns an Erinnerungshilfen orientieren. Bekannt ist die Tatsache, dass unser Sehvermögen bei einsetzender Dämmerung nachlässt, die Umrisse von Gegenständen verschwimmen, Farben sind nicht mehr erkennbar, alles wird grau. Im reziproken Ablauf gewinnen die Patienten langsam ihr Sehvermögen zurück.

Deshalb muss das Umfeld der Betroffenen möglichst eindeutig gestaltet werden. Die Gegenstände, die sich im direkten Gesichtskreis befinden, das Bett, der Sessel, bieten visuelle Anregung aus nächster Nähe.

Bei der visuellen Stimulation muss zuerst der Unterschied zwischen hell und dunkel betont werden. Der Patient soll diese Differenz wahrnehmen. So soll der Unterschied zwischen Tag und Nacht auch über das Sehen erfahrbar sein. Für die Nachtruhe eines Patienten bedeutet das, dass kein helles Licht ins Gesicht des Betroffenen scheinen darf und gerade auf Intensivstationen auf eine helle Beleuchtung verzichtet werden sollte. Tagsüber sollten die Zimmer nicht mit Vorhängen abgedunkelt werden um das Eindringen von Sonnenlicht zu ermöglichen. Je nach Möglichkeit können die Patienten im Rollstuhl oder Bett ans Fenster gefahren werden oder sogar eine Spazierfahrt unternehmen. Neben den visuellen Reizen werden der Wind, die Geräusche, die Bewegung und Düfte für den Wiedererwerb der Lebenserfahrungen, ihren Beitrag leisten.

Die Hell-Dunkelwahrnehmung kann auch durch das bewusste Einsetzen der Nachttischlampe genutzt werden. Liegt der Patient morgens vor der Ganzkörperwaschung abgewandt von ihrem Licht, erhält er die Information „Dunkel". Um ihn auf das Helle des Tages und die damit verbundenen Aktivitäten vorzubereiten, wird er zum Licht gedreht und erhält die gewünschte Information „Hell".

Grundvoraussetzung der visuellen Anregung ist natürlich die Möglichkeit, überhaupt ein Blickfeld zu haben. So muss darauf geachtet werden, dass keine Kissen, Bettgitter oder Decken den Blick des Betroffenen versperren und er gar keine Aussicht hat. Besonders ungünstig wirkt sich das Aufhängen von Infusionsflaschen an dem Bettaufrichter aus. Sie befinden sich dann im Blickfeld des Patienten, ohne jedoch für ihn, aus seiner momentanen Lebenskenntnis heraus, Bedeutung zu haben. Die herunterlaufende Infusionsleitung aktiviert ihn eher zum Nesteln.

Die Gestaltung des direkten Umfelds sollte animierenden Charakter haben. Das Anbringen eines Mobiles oder anderer Materialien sollte aus diesem Grunde nicht direkt im Blickfeld des Patienten erfolgen. Sinnvoll ist es, diese Dinge versetzt anzubringen, damit der Betroffene den Kopf oder seinen Blick wenden muss, um aus seiner Normalperspektive etwas zu sehen

In diesem Zusammenhang sei darauf hingewiesen, dass sich die Angehörigen hemiplegischer Patienten zwar auf die beeinträchtigte Seite, aber nicht im kompletten Blickwinkel derselben sitzen sollten. Es ist günstig, wenn der Patient seinen Kopf bewusst drehen muss, um den Familienangehörigen zu sehen, sein Bemühen sollte aber auch Erfolg versprechen. Gleiches gilt selbstverständlich auch für sämtliche an der Pflege und Therapie beteiligten Personen.

Ebenso wie alle anderen Angebote muss die gezielte visuelle Stimulation mit einer deutlichen Initialberührung eröffnet und später abgeschlossen werden. Alle Bewegungen, die mit den Augen erfasst werden sollen, müssen langsam erfolgen. Ein hastiges Hin- und Herbewegen von Personen im Zimmer, ein schnelles Bewegen von Gegenständen ist contraindiziert.

Außerdem ist es von großer Bedeutung, dem Patienten das Sehen aus verschiedenen Positionen heraus zu ermöglichen. Das Aufrichten im Bett, das Sitzen im Sessel und das Fahren im Rollstuhl sind wesentliche Anteile des Sehenlernens. Vorab muss Kenntnis darüber vorhanden sein, was die angebotenen Perspektiven dem Patienten zeigen. Sie sollten anregenden und keinesfalls abstoßende, verunsichernde Inhalte bieten.

IHRE EIGENE ERFAHRUNG

Legen Sie sich in einem leeren Patientenzimmer flach auf den Boden oder in ein Bett. Was können Sie sehen, ohne Ihren Kopf zu drehen? Betrachten Sie die Zimmerdecke. Welche stimulierenden Impulse enthält sie? Betrachten Sie die Ihnen sichtbaren Wände. Welche Informationen bekommen Sie von dort?

Eine Zimmerdecke mit verkleidenden Platten und Löchern zwingt den Betrachter oftmals zum Zählen der Löcher, zum Addieren der Platten. Eine Intensivstation mit Kacheln an den Wänden nötigt die Patienten, diese auszuzählen. Dieser Zwang führt zu großen Irritationen und nervenaufreibenden, ja quasi „Irre machenden" Handlungen.

Viele unserer Patienten bedürfen einer langen Lagerung in Rücken- oder Seitenlage. Die Decken der Patientenzimmer sind größtenteils völlig ohne Sinnesanreize. Je länger ein Mensch gezwungen ist, auf eine deprivierende, z. B. weiße Decke zu schauen, desto mehr muss er eigene Anregungen einsetzen. Er greift autostimulativ auf alte Wahrnehmungen zurück. Die Patienten sehen, nach einiger Zeit in dieser Situation, kleine schwarze Punkte, die sich an diesen Wänden bewegen. Die Punkte vermehren sich, bekommen Ausläufer oder rotten sich zusammen und wandeln sich in der Wahrnehmung des Betroffenen zu krabbelnden Spinnen. Teilt uns der Patient dann seine beängstigten Eindrücke mit, wird er von uns als desorientiert, verwirrt eingestuft und unter Umständen sogar sediert. Dabei handelt es sich bei diesen Mitteilungen um einen deutlichen Hilferuf, der aussagt: „Ich bekomme keine mir gemäße Anregung, ich verliere mich langsam!“.

Dieses Umfeld bietet keinerlei Anregung und schafft keine vertraute Umgebung.

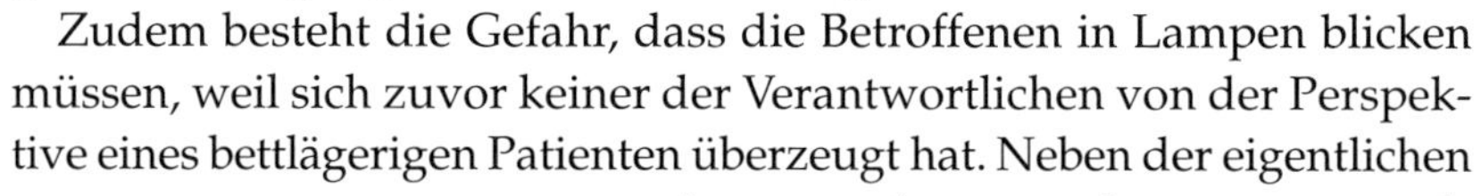

Zudem besteht die Gefahr, dass die Betroffenen in Lampen blicken müssen, weil sich zuvor keiner der Verantwortlichen von der Perspektive eines bettlägerigen Patienten überzeugt hat. Neben der eigentlichen Armut an Anregung kann es nun noch zu einer unerwünschten einseitigen Überreizung durch grelles Licht kommen.

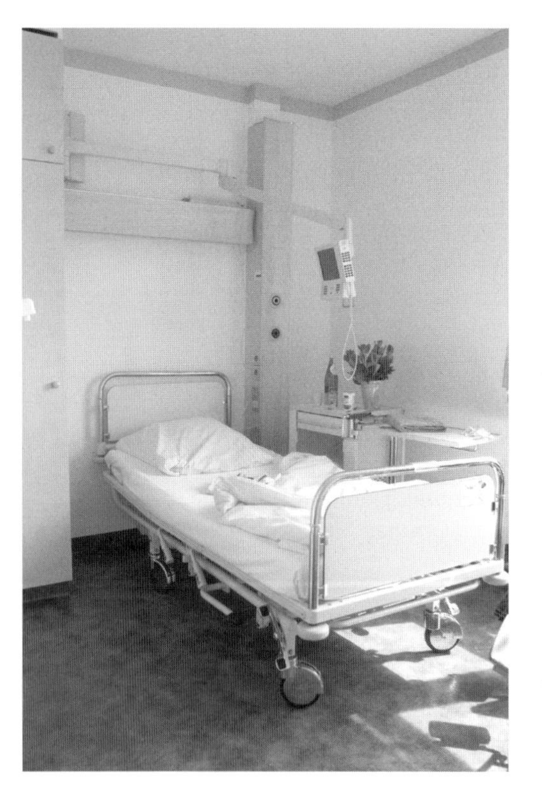

Viele Patientenzimmer in bundesdeutschen Krankenhäusern sind „reich“ an Anregungsarmut. Insbesondere bei Menschen, die sich nicht selbst bewegen können oder schwere Wahrnehmungsbeeinträchtigungen aufweisen, ist es nötig, diesem Mangel bewusst zu begegnen.

Der dem Patientenblick gegenüberliegenden Wand kommt eine spezielle Bedeutung zu. Sie muss mit, für den Patienten bedeutsamen Angeboten ausgestattet werden. Einige Krankenhäuser haben bereits auf diese Anforderung reagiert. An dieser Wand befindet sich bei ihnen ein großer Wechselrahmen. Mittels einer fahrbaren Pinakothek können sich die Patienten ein Bild aussuchen, welches in den Rahmen kommt und von ihnen gern betrachtet wird. In einem Dreibettzimmer kann sich demnach eine bunte Kombination von bildender Kunst tummeln, wenn der erste Patient ein Bild von van Gogh, der Zweite eines von Dali und der dritte Patient die Fotografie eines Sonnenuntergangs gewählt hat. Jemand, der das Zimmer betritt, erlebt diese Kombination vielleicht als schrecklich und hätte lieber eine einheitliche optische Gestaltung der Klinik. Dies geschieht jedoch aus dem Blickwinkel des Gesunden, der sich in seiner Wahrnehmung frei entfalten kann und nicht auf ein Leben mit eingeschränktem Blickfeld innerhalb eines Raumes beschränkt ist.

Die Gestaltung eines Zimmers, in dem sich schwererkrankte oder behinderte Menschen befinden, muss unter dem Gesichtspunkt der individuellen Förderung stattfinden. Dem Patienten muss ein privater, durch ihn geprägter Bereich eingerichtet werden, auch wenn sich das mit dem Geschmack anderer Patienten „beißt". Das geschieht leider bisher nur in wenigen Kliniken und verdeutlicht, wie wenig Augenmerk diesen präventiven und rehabilitativen Aspekten gewidmet wird. Konzepte, die unter diesem Gesichtspunkt in das alltägliche Leben von beeinträchtigten Menschen integriert werden, sind äußerst unzureichend umgesetzt. Vielmehr ist der Trend kennzeichnend, das Aussehen der Krankenhäuser im Eingangsbereich aufzuwerten, am Erscheinungsbild der Patientenzimmer, Stationen und Flure jedoch nur unzureichende Veränderungen vorzunehmen. Immer noch stehen Betten, wie vor 50 Jahren, mit ihrer Stirnseite unter einer Licht- und Versorgungsleiste. Es ist bereits seit vielen Jahren bekannt, das damit die Ängste der Patienten, aus dem Bett zu fallen, zunehmen. Ein individuelles Abwenden von der Aktivität im Raum weg, ist ebenfalls nicht möglich, da der Patient von allen Seiten einsehbar ist und keinerlei Rückzugsmöglichkeit hat.

Verbleiben Menschen über einen langen Zeitraum in einer Einrichtung oder Wohnung, wird die individuelle Gestaltung des Lebensraums umso wichtiger. Vertraute und geliebte Möbel und Gegenstände des Bewohners müssen sein Zimmer von jedem anderen Zimmer sichtbar unterscheiden. Die Orientierung ist damit wesentlich erleichtert. Für bewegungseingeschränkte und desorientierte Menschen ist die unterschiedliche Gestaltung von Etagen oder Stationen von untergeordnetem Interesse, da sie sich meist nur auf einer Ebene bewegen. Vielmehr müssen sie sich auf ihrer Etage/Station zurechtfinden und ihr Zimmer von den anderen unterscheiden können. Die atmosphärische Gestaltung einer Einrichtung sollte sich desgleichen an den Bewohnern ori-

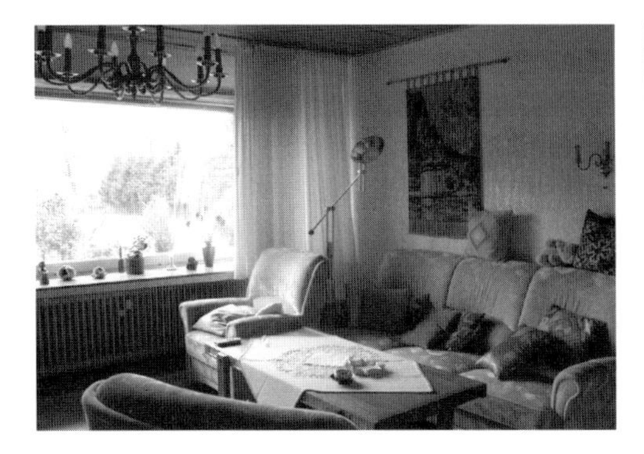

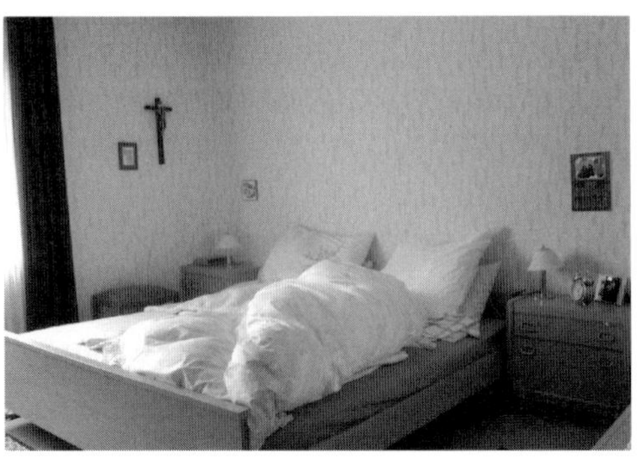

Die vertraute Umgebung zuhause im Wohn- und Schlafzimmer.

entieren. So bringen alte Menschen einen ganz anderen Geschmack mit als junge. Immer wieder wählen Altenheime und Pflegeeinrichtungen einen skandinavischen Wohnstil, der zwar hell und freundlich wirkt, mit dem gewohnten Umfeld und Geschmack alter Menschen wenig gemein hat. Es kommt der Verdacht auf, dass sich die Einrichtung einer Institution häufig mehr an den Vorlieben der dort Beschäftigten und der Angehörigen orientiert als an den Bedürfnissen der Bewohner.

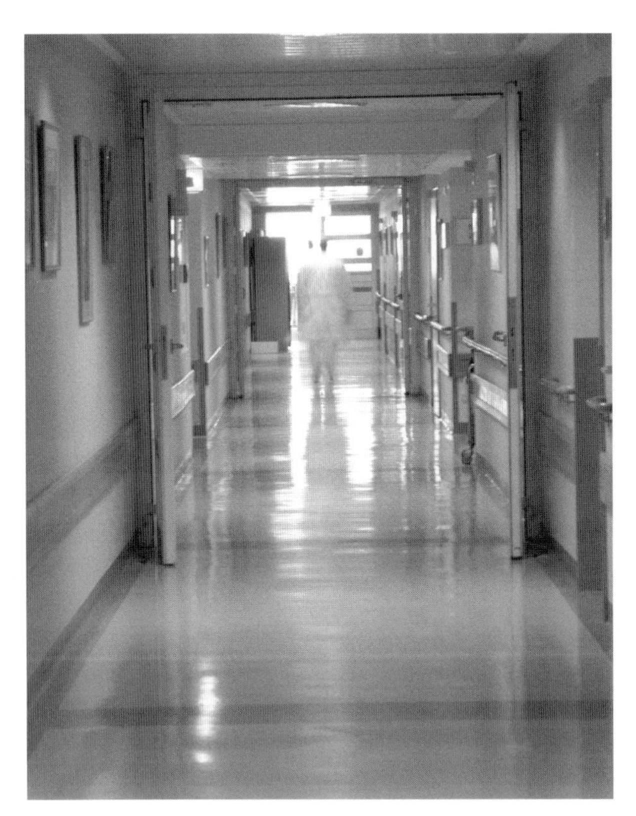

Der typische Flur eines Krankenhauses oder Pflegeheims.

Im Umgang mit Betroffenen, die eine Einschränkung ihres Sehvermögens aufweisen, muss weiterhin bedacht werden, dass sie häufig nicht weit und nur sehr undifferenziert sehen können. Es ist daher wenig sinnvoll, einen solchen Patienten an ein Fenster zu setzen, in der Hoffnung, er könne das Geschehen draußen verfolgen. Außerdem werden in diesem Stadium Balkone, Gehwege oder Rampen mit Gitterrost oder Glasbrüstung als außerordentlich bedrohlich empfunden. Glänzende Flure, die durch ihren Bodenbelag dazu neigen, Wasserlachen vorzutäuschen, haben denselben Effekt, vielfach möchten die Betroffenen keinen Schritt weitergehen.

Der Sehsinn nimmt einen umfassenden Einfluss auf die Gestaltung unseres Alltags. Aus diesem Grunde muss ihm eine umfängliche Aufmerksamkeit gewidmet werden.

SCHLUSSFOLGERUNGEN

Die visuelle Stimulation verfolgt folgende zentrale Ziele:

- **Sicherheit erleben und Vertrauen aufbauen**

Die eigene gewohnte Umgebung, die eindeutige Sichtbarkeit der Umgebung, können, wenn die o. g. Erkenntnisse berücksichtigt werden, dazu beitragen, dass Geborgenheit und damit auch Sicherheit entstehen.

- **Das Leben selbst gestalten**

Jeder Mensch wohnt in einer von ihm gestalteten Umgebung. Dadurch wird seine individuelle Art des „sich zu Hause Fühlen" deutlich und erfahrbar. Gleichzeitig ist es ein Ausdruck der persönlichen Vorlieben. Daran sollte bewusst angeknüpft werden.

- **Sinn und Bedeutung geben**

Sich in verschiedenen Kontexten und Institutionen erleben zu müssen (Akutkrankenhaus, Rehabilitationsklinik und Pflegeeinrichtung) trägt zum steten Verlust der eigenen Identität bei. Die eigene Gestaltung des persönlichen Umfelds führt zu Wohlbefinden, Entspannung und des Gefühls von „Zuhause Sein". Jeder Gegenstand hat eine eigene Bedeutung, die den anderen nicht ohne Weiteres zugängig ist. Alles hat seinen Sinn, so wie es ist und ist stimmig. Pflege muss einen Beitrag dazu leisten, diesen Sinn und die Beziehungen zu erhalten. Es sind die Brücken zur ehemaligen Welt.

BEISPIELE AUS DER PRAXIS

Der 78-jährige Wilfried Malakowsik wohnt seit drei Jahren in einer Einrichtung für alte Menschen. Außer seinem Sessel und einer Stehlampe konnte er kein Mobilar mit in die Einrichtung nehmen. Wenn er das Zimmer verlässt, ist er in einer anderen Welt. Nie zuvor traf er so viele Menschen auf einem Flur, Menschen mit denen er nicht sprechen kann, die ihn nicht verstehen.

Nach einigen Diskussionen richten die Pflegenden einen gemeinschaftlichen Raum ein, in dem sein Büfett, sein Tisch und seine Stühle Platz finden. Von besonderer Bedeutung ist für ihn jedoch ein gestickter Wandbehang. Immer wieder nimmt er Bezug zu ihm und sagt: „Hier bin ich zu Hause, den hat meine Schwester gestickt.".

Insgesamt wird er ruhiger und aufmerksamer. Sein stoischer, nahezu stierender Blick wird weicher, er beteiligt sich sogar an der Küchenarbeit und erzählt über seine früheren Lebenserfahrungen.

Birgit Scholermer ist seit ihrer Kindheit in einer Einrichtung für körper- und mehrfachbehinderte Kinder. Die inzwischen 28 Jahre alte Frau kam mit einer schweren Hirnschädigung auf die Welt. Alle gingen davon aus, dass sie nicht sehen kann. Ein Zivildienstleistender berichtete jedoch, dass Birgit aufmerksam verschiedene Dias verfolgt habe, die er den Kindern vorgeführt hatte. Es wurde deutlich, dass Birgit Hell und Dunkel erkennen kann. Ferner scheint sie Umrisse wahrzunehmen. Es wird ein individuelles Sehprogramm für sie zusammengestellt, an dem auch die Eltern aktiv mitarbeiten. Nach drei Monaten ist Birgit in der Lage, Personen und Gegenstände frühzeitig zu erkennen und sich auf Situationen einzustellen. Ihre Autonomie im Alltag nimmt dadurch zu.

9. Basale Stimulation in der Pflege und Forschungsergebnisse

(Christel Bienstein)

Während im Jahr 2000 nur wenige Forschungsergebnisse zu Fragenstellungen im Zusammenhang mit dem Konzept der Basalen Stimulation in der Pflege vorlagen, hat sich die Situation bis 2012 sehr verändert. Weiterhin trifft es in der Pflege zu, dass oftmals die Praxis über mehr Alternativen, Ideen und Entwicklungsmaßnahmen verfügt als die Wissenschaft. Besonders im Bereich neuer Wissenschaften hinkt diese der Praxis hinterher.

Meist wird schon längst bekanntes Handlungswissen überprüft, beschrieben und andern zugänglich gemacht. Diese Aufgabe ist nicht zu unterschätzen. „Gefühlter" Personalmangel kann mit Hilfe der Wissenschaft exakt belegt werden, wie es die Studien des ICN (2006) und des IQWIG (2006) belegen. Beide Übersichtsstudien belegen, dass es bei pflegerischem Personalmangel zu einem Anstieg von sechs Indikatoren kommt:

- Mortalität
- Sterblichkeit aufgrund mangelnder Kontrolle
- Verweildauer
- Infektion
- Stürze
- Dekubitalproblematiken.

Belege sind dringend erforderlich, damit es, so wie es der Sachverständigenrat zur Beobachtung der Entwicklung im Gesundheitswesen (2007) beschreibt, zu einer wirksamen, angemessenen und von den Patienten und ihren pflegenden Angehörigen akzeptierten Versorgungssituation kommt.

Insgesamt haben wir weltweit große Probleme, die Wirksamkeit pflegerischer Maßnahmen nachzuweisen. Dies betrifft nicht nur die Basale Stimulation. So verfügt die Medizin zur Zeit über maximal 15–20 % evidenzgesicherten Wissen, die Pflege weltweit nur über maximal 0,05 %. Das bedeutet, dass immer noch viele pflegerische Maßnahmen mit dem Patienten durchgeführt werden, ohne dass sie wissenschaftlich abgesichert sind. Hierzu gehören unterschiedliche

Handlungen, die als unnötig (z. B. täglicher Verbandswechsel, unsystematische Pneumonieprophylaxe, Einsatz von Sturzskalen) oder sogar fehlerhaft (z. B. Rasur vor der Operation, Einfetten der Haut mit Melkfett, Benutzung von Steckbecken nach einem frischen Herzinfarkt) identifiziert wurden.

Die Pflegenden veränderten in den letzten Jahrzehnten ihre Art und Weise zu pflegen. Es wurde deutlich, dass Qualitätsveränderungen in den pflegerischen Interaktionen mit den Betroffenen zu anderen Ergebnissen führen. Pflegende in Krankenhäusern, Alteneinrichtungen oder der häuslichen Pflege befinden sich in einem anderen Umfeld als Heilpädagogen und Heilerziehungspfleger. Während die Heilpädagogik in den vergangenen Jahrzehnten ihr Augenmerk auf die Förderung der ihr anvertrauten Menschen richtete und die Lebensgestaltung und Integration in das „Normalleben" in den Vordergrund stellte, entwickelt sich diese Zielausrichtung in der Pflege erst langsam. Weiterhin dominiert in den Krankenhäusern die „medizinische" Pflege, die sich besonders unter der Zunahme der verkürzten Verweildauer, aber der deutlich angestiegenen Multimorbidität der Patienten immer schwieriger gestaltet. Eine individuelle Versorgungssituation erscheint den Pflegenden zum jetzigen Zeitpunkt oftmals nicht mehr möglich. Viele der Patienten verlassen die Krankenhäuser daher als nicht genesen. Allerdings wird in den vergangenen Jahren immer deutlicher, dass auch die Pflege die Gestaltung der Lebenswelt und die Teilhabe am öffentlichen Leben stärker in den Mittelpunkt stellt. Diese Entwicklung führt zu einer deutlichen Annäherung von heilpädagogischem und pflegerischem Handeln. Außerdem stehen die Pflegenden immer wieder vor der Frage, ob sie einem Patienten eine andere Pflege zukommen lassen können als anderen Betroffenen mit derselben Erkrankung.

Bis heute bemühen sich Pflegende oftmals, allen Pflegebedürftigen eine gleich gute Pflege zukommen zu lassen. Sie haben Sorge, dass es zu einem Ungleichgewicht kommt, wenn hier Unterschiede gemacht werden. Hinter dieser Haltung verbirgt sich die grundlegende Angst der Pflegenden, einem Menschen mehr Aufmerksamkeit zuteil werden zu lassen als einem anderen und damit das ethische Prinzip der gerechten Pflege zu verletzen. Manchmal, so muss man allerdings mutmaßen, werden diese Bedenken geäußert, um eine Veränderung zu blockieren. Gerechtes Handeln bedeutet nicht, dass alle Menschen gleich viel oder gleich wenig bekommen. Pflege, die sich an der einzelnen Person orientiert, macht ein unterschiedliches Vorgehen notwendig. Wenn

z. B. alle Patienten Kontinenztraining erhielten, würde sich kein Erfolg einstellen. Damit ist nicht die Sinnhaftigkeit des Kontinenztrainings widerlegt, sondern die Tatsache, dass möglicherweise zu wenig Pflegepersonal in Relation zur Anzahl der Patienten vorhanden ist, die dieses Trainings bedürfen, und eine diesbezügliche Überprüfung stattfinden muss.

Im Zusammenhang mit der Basalen Stimulation ergeben sich daher viele Forschungsfragen, sowohl für die Heilpädagogik wie für die Pflege:

- Wie ist es möglich, die Wirkung des Konzeptes der Basalen Stimulation nachzuweisen?
- Kann das Konzept als solches komplett untersucht werden?
- Welche Ergebnisse können einzelne Studien leisten, die Einzelmaßnahmen in den Blick nehmen bzgl. der Wirkung des Konzeptes der Basalen Stimulation?
- Welche Patienten / Pflegebedürftigen profitieren besonders von der Anwendung des Konzepts Basale Stimulation?
- Welcher Voraussetzung bedarf die Anwendung des Konzeptes der Basalen Stimulation in der Praxis?
- Widerspricht die Erarbeitung einer wissenschaftlichen Beweisführung nicht dem Grundgedanken der Basalen Stimulation, schließlich muss am Patienten gemessen, bewertet und beobachtet werden?
- Wie soll das im Zusammenhang mit Menschen eingelöst werden, die aufgrund ihres Zustandes nicht in der Lage sind, eine Einwilligung zu geben?

Während in der Praxis der Heilpädagogik nicht so häufig danach gefragt wird, ob es verifizierbare, falsifizierbare und valide Erkenntnisse gibt, befinden sich Pflegende in einem Arbeitsfeld, welches ständig nach neuesten wissenschaftlichen Ergebnissen verlangt. (Selbst der Medizinische Dienst der Krankenkasse formuliert dieses Anliegen.) Allein die Angst, unter Umständen mit juristischen Konsequenzen rechnen zu müssen, wenn mit nicht wissenschaftlich gestützten Ansätzen gearbeitet wird, führt die Diskussion mit den Ärzten noch häufig dazu, dass das Konzept der Basalen Stimulation als nicht wissenschaftlich belegbar bezeichnet wird, da darüber keine randomisierten kontrollierten Studien (RCTs) vorliegen. (Bisher gibt es in deutschen Krankenhäusern noch keinen arztfreien Raum, auch wenn die Praxis diesen schon lange geschaffen hat. Hier scheint sich jedoch in allen deutschsprachigen Ländern eine deutliche Entwicklung aufzuzeigen, die die Verantwortungsbereiche der Gesundheitsberufe klarer regelt.)

Seit etwa 35 Jahren werden Erfahrungen mit dem Konzept der Basalen Stimulation in der Pflege gewonnen. Betroffene mit demenziellen Prozessen, Frühgeborene und Patienten der Intensivstationen, Psychiatrie und Neurologie bilden die Hauptzielgruppen. Immer wieder kristallisierte sich in der Praxis deutlich heraus, dass dieses Konzept eine große Bereicherung für die betroffenen Menschen darstellt. Mit gezielten Maßnahmen begannen Pflegende, Patienten mit verschiedensten Formen der Wahrnehmungsbeeinträchtigung zu fördern und unterstützen. Die versorgende Pflege (z. B. bei Menschen im Wachkoma oder bei langfristig Pflegebedürftigen aufgrund chronischer Erkrankungen) war primär eine konservierende Pflege. Diese Art von Pflege wird immer seltener. An ihre Stelle treten pflegerische Handlungen und Unterstützungen, die der Vertrauensbildung, der Zunahme der Autonomie, Selbstbestimmung, Teilhabe und der Förderung der Sicherheit und Fähigkeiten dieser Menschen dienen. Die Pflegenden bemühen sich, die biografischen Erfahrungen der Betroffenen in die Pflege zu integrieren und deren Lebensrhythmus eindeutiger zu berücksichtigen.

Hierzu haben auch die politisch angestoßenen Rechte von „Hilfe- und pflegebedürftigen Menschen" (Charta der Rechte hilfe- und pflegebedürftiger Menschen, 2006; Charta der Rechte sterbender Menschen, 2010) beigetragen. In Deutschland wurden diese Rechte nun in gesetzliche Vorgaben integriert (Pflegeweiterentwicklungsgesetz, 2010), was auch die Rechte der Pflegenden stärkt, die Pflege geben zu dürfen, die der betroffene Pflegebedürftige benötigt.

9.1 Forschung oder reflektierte Überlegung

In der Auseinandersetzung mit Forschung stellt sich primär die Frage, ob denn wirklich alles erforscht werden muss. Nach unserer Meinung muss das nicht der Fall sein! Es existieren, grob eingeteilt, vier Kategorien, die Entscheidungshilfen geben, ob eine Forschung notwendig ist:

1. Kann man diese Frage erforschen?
   Es ist zum Beispiel nicht möglich zu erforschen, warum ein Mensch ein bestimmtes Schicksal ertragen muss.

Dabei handelt es sich um eine Sinnfrage. Der Sinn kann nicht analysiert, sondern lediglich auf einer so genannten Metaebene theoretisch (philosophisch/theologisch) diskutiert werden. Diese Erklärungsversuche sind aber nicht auf den Einzelnen übertragbar.

2. Handelt es sich um eine Frage, die erforscht werden muss oder kann sie durch logisches Denken beantwortet werden?
Wir sind der Meinung, dass manche Dinge, die erforscht wurden, auch durch ein intensives Zurücklehnen und verständiges Nachdenken gelöst worden wären. In einer Zeit, wo Forschung hoch angesehen ist, neigt man dazu, alles für forschungsnotwendig zu erklären. Viele Fragen sind aber primär problemlösungsorientiert. So kann zum Beispiel die Frage nach einer Umstrukturierung der Arbeit, um den Patienten auf einer Intensivstation längere störungsfreie Ruhephasen zu ermöglichen, ohne Forschung geklärt werden.

3. Muss diese Frage noch erforscht werden?
Vielfach sind bereits Erkenntnisse zu bestimmten Fragen zusammengetragen worden. Wer aber weiß, wie man an diese Ergebnisse herankommt? Besonders schwierig erscheint es, Resultate zu ermitteln, die im Ausland oder von anderen Berufsgruppen erworben wurden. Hier können die eingerichteten Studiengänge mithelfen, die Erkenntnisse bekannter zu machen. In ihrem Buch „Pflegerituale" (2000) weisen Walsh und Ford auf eine Vielzahl bereits vorhandener Kenntnisse hin, die in anderen Disziplinen erarbeitet wurden, aber auch für die Pflege Bedeutung haben. Fast jede Klinik verfügt über einen Zugang zu Literaturdatenbanken. Mit Hilfe einer Übersicht über das bereits vorhandene Wissen können viele Fragen schnell und ohne viel Aufwand beantwortet werden. Eine Bündelung und Vernetzung dieses Wissens ist von großer Bedeutung, damit der Weg dahin einfach zu finden ist.

4. Natürlich sind auch viele Fragen vorhanden, die Forschung erforderlich machen. Wichtig sind die Eingrenzung der Fragestellung und die Einschätzung gemäß ihrer Bedeutung für die Praxis. Forschung in der Pflege ist kein Selbstzweck, sondern der Praxis verpflichtet. Sie ist eine Handlungswissenschaft, denn ohne die Pflege in der Praxis gäbe es keine Pflegeforschung – auch wenn

manchmal noch der Eindruck entsteht, dass die Pflegeforscher glücklich wären, wenn sie sich mit der Praxis nicht auseinandersetzen müssten, da sie lästig und schwer erforschbar ist. Dennoch wird die fortschreitende Entwicklung der Pflegewissenschaft in den deutschsprachigen Ländern positive Veränderungen der aktiven Pflege mit sich bringen.

Folgende Fragestellungen lassen sich durchaus erforschen und ausarbeiten:

- Woran wird ersichtlich, dass ein Mensch in einen Verwirrungszustand gerät?
- Welche Auswirkungen hat die Einbeziehung von Lebenspartnern auf die Lebenswelt von Menschen mit Morbus Alzheimer?
- Woran können Pflegende erkennen, ob eine pflegerische Handlung dem betroffenen Menschen gut tut, wenn dieser sich nicht verbal und/oder durch Bewegung mitteilen kann?

Hat man sich nun zu einer Forschungsfrage durchgerungen, eröffnet sich sogleich eine weitere: Wie schaffen wir es, dieselbe Sprache zu sprechen?

Die Pflegenden verfügen noch nicht über eine allgemeingültige berufliche Sprache. Anhand eines Auszugs aus einem Pflegebericht, der über ein und denselben Patienten berichtet, wird das deutlich. Einerseits steht geschrieben, dass „der Mann verwirrt und aggressiv sei". Eine andere Pflegende berichtet, dass „er im Hause herumirre und ohne erkenntlichen Sinn an Dingen hantiere sowie sich den Unterbrechungen seines Handelns entziehe".

Um dieses offensichtliche Dilemma aufzuheben, muss noch viel getan werden, es ist jedoch keine unlösbare Aufgabe.

9.2 Notwendigkeiten von Forschung

Um Veränderungen in der Pflege durchzusetzen, ist die erreichbare qualitative Veränderung des Zustands der Patienten mittels bestimmter Konzepte deutlich aufzuzeigen. Ein neues Konzept macht erforderlich, dass es unter genauer Beobachtung in die Pflegepraxis integriert werden muss. Erst dann können die Auswirkungen differenziert zugeordnet werden. Forschung dient dazu, vorhandenes Wissen zu bündeln, zu systematisieren, neues Wissen zu generieren und dies den Anwendern zugänglich zu machen. Sie hilft dabei, Wichtiges von Unwichtigem oder sogar Falschem zu unterscheiden. Das bedeutet, es kommt durch neue Forschungsergebnisse nicht immer zu mehr Arbeit, sondern die Arbeit wird verändert, etwas kann komplett ausgesetzt werden, wie z. B. nicht informative Dokumentationen, anderes Wissen trägt dazu bei, die Versorgung der Pflegebedürftigen zu verbessern, wie z. B. eine veränderte Mundpflege.

In der Medizin wird hauptsächlich ein naturwissenschaftlicher Forschungsansatz vertreten, bei dem anhand eines umfänglichen Patientenkollektivs Daten gesammelt werden (RCTS Randomisierte Kontrollierte Studien, quantitativer Ansatz). Die Schulmedizin ist in ihrem Ansatz primär auf generalisierendes Wissen ausgerichtet. Pflegewissenschaftliche Fragen müssen dessen ungeachtet häufig in Bezug auf einzelne Patienten gelöst werden und somit mittels weniger Patienten bzw. Patientendaten bearbeitet werden (phänomenologischer, qualitativer Ansatz). Beide Forschungsansätze widersprechen sich nicht, sie können sich vielmehr gegenseitig ergänzen. Über die Wahl einer Forschungsmethode entscheidet immer die Fragestellung. Manche Fragen können nur mit großen Patientengruppen beantwortet werden, manche nur mit einigen wenigen Betroffenen. Während eine quantitative Methodenwahl zumeist einen Effekt erfasst, der viele Menschen miteinander vergleicht, verfolgt eine qualitative Studie die Situation eines einzelnen Menschen komplex.

Typisch quantitative Fragestellungen sind:

- Wie viele Menschen sind pro Jahr von einem Schädelhirntrauma betroffen?
- Wie stellt sich die Verweildauer von Schlaganfallpatienten in Kliniken der BRD im Vergleich zu Kliniken in den Niederlanden dar?
- Wie unterscheiden sich die Rehabilitationsquoten der verschiedenen Rehabilitationskliniken?

Typische qualitative Fragestellungen sind:

- Wie lösen Familien die pflegerische Betreuung von schwer pflegebedürftigen Angehörigen so, dass ihre eigene Lebensqualität erhalten bleibt?

- Welche pflegerischen Vorgehensmaßnahmen helfen, die Mundpflege bei Patienten so durchzuführen, dass diese ihren Mund öffnen?
- Welcher Zusammenhang ist zwischen der Integration der „Lieblingslagerung“ des Patienten in seinen Lebensalltag und seiner Fähigkeit zur Entspannung darstellbar?

Die Diskussion der verschiedenen methodischen Verfahren wird u. a. an einer Diskussion mit Prof. Dr. G. Evers (Lehrstuhlinhaber Klinische Pflegeforschung an der Kath. Universität Leuven und der Universität Witten/Herdecke, verstorben 2003) deutlich. Evers bedauerte es, dass Prof. Dr. Andreas Fröhlich sein Konzept der Basalen Stimulation in die Richtung der individuellen Betrachtung des einzelnen Betroffenen weiterentwickelte, da individuell angewandte pflegerische Maßnahmen nicht gut vergleichbar und deren Wirkung nicht leicht darstellbar seien. Wie später noch dargestellt, hat G. Evers in einer großen Studie mit quantitativen Methoden wichtige Grundlagen für die Basale Stimulation erarbeitet. In einem weiteren Schritt wären qualitative methodische Ansätze sehr hilfreich gewesen.

9.3 Möglichkeiten und Grenzen von Forschungsprojekten zur Basalen Stimulation

Pflegende fragen immer wieder danach, wie die Ergebnisse der Anwendung der Basalen Stimulation nachgewiesen werden können. Bis heute ist es nicht möglich, das Konzept als Ganzes in seiner Anwendung nachzuweisen. Diese Problematik betrifft aber nicht nur die Basale Stimulation, sondern alle komplexen Konzepte, die verschiedenste Interventionen anregen und zuzüglich das Problem der „Anwendung durch einen Menschen“ haben. Der Faktor „menschliche Zuwendung“ ist forschungstechnisch ein höchst problematischer. So konnte nachgewiesen werden, dass Placebopräparate wirken, wenn die verabreichende Person sicher, glaubwürdig und dem Patienten zugewandt wirkte. Mit einem ähnlichen Phänomen müssen wir bei der Anwendung des Konzeptes Basale Stimulation ebenfalls rechnen. Schließlich kann Basale Stimulation nicht ohne menschliche Beteiligung erteilt werden. Studien zeigen, dass selbst mechanische Zuwendung, wie das Streicheln eines Frühgeborenen oder Stimulieren eines Intensivpatienten, zu einer Verbesserung seiner Situation beitragen kann. Allerdings belegt gerade die Studie mit Frühgeborenen, dass das Berühren des frühgeborenen Kindes besonders wirksam ist, wenn es durch die Eltern geschieht.

Eine weitere Problematik stellt die Vergleichbarkeit von Patienten oder Pflegebedürftigen dar sowie die jeweilige Einbettung in ein bestimmtes Umfeld oder Versorgungssetting.

Im Gegensatz zur Erprobung eines neuen Medikamentes für ein bestimmtes organisches Leiden handelt es sich bei den Menschen, die der Unterstützung durch Basale Stimulationsangebote bedürfen, um hochkomplex erkrankte Menschen, wo nicht auf ein Parameter reagiert wird, sondern auf eine komplexe menschliche Situation, die geprägt und beeinflusst wird durch verschiedenste Beeinträchtigungen.

Nichtsdestotrotz können Beobachtungen und Erfahrungen gesammelt werden, die darauf schließen lassen, dass es den Menschen eine Unterstützung ist, wenn sie mittels des Konzeptes Basale Stimulation versorgt werden. Dieses kann und muss mittels verschiedener einzelner methodischer Vorgehensweisen fass- und damit nachweisbar gemacht werden.

Daher ist es zum jetzigen Zeitpunkt sinnvoll, verschiedene Forschungsmethoden anzuwenden und die Fragestellungen so zu formulieren, dass sie beantwortbar sind oder Hinweise auf die nächsten Untersuchungsmöglichkeiten geben. Unter anderem gehören hierzu Beobachtungen, Befragungen, Falldarstellungen, Videoaufzeichnungen, Messung von Vitalwerten, wie O_2-Sättigung, Puls, RR, Atemrhythmus, Hautwiderstand, Muskelspannung und vieles mehr. Vielfach können wir genau die Menschen nicht befragen, die Basale Stimulation erhalten. Allerdings gibt es hierzu Ausnahmen, wie die Studien von Hannich et al. (2010) oder Metzing (2004), die Patienten nach Wiedererlangung ihrer sprachlichen Mitteilungsfähigkeit befragten. Aber selbst da stellt sich die Frage, ob das, was diese Menschen erlebt haben, mit dem vergleichbar ist, was Menschen erleben, die sich nicht sprachlich äußern können.

Eine besondere Problematik ergibt sich aus der Gruppe von Menschen, denen das Konzept Basale Stimulation zuteil werden soll. Es handelt sich zumeist um Menschen, die nicht in der Lage sind, zu sich und ihren Bedürfnissen Stellung zu beziehen. Es ist für die Forschung umso problematischer, weil diese Menschen aufgrund der Ethikanforderungen prinzipiell von Forschungsvorhaben ausgeschlossen werden (Helsinki-Deklaration des Weltärztebundes, 1964, 2004), dies vor allem, wenn der Forschungsgegenstand nicht zum Vorteil dieser Menschen gelangen wird, sondern möglicherweise nur für andere von Bedeutung sein kann. Damit würden schon auf den ersten Blick viele Menschen ausfallen, die an einer Studie teilnehmen könnten.

Daher sind wir besonders darauf angewiesen, einzelne beantwortbare Fragestellungen zu behandeln, die dann in ihrem gesamten Überblick zur Unterstützung des Konzeptes beitragen können.

Hier nur zwei Beispiele, die stellvertretend für viele Fragen stehen:

1. Nimmt eine klar definierte Form der Mundpflege Einfluss auf den Wachheitszustand? Hierzu wären z. B. Darstellungen mittels MRT, PET, EEG etc. erforderlich.
2. Kann gezielte Berührung dazu beitragen, dass bei Menschen mit einer Borderlineproblematik das selbstverletzende Verhalten reduziert werden kann? Hierzu wären z. B. Beobachtungen, Videoaufzeichnungen, Dokumentationsanalysen und Interviews erforderlich.

Es wird einigen Pflegenden nicht ausreichend erscheinen, dass primär zu einzelnen Lebenssituationen und pflegerischen Handlungen Ergebnisse erarbeitet wurden, aber wir müssen diese vorhandenen Ergebnisse nutzen und in den Pflegealltag integrieren. Dabei werden wir uns weiter auf den Weg machen, Methoden zu finden, die es erlauben, ein Konzept umfänglich in seiner Wirkung abzubilden.

9.4 Worum handelt es sich bei der Basalen Stimulation?

Bevor einzelne Forschungsfragen gestellt werden können, muss überprüft werden, ob das Konzept der Basalen Stimulation den Kriterien eines wissenschaftlich begründbaren und haltbaren Konzeptes entspricht.

Die wissenschaftliche Gemeinschaft unterscheidet zwischen

- ***Theorien***, die sich auf einem abstrakten Niveau befinden und eine Grundlage für Interpretationen verschiedene Phänomen und Situationen bieten
- ***Modellen***, die theoretisch Situationslösungen vornehmen (so genannte Schreibtischlösungen, allerdings sehr durchdacht und mit vielen Situationen abgeglichen) und

- ***Konzepten***, welche, auf theoretischen Erkenntnissen fußend, Lösungen entwickeln, die in der Praxis erprobt werden und sich bewähren.

Konzepte (lat. Concipere; „erfassen") geben damit Grundvorstellungen wieder, die sich in der Haltung und in der Anwendung unterschiedlicher Handlungen ausdrücken, die den Grundvorstellungen folgen und diese widerspiegeln. Sie werden damit in der Praxis sichtbar.

Wichtig dabei ist, dass Pflegenden klar ist, dass komplexe pflegerische Situationen eine exzellente Qualität beruflichen Handelns erfordern. Hierzu ist es zumeist erforderlich, ***nicht nur einzelne***, sondern mehrere Konzepte zu kennen und anwenden zu können und diese sinnvoll für den pflegebedürftigen Menschen miteinander zu verbinden. Diese Haltung bildet auch die Grundlage für die Basale Stimulation. Nicht das Konzept entscheidet die Versorgung eines Menschen, sondern der Mensch entscheidet, welches Konzept bzw. welche Anteile verschiedener Konzepte miteinander verbunden werden müssen. Das dogmatische Verfolgen eines einzelnen Konzepts muss vermieden werden. Es führt zu einem Missbrauch der pflegebedürftigen Menschen auf Kosten einer unreflektierten Haltung der Akteure. Bevor aber Konzepte miteinander verbunden werden können, müssen die einzelnen Konzepte bekannt, deren Hintergrund bewusst und die kompetente Anwendung gekonnt sein.

Ein Konzept muss folgenden Kriterien entsprechen:

- Darlegung der Ursprünge (u. a. woher kommt es, wer hat es entwickelt, unter welchen Bedingungen, zu welchen Fragestellungen?)
- inhaltliche Reichweite/Umfang des Konzeptes (u. a. wo es angewandt werden kann, welche Zielgruppe angesprochen werden soll, wo es nicht angewandt werden soll, was es bewirken kann und was nicht)
- kulturelle Kongruenz (u. a. ob es zum kulturellen Umfeld passt, wenn es auf Widersprüche trifft und wie damit umgegangen werden soll)
- soziale Signifikanz (erreicht es eine größere Gruppe und nimmt es positiven Einfluss auf die Veränderung der Lebensqualität/Alltagsgestaltung)

- Beitrag zur Weiterentwicklung der Pflegewissenschaft/des Wissenbestandes (trägt es zu mehr Wissen in dem jeweiligen Feld bei, welches sich auch in der Praxis niederschlägt).

Weiterhin muss es mittels folgender Items überprüfbar sein:

- logische Kongruenz (Nachvollziehbarkeit des Vorgehens, der Schlussfolgerungen, etc.)
- überprüfbare, belegbare theoretische Ableitungen (Offenlegung der theoretischen Bezüge, z. B. entwicklungspsychologische Erkenntnisse, etc.)
- gesellschaftliche Bedeutung (betrifft es eine größere Gruppe, sind die Erfahrungen förderlich für die Zielgruppe, etc.)
- praktische Nützlichkeit (ist das Konzept praxistauglich und damit anwendbar unter den vorhandenen Gegebenheiten).

Eine grundlegende wissenschaftliche Arbeit wurde von Birgit Werner (2001) erarbeitet. Sie untersuchte das Konzept der Basalen Stimulation auf wissenschaftliche Haltbarkeit und konnte den Nachweis erarbeiten, dass das Konzept theoriegeleitet ist. Unter anderem bezieht es sich auf:

- neurophysiologische Entwicklungsmodelle (z. B. Pechstein, Pickenhain)
- entwicklungspsychologische Ansätze (z. B. Piaget)
- physiotherapeutische Erklärungsmodelle (z. B. Affolter)
- Erkenntnisse der Psychologie (z. B. Adler, Uexküll).

Es ist darüber hinaus themenkongruent, dass bedeutet, dass die Grundhaltung/-annahmen sich durch die gesamten thematischen Schwerpunkte ziehen, wie z. B. Wahrnehmung des Pflegebedürftigen, Unterstützung vorhandener Fähigkeiten, Vermeidung von Erschrecken oder Schmerzen. Weiterhin konnte Werner festhalten, dass das Konzept praxistauglich ist und über Strategien der Praxisimplementierung verfügt.

9.5 Erste Erfahrungen

Erste Erfahrungen in der Pflege wurden nach der schriftlichen Auseinandersetzung mit dem Konzept „Basale Stimulation in der Pflege" durch Versuch und Irrtum erworben. Signifikant war die Veränderung der Pflege dahingehend zu beobachten, dass dem Patienten deutlich mehr Aufmerksamkeit (nicht gleichzusetzen mit mehr Zeit) gewidmet wurde.

Innerhalb der ersten, stark funktionsorientierten Konzeptübertragungen wurde davon ausgegangen, dass mechanische pflegerische Veränderungen (z.B. die Richtung der Ganzkörperwaschung) die bedeutendsten Anteile an einer erfolgreichen Umgestaltung der Pflege ausmachen würden. Zunehmend wurde jedoch deutlich, dass die interpersonale Beziehung und das Wissen über Wahrnehmungsvorgänge sowie deren Verlust von hoher Bedeutung sind.

Erste klinische Studien zeigten sehr genau, dass die Erhöhung der Aufmerksamkeit in Bezug auf die Fähigkeiten eines Menschen und seine Einbeziehung in seine eigene Förderung zu durchaus rehabilitativen Ergebnissen führte (Bienstein/Hannich, 2001; Krohwinkel, 1993). Anknüpfend an diese Erfahrungen erschien es nicht mehr vertretbar, eine standardisierte, nicht auf aktuellen Ergebnissen basierende Pflege durchzuführen. Nicht die Frage nach Forschung stand im Vordergrund, sondern das Recht des Betroffenen auf die, unter den gegebenen Bedingungen, bestmögliche Pflege.

Die Form der so genannten „freiwilligen Entscheidung des einzelnen Pflegenden“, neue Erkenntnisse wahrzunehmen oder nicht und in den Pflegealltag zu integrieren oder es nicht zu tun, wird leider weiterhin vorgefunden. Die uns anvertrauten Menschen haben ein Recht auf die bestmögliche Versorgung nach dem neuesten Stand der Erkenntnisse. Es darf nicht einer Einrichtung oder einer Pflegenden überlassen sein, ob sie eine überholte oder sogar gefährdende Pflege durchführt. Es besteht die Pflicht, auch vor dem Hintergrund unseres beruflichen Ethos (ICN – Deklaration, Ethik, nachlesbar unter www.dbfk.de), die bereits vorliegenden Erkenntnisse in den Pflegealltag zu integrieren.

9.6 Studienergebnisse, die das Konzept der Basalen Stimulation in der Pflege indirekt unterstützen

An dieser Stelle möchte ich auf Studienergebnisse angrenzender Wissenschaftsdisziplinen hinweisen, die das Konzept der Basalen Stimulation stützen. Sie sind nicht mit dem Vorsatz angetreten, dies zu tun, haben aber durch ihre Forschungsergebnisse das Konzept maßgeblich unterstützt.

Bereits 1979 untersuchte Schönle die Kontaktfähigkeit von Wachkomapatienten, die mittels einer assistierten Beatmung beatmet wurden.

Er konnte durch Aufzeichnungen der Atmung nachweisen, dass die von ihm angesprochenen Patienten auf Fragen mit einer so genannten „Sprechatmung" reagierten. Aufgrund der vorliegenden Intubation konnte es zu keiner lautsprachlichen Äußerung kommen. Dieses Verhalten konnte durch Wiederholungen bestätigt werden. Er kam zu dem Schluss, dass ihn die Patienten wahrgenommen hatten und sich äußern wollten. Eine Wahrnehmungsunfähigkeit dieser Menschen hielt er damit für widerlegt.

Smith (1989) belegte die Bedeutung von Berührungen zur Erhaltung des eigenen Körperbildes für beatmete Patienten. Sie wandte gezielte Massagen und Abstreichungen bei Betroffenen an. Sie stellte im Folgenden bei diesen Menschen eine höhere Signifikanz in der Körperorientierung und der Fähigkeit, nach Aufforderung bestimmte Körperteile zu bewegen, fest als bei Patienten, denen diese Maßnahmen nicht zuteil wurde.

Salomon (1991) untersuchte das Erleben von Patienten auf Intensivstationen. Innerhalb seiner Arbeit kam er zu dem Ergebnis, dass selbst narkotisierte Menschen Operationsvorgänge wahrnahmen und darüber berichten konnten.

Zieger (1993) entwickelte den „Dialogaufbau mit komatösen Menschen". Mittels gezielter Ansprache (Name, Vorstellung der eigenen Person, etc.) versuchte er, die Kommunikation mit diesen Menschen zu ermöglichen. Anhand von Veränderungen der Vitalparameter (Blutdruck/Puls/Atmung) und darstellender Verfahren wie EEG konnte er ebenfalls, wie Schönle, nachweisen, dass es sich dabei nicht um zufällige, sondern um replizierbare Reaktionen handelte.

Gustorff (1992) und Herkenrath (2006) wiesen die Bedeutung der Musik bei der Aktivierung von komatösen Patienten nach. Die Studie basiert auf Einzelanalysen, die mittels umfassender Beobachtung und Videoaufzeichnungen deutlich machen, dass die nichtsprachliche, aber tongebende Ansprache (Musik) von einem Menschen im Koma sehr wohl wahrgenommen wird und ihm Vertrauen vermittelt. Unter anderem belegten die später durchgeführten Interviews die während der Komaphase erhobenen Daten.

Hannich (1993) konnte anhand von 200 Tiefeninterviews den Nachweis erbringen, dass langzeitbeatmetete, sedierte und komatöse Menschen in einem von ihnen speziell zusammengestellten Wirklichkeitserleben wahrnehmen. Das bedeutsamste Phänomen ihres Wirklichkeitserlebens lässt sich als Angst charakterisieren. Die Menschen gaben an, sich in der Beatmungsphase verfolgt und bedroht gefühlt und existenziell geängstigt zu haben. Zur gleichen Zeit waren sie von den Pflegenden und Ärzten als nicht wahrnehmungsfähig eingeschätzt worden.

Buhl (1996) belegte die Ergebnisse von Hannich durch die Analyse von Albträumen bei langzeitbeatmeten Menschen nach dem Krankenhausaufenthalt. Selbst nach mehrjährig zurückliegendem Aufenthalt in der Klinik konnten sich mehr als 54 Prozent der langzeitbeatmeten Menschen an diese Albträume sehr konkret erinnern.

Seitz (1992) und Hollmann (1993) belegten mittels der „Positronen Emissions Tomographie", dass die Ansprache sowie die passive Bewegung der Finger eines Menschen zu einem Durchblutungsanstieg im Gehirn führen. Hierzu liegen inzwischen mannigfaltige weitere Ergebnisse vor, die belegen, dass Menschen im so genannten „Wachkoma" Denkprozesse vollziehen. So haben britische Hirnforscher in Cambridge bei einer jungen Frau, die die Kriterien des Wachkomas erfüllt, Zeichen einer Kommunikationsfähigkeit nachgewiesen. Die Ansprache der Patientin löste in der funktionellen Magnetresonanztomographie (fMRT) charakteristische Aktivitätsmuster aus. Nach einer Publikation in Science (2006; 313: 1402) scheint die Frau selbst zu komplexeren mentalen Aufgaben fähig zu sein.

Schwendner et al. (1995) wies ebenso wie Wiebalk (1995) die Fähigkeit der Wahrnehmung von narkotisierten Patienten nach. Beide arbeiteten mit dem bewussten Einsatz von Musik während der Narkose und konnten, mittels eines postoperativen Analyseverfahrens, die Wiedererkennung der eingesetzten Musik durch die Patienten nachweisen.

Bengel stellt in seinem Buch „Psychologie in Notfallmedizin und Rettungsdienst" (2004) eine Vielzahl von Studien vor, die sich mit der Wahrnehmung von Menschen in schwer traumatischen Situationen auseinandersetzen. Die sich hieraus ableitenden Verhaltenskonsequenzen bedürfen einer dringenden Übertragung in die Praxis.

Insgesamt kann festgestellt werden, dass andere Wissenschaftsdisziplinen über umfangreiche Teilerkenntnisse verfügen, die das Konzept der Basalen Stimulation stützen. Hierzu gehören Forschungsergebnisse aus dem Bereich der Anästhesie (z. B. Erleben von Menschen in der Narkose) genauso wie die aus dem Bereich der Neurologie (z. B. Veränderung der Wahrnehmung des eignen Körpers) und der Neonatologie (z. B. der Zusammenhang zwischen Gewichtszunahme und Berührung bei Frühgeborenen).

Ob es nun das Schlafverhalten, die Immunabwehr, die Wiedererlangung von sprach- oder körperkommunikativen Fähigkeiten betrifft – viele Forschungen der Nachbardisziplinen sind für die pflegerische Praxis aussagekräftig. Eine systematische Zusammenstellung wesentlicher relevanter Ergebnisse liegt leider bis heute nicht vor. Es besteht hier weiterhin dringender Handlungsbedarf.

Wie bereits oben beschrieben, ist es bis zum heutigen Tag äußerst schwierig, das Konzept „Basale Stimulation“ als Gesamtkonzept zu untersuchen. Häufig ist es erforderlich, dass verschiedene Konzepte bei einem Patienten genutzt werden, um seine Lebenssituation zu verbessern oder zu stabilisieren. Auch die mangelnde Vergleichbarkeit der pflegebedürftigen Menschen, ihr soziales Umfeld, wie die Einflussnahme der Angehörigen, oder die Kontakte der verschiedenen Mitwirkenden im Versorgungskontext nehmen Einfluss auf die Ergebnisse des gesundheitlichen Verlaufes. Selbst Verbesserungen in der Bewegung können nicht direkt der physiotherapeutischen Arbeit oder der Musiktherapie zugeschrieben werden. Ergebnisse klar einer Intervention zuzuordnen, ist daher weiterhin schwierig. Die Aufgabe der Pflege besteht darin, Auswirkungen der gesundheitlichen Problematik erträglich zu gestalten und das Alltagsleben mit dem Betroffenen durch gezielte pflegerische Unterstützungsmaßnahmen lebensmöglich zu gestalten. Dabei ist eine interprofessionelle Zusammenarbeit mit allen Beteiligten erforderlich.

9.7 Forschungsergebnisse zur Basalen Stimulation

In diesem Kapitel werden Forschungsergebnisse präsentiert, die in einem direkten Zusammenhang mit dem Konzept der Basalen Stimulation stehen und zumeist aus der pflegerischen Perspektive untersucht wurden. Arbeiten, die vor Beginn der Möglichkeit des pflegewissenschaftlichen Arbeitens entstanden, werden ab Seite 269 beschrieben. Sie waren erste wichtige Schritte, um sich mit einem Wirksamkeitsnachweis des Konzeptes der Basalen Stimulation auseinanderzusetzen, und haben den Weg zu wissenschaftlich fundierten Ergebnissen geebnet.

Das Kapitel wird nach den Qualitätskriterien von Bienstein und Hannich (2001) gegliedert. Diese Qualitätskriterien wurden innerhalb eines großen Forschungsprojektes zur „Versorgung von Menschen im Wachkoma und Menschen mit langfristigem Pflegebedarf" entwickelt und erscheinen uns besonders geeignet, um die einzelnen Forschungsergebnisse den Schwerpunkten zuzuordnen.

Die Arbeit von Heimerl et al. (2010) fällt dabei aus dem Rahmen und wird an dieser Stelle zu Beginn vorgestellt, da sie sich mit dem Vergleich der Konzepte Basaler Stimulation und dem Konzept der Validation intensiv auseinandersetzt. Hier wurde der Anfang gewagt, durch systematische Vergleiche einzelner Verläufe pflegebedürftiger Menschen eine Aussage zu den beiden Konzepten vorzunehmen.

9.7.1 Konzeptvergleich

Heimerl et al. (2010) veröffentlichten das von ihnen durchgeführte Forschungsprojekt zum Vergleich von zwei Konzepten in der Pflege.

Mittels der Vorgehensweise von Fallstudien wurde versucht, Auskunft über Zielsetzungen, Funktionsweisen und Anwendungseffekte zweier Interventionsmethoden zur personenzentrierten Kommunikation bei Menschen mit Demenz zu erhalten (Basale Stimulation nach Fröhlich, Validation nach Naomi Feil).

An der Studie nahmen zwei Altenheime teil. Das eine bevorzugte das Konzept Basale Stimulation, das andere nutzte primär das Konzept Validation.

Auf Empfehlungen von Pflegenden wurden die Stationen in die Studie aufgenommen, die sich mit den jeweiligen Konzepten sehr gut auskannten. Im Vorfeld der Studie wurde eine umfängliche Literaturrecherche bzgl. der Konzepte sowie Interviews mit den Gründerinnen der Konzepte sowie den Vertreterinnen der zweiten Generation durchgeführt. Innerhalb der Studie wurden Beobachtungen, Gruppendiskussionen, Analysen von Pflegedokumentationen sowie Interviews mit den Leitungen der Einrichtungen durchgeführt.

Ergebnisse: Die Wirkung der Validation und Basalen Stimulation lassen sich beschreiben.

Die Wirkungen sind auf der Ebene der Grundhaltung ähnlich, sie können als personenzentrierte Kommunikation definiert werden.

„Entlang der Kriterien lässt sich aufzeigen, dass es sich bei den beiden beschriebenen Fallstudien um 'Models of Good Practice' handelt. Gerade, weil die beiden Fallstudien 'Models of Good Practice' darstellen, haben sie eine Einsicht in die Frage ermöglicht, welche Voraussetzungen und Rahmenbedingungen erfüllt sein müssen, damit die Umsetzung der Methoden gelingt. Diese Einsicht in die Rahmenbedingungen zeigt, dass die Wirkung der Validation und der Basalen Stimulation weit über das korrekte Anwenden von Techniken, die in den Ausbildungen zu den beiden Methoden gelehrt werden, hinausgehen. Sie umfassen Organisationskultur, und -prozesse und -strukturen." (Heimerl et al., Abschlussbericht 2010, S. 4)

Weitere Studienergebnisse
In einem nächsten Schritt werden die Forschungsergebnisse Qualitätskriterien (nach Bienstein und Hannich, 2001) zugeordnet. Diese Gliederung wurde gewählt, da in der Studie eine systematische Abfolge für die qualifizierte Versorgung von Menschen mit schweren Wahrnehmungseinschränkungen darstellen ließ. Es konnte nachgewiesen werden, dass die innere Haltung der Pflegenden die Basis legt zu allen anderen folgenden Aktivitäten und Handlungen mit den pflegebedürftigen Personen. Diese Einstellung nimmt Einfluss auf die Art der Berührung und Begegnung und daraus folgend auf die Gestaltung des Lebensalltages. Ist diese Dreiheit nicht ausbalanciert, ergeben sich auch keine sinnhaften fachlichen Interventionen, die Angehörigenbegleitung ist unzureichend und eine kompetente Förderung der Pflegenden und somit der Entwicklung weiterer Qualität ist nicht gegeben. Erst in einem letzten Schritt erscheint die Umgebungsgestaltung von Bedeutung. Dieses ist umso wichtiger, da analog zum Konzept der Basalen Stimulation die Interaktion mit dem pflegebedürftigen Menschen den Ausgangspunkt jeglichen Handelns bildet.

9.7.2 Haltung

Das Kriterium Haltung beschäftigt sich damit, was Pflegende über die ihnen anvertrauten Menschen und deren Versorgungs- und Lebensbedarf denken.

Bienstein und Hannich (2001) konnten in ihrer Studie nachweisen, dass die Einstellung zum Leben und zu der Entwicklung sowie Alltagsgestaltung des Betroffenen die pflegerische Versorgung umfänglich prägt. Innerhalb der Studie wurden 6 Einrichtungen und 9 Familien mit

Menschen im Wachkoma über drei Jahre in die Studie eingeschlossen. Neben Interviews wurden Videos, Beobachtungsprotokolle, Dokumentationsanalysen, Interventionen in Form von Seminaren, Fallbegleitungen, Gruppendiskussionen und Fokusgruppen durchgeführt. Insgesamt wurden 28 Menschen im Wachkoma über mehr als zwei Jahre mittels Interventionen begleitet.

Die **Fragestellung** konzentrierte sich auf zwei Schwerpunkte:

a) Wie muss die Qualität der Versorgung von Menschen im Wachkoma und langfristigem Pflegebedarf im stationären und im ambulanten Bereich sein?
b) Welche Interaktionen unterstützen nachhaltig die Entwicklung qualitativer Versorgungskonzepte dieser betroffenen Menschen?

Ergebnis war die Erstellung von Qualitätskriterien, die sowohl in der ambulanten, als auch in der stationären Versorgung von Menschen mit schweren Wahrnehmungsbeeinträchtigungen greifen und Grundlage der Gestaltung des Lebensalltags der Betroffenen sowie der Darstellung des Qualitätsprofils der beteiligten Akteure darstellen.

Deutlich wurde darüber hinaus, dass nicht nur die Haltung der Pflegenden und beteiligten Akteure über Versorgungsqualität der Betroffenen entscheidet, sondern dass für eine qualitative gute Versorgung die Haltung des Managements von ausschlaggebender Bedeutung ist.

Farran et al. (1999) fassen in ihrer Veröffentlichung Studien zusammen, die deutlich werden lassen, welche umfassende Bedeutung das Prinzip „Hoffnung" darstellt. Dabei konnten sie auf Studien verweisen, die auch in aussichtslos erscheinenden Situationen nachweisen, dass Menschen die Hoffnung auf den Sinn ihres Handels nicht genommen werden darf. Hierbei geht es nicht nur um die Hoffnung auf Genesung, sondern auch um die Hoffnung, dass der erkrankte Angehörige spürt, dass jemand da ist, oder dass er keine Schmerzen erleidet etc.

Wir wissen alle aus unserem Pflegealltag, wie rasch Angehörigen die Hoffnung genommen werden kann. Hoffnung kann aber auch in die Richtung gelenkt werden, dass es gut ist, dass der Angehörige da ist, den Betroffenen begleitet und mit ihm in Kontakt tritt.
Kitwood (2008) betont in seinen Veröffentlichungen ebenfalls die Bedeutung eines „person-zentrierten Ansatzes im Umgang mit verwirrten Menschen". In seiner langjährigen Arbeit mit Menschen mit

Demenz konnte er sehr deutlich herausarbeiten, dass die Haltung der Pflegenden und beteiligten Akteure maßgeblich darüber entscheidet, ob es zu einer echten Begegnung kommen kann. Wird Demenz nur als Abbauprozess und Verlust der Persönlichkeit begriffen, führt dies zu einer völlig anderen Haltung, als wenn Menschen mit Demenz als Persönlichkeiten erlebt werden, die sich auf eine für uns ungewohnte Art ausdrücken. Kitwood hat mit seinen Ergebnissen maßgeblich auf die Versorgungsqualität von Menschen mit Demenz Einfluss genommen.

Bosch (1998) untersuchte das Erleben der Lebenswelt von demenziell veränderten Menschen in den Niederlanden. Über mehr als zehn Jahre begleitete sie Menschen in Alteneinrichtungen und konnte präzis herausarbeiten, dass die Lebenswelt von Frauen und Männern sowie die von Ordensfrauen in demenziellen Prozessen unterschiedlich erlebt werden. Sie folgerte daraus, dass die Begleitung dieser Menschen bestimmten Qualitätskriterien Rechnung tragen muss. Besonders der Gestaltung ihnen vertrauter Situationen und Umgebungen und der Anknüpfung an biografische Erfahrungen müssen die Pflegenden entsprechen. Die unterschiedlich erfahrenen Lebensabschnitte und Verantwortungen der Menschen führen zu einem spezifischen Erleben im Alter. Auch in ihren Studien wird deutlich, dass die Haltung der Pflegenden zu Menschen mit demenziellen Prozessen ausschlaggebend für das Gelingen einer sich daraus entwickelnden Beziehung ist.

9.7.3 Beziehung/Begegnung

Koch-Straube (2002) untersuchte alte Menschen und ihr Interaktionsverhalten in Pflegeeinrichtungen. Sie konnte feststellen, dass die Menschen, denen ein Kommunikationsmangel nachgesagt wurde, sehr wohl Kontakte zu anderen Menschen pflegten.

Schoppmann (2002) ging der Fragestellung nach, wie Menschen, die unter selbstverletzendem Verhalten leiden, die Krisensituation erleben. „In der Literatur wird ein Zusammenhang zwischen selbstverletzenden Verhaltensweisen und Entfremdungserlebnissen beschrieben.“ (Schoppmann, 2002, S. 13) Zumeist richtet sich die Aufmerksamkeit der Pflegenden auf die Zeit während oder nach dem selbstverletzenden Verhalten.

Methodisch wählte Schoppmann einen qualitativen Ansatz (99 Beobachtungssequenzen, 4 Interviews mit betroffenen Patienten, 1 Interview mit einer Pflegenden sowie Auswertung von Selbstaufschreibungen einer Betroffenen).

Ergebnisse: Sie konnte fünf Phasen identifizieren. Danach bieten besonders die ersten Phasen im Prozess der Anbahnung der Selbstverletzung eine Möglichkeit, mittels klarer und einfühlsamer pflegerischer Zuwendung (Berührungen einschließend) eine Selbstverletzung abzuwenden. Das bedeutet, dass besonders Kenntnissen über die beobachtbaren Stadien der Entwicklung bis zu einer Selbstverletzung Raum gegeben werden muss.

Schürenberg (2006) widmete sich in seiner Masterarbeit der Bedeutung von Berührung in elementaren Pflegehandlungen. Er betonte in seiner Studie, dass Berührung neben der verbalen Sprache das wichtigste Element innerhalb der pflegerischen Interaktionen darstellt. Diese Bedeutung, so weist er nach, „steigt proportional zur körperlichen Pflegebedürftigkeit" (Schürenberg, 2006, S. 1). Weiterhin weist er darauf hin, dass körperliche Maßnahmen wie Einreibungen, Massagen etc. wenig im Pflegealltag zu finden sind, jedoch umso mehr Maßnahmen, die auf den Transfer, die Körperhygiene oder instrumentelle Anwendungen bezogen sind.

Fragestellung: Identifikation von Qualitätskriterien für eine gute Berührung.

Methodisch wurde mittels Videoaufzeichnungen und deren Analyse sowie der Befragung der durchführenden Pflegekräfte vorgegangen.

Ergebnis: Es wurde deutlich, dass eine Beteiligung einer zweiten Person während der Versorgung eines Patienten zu einem Nachlassen der Beobachtung des Patienten kam. Oberflächliche Berührungen nahmen zu, der Blickkontakt zum Gesicht des Patienten reduzierte sich. Selbst ein deutlicher Ausdruck von Missbehagen des Patienten wurden so nicht mehr wahrgenommen.

Schiff (2006) untersuchte die Förderung des Schlafes durch Atemstimulierende Einreibungen (ASE) bei älteren Menschen. Die Wirkung der ASE bei älteren Menschen erscheint umso wichtiger, da immer mehr Menschen im Alter unter Schlafstörungen leiden und zu einem erhöhten Schlafmittelverbrauch neigen, welcher wiederum die Gefahr von Stürzen, Mangelernährung und Obstipation erhöhen kann.

Fragestellung: Unterschiede erfassen zwischen der Anwendung der ASE und Atemübungen, ohne Körperkontakt.

Methodisches Vorgehen: Es wurden 26 Bewohner der stationären Altenhilfe (jeweils 2-mal 6 Abende pro Intervention) beobachtet. Die Schlafveränderung wurde mittels Interview erhoben, weiterhin wurden physiologische Parameter der Entspannung nach der jeweiligen Intervention beobachtet und Interviews zum Erleben der jeweiligen Intervention durchgeführt.

Ergebnis: Auf den ersten Blick konnten keine Unterschiede zwischen der berührungsfreien Atemübung und der Anwendung der ASE erhoben werden. Auf den zweiten Blick ergaben sich Unterschiede im Erleben der Bewohner bezogen auf die verschiedenen Interventionen. Die ASE wurde von den Bewohnern als besonders wohltuend wahrgenommen. Deutlich wurde, dass ein „berührendes" Abendritual von den Bewohnern sehr geschätzt wird. Umfeldfaktoren wie Lärm und Störungen nehmen jedoch auf den Schlaf Einfluss, und die ASE kann diese Faktoren nicht übertünchen.

An dieser Stelle verweisen wir auf die umfänglichen Studien in der Veröffentlichung von Bengel (2004), die deutlich werden lassen, dass es durch die wissende Gestaltung des Settings besonders im Erstkontakt mit den betroffenen Familien zu einem vertrauensvollen Beziehungsaufbau kommen kann oder auch nicht. Ebenso finden sich diese Ergebnisse in der Studie von Bienstein und Hannich (2001) wieder. Tacke (2006) legte eine umfassende Arbeit zu Menschen mit schweren Schlaganfällen mit vorhandener Aphasie vor. Sie wählte dieses Thema, da es bei diesen Patienten häufig zu einem Identitätsverlust aufgrund des Verlustes der Sprache und noch erschwerender des Sprachverständnisses kommt. Vielfach wird dieser Beeinträchtigung im Krankenhaus, ohne Berücksichtigung der Perspektive und des Erlebens des Patienten, zu wenig Aufmerksamkeit gewidmet. Ziel war es, das subjektive Erleben der Betroffenen zu erfassen. Hierzu beobachtete Tacke 28 aphasische Patienten und führte Interviews mit Angehörigen und Pflegenden durch. Es konnte der Nachweis erbracht werden, dass besonders der Aufbau einer fördernden Beziehung durch Pflegende zu dem Patienten einen deutlichen Beitrag zur Stärkung der Identität des Patienten leistet und ein nicht gelungener Beziehungsaufbau den Fortschritt des Identitätsverlustes begünstigt.

Helmbold (2007) untersuchte das Berühren von Pflegenden in Pflegesituationen, um deren Intentionen, Botschaften und Bedeutungen zu identifizieren.

Pflegefachpersonen berichteten in Interviews von ihrem Erleben des Berührens und Berührtwerdens. Helmbold kommt in ihrer Studie zu dem Ergebnis, dass die Berührung die sprachliche Kommunikation ersetzen kann, ungeübte, oberflächliche Berührungen jedoch keinen Beitrag zur Förderung des Patienten leisten. Dies umso mehr, da Pflegende per se in den Intimbereich von Patienten eindringen, um notwendige Maßnahmen durchzuführen. Dies unterscheidet sie maßgeblich von anderen Berufsgruppen im Gesundheitswesen. Anhand der Studie wird deutlich, dass Berührungskompetenzen erlernt und vermittelt werden müssen, da sie von hoher Bedeutung für die Beziehung zwischen Pflegenden und Patienten sind.

Urselmann (2012) untersuchte das „Schreien und Rufen von Menschen mit Demenz" unter dem Aspekt des Erlebens und Gestaltens der Pflegenden bei diesen herausfordernden Verhaltensweisen. Schon in seiner Bachelorarbeit führte er eine umfassende Literaturanalyse zu diesem Thema durch und vertiefte diese Erkenntnisse in einem Forschungsprojekt in seiner Masterarbeit, um Kenntnisse über den Umgang mit Menschen zu erhalten, die schreien und rufen.

Seine Dissertation widmete sich der Forschungsfrage, umfängliche Kenntnisse darüber zu erhalten, was das Schreien und Rufen bei Pflegenden auslöst und wie sie darauf reagieren.

Methode: Es wurden 50 narrative Interviews in 17 verschiedenen Pflegeeinrichtungen durchgeführt. Außerdem führte Urselmann teilnehmende Beobachtungen durch.

Ergebnis: Es handelt sich um ein komplexes Phänomen, welches Beziehungen generieren, aber auch verhindern kann. Die Bedingungen des Umfeldes, die Ausbildung und die Haltung der Pflegenden nehmen maßgeblichen Einfluss auf den Umgang mit Menschen, die schreien und rufen. Besonders das „Aushalten-Müssen" erfordert immer wieder eine neue Anpassung an die Situation. Urselmann konnte aufzeigen, dass Pflegende Unterstützung benötigen, damit sie „erlebte Unerträglichkeit und erfolgreiche Bewältigung sowie das Leben einer besonderen Beziehung zu dem schreienden oder rufenden Menschen" aufbauen können (Urselmann, 2012, S. 3). Es werden Hinweise gegeben, welche Faktoren dieses Phänomens evtl. beeinflussen können.

Gießen-Scheidl (2011) untersuchte die Merkmale der entwicklungsfördernden und familienorientierten Pflege anhand der Gestaltung der Berührung von frühgeborenen Kindern. Sie wollte herausfinden, ob sich Unterschiede in der Berührung und den Zielen der Berührung von frühgeborenen Kindern zwischen ihren Eltern und dem Pflegepersonal und den Ärzten ermitteln lassen.

Methode: Es wurden 57 Frühgeborene und kranke Kinder in die Studie eingeschlossen. Neben einer systematischen Beobachtung wurden Interviews mit den Eltern, Pflegenden und Ärzten durchgeführt.

Ergebnis: Das zentrale Ergebnis war die Ermittlung des Phänomens „Halt geben". Hierzu konnten sieben Merkmale gezielt herausgearbeitet werden. Bedeutender Unterschied zwischen der Berührung durch die Eltern und die Professionellen besteht darin, dass die Eltern ihre Kinder durch und mittels ihrer Berührung schützen möchten, während bei den professionell Beteiligten die Sicherheit des Kindes im Vordergrund steht.

9.7.4 Lebensgestaltung

Auch hier kann nochmals auf die Studie von Bienstein und Hannich (2001) Bezug genommen werden, die deutlich werden lässt, welche Bedeutung der Gestaltung des Lebensalltags zukommt. Nicht die Krankheit soll das Leben der Betroffenen leiten, sondern die Krankheit/Beeinträchtigung muss in das Leben der Betroffenen integriert werden.

Pinkert (2004) verfolgte die Fragestellung nach dem Schlaferleben von Intensivpatienten. Sie ging der Fragestellung nach, wie Intensivpatienten den Schlaf auf einer Intensivstation aus ihrer eigenen Perspektive erleben. Methodisch führte sie acht Interviews durch und wertete diese mittels der problemzentrierten, qualitativen Analyse aus.

Ergebnis: Sie konnte feststellen, dass Intensivpatienten die belastenden Faktoren des Schlafentzugs auf einer Intensivstation benennen konnten und den Schlafmangel als besonderen Belastungsfaktor erlebten. Dieser war geprägt durch ein Gefühl der Bedrohung ihrer Existenz und Identität sowie Würdeverlust. Besonders das Gefühl des Ausgeliefertseins, der Ruhelosigkeit und der zeitlichen Desorientierung machte ihnen zu schaffen. Auch hier zeigte sich, dass die Möglichkeit, Hoffnung und Vertrauen entwickeln zu können, für die Patienten von hoher Bedeutung war.

9.7.5 Fachliche Kompetenz

Die Entwicklung einer fachlichen Kompetenz und deren Bedeutung wurden von Benner bereits in den 1990er Jahren untersucht. Hieran schließen sich weitere Kompetenzmodelle, wie das von Olbrich (1999) sowie von Prochaska und Velicer (1997). Alle belegen, dass reflektierte, erfahrende Pflegesituationen und deren Wiederholung im Pflegealltag die Grundlage kompetenten Handelns darstellen. Aus dieser Kombination von Pflegewissen, Erfahrung, Reflexion und Wiederholung entsteht die so genannte „Intuition". Intuition ist also nicht nur ein „Bauchgefühl", auf das alle Pflegenden zugreifen können, sondern setzt die zuvor beschriebenen Faktoren voraus, die sich dann in der Kompetenz einer erfahrenen Pflegenden niederschlagen.

Zur fachlichen Kompetenz gehört auch, neuere Erkenntnisse kennenlernen zu wollen und diese möglichst in den eigenen Pflegealltag zu integrieren. An erster Stelle muss hier die Bedeutung der Beobachtung und Erfassung der Situation der pflegebedürftigen Person festgehalten werden.

In den vergangenen Jahren wurden hierzu umfänglich Instrumente entwickelt, die Pflegende bei der Einschätzung des Pflegebedarfes und der Versorgungssituation unterstützen. An dieser Stelle kann nur beispielhaft auf einige Instrumente eingegangen werden.

9.7.5.1 Erfassungsinstrumente

Erfassung des Bewusstseins
Inzwischen ist klar, dass wir von außen wenig über den Bewusstseinszustand von Menschen sagen können, die nicht in der Lage sind, sich mitzuteilen. Die Glasgow Coma Scale wurde bereits umfänglich kritisiert. Sie eignet sich nur für die Ersteinschätzung am Unfallort oder in der Notaufnahme. Die Kriterien sind unpräzise, sie arbeitet mit Schmerzreizen (wobei diese nicht standardisiert sind und jeder sich andere ausdenken kann) und mit einem Summenscore, der wichtige Hinweise eliminieren kann (z. B. Öffnen der Augen auf Ansprache). Leider sind in den vergangenen Jahrzehnten zu viele Einschätzungsinstrumente entwickelt worden, die weder valide noch reliabel sind, aber zusätzlich zu diesem Mangel auch noch mit Schmerzreizen arbeiten. Die Ergebnisse von Hannich et al. (2010) zeigen jedoch, dass Menschen sich verfolgt und geängstigt fühlen, wenn sie nicht in der Lage sind, sich zu wehren. Hierzu können auch unliebsame Hand-

lungen und das Setzen von Schmerzreizen einen deutlichen Beitrag geleistet haben.

Zieger (2002) entwickelte die Beobachtungsskala „Skala expressive Kommunikation und Selbstaktualisierung“ (SEKS), die besonders die Beobachtung des Patienten in den Vordergrund stellt. Seine Beobachtungshinweise in der Skala sind sehr differenziert und kommen gänzlich ohne schmerzliche Interventionen aus.

Kognitive Beeinträchtigungen

Unter diesen Punkt gehören auch Einschätzungsinstrumente für Menschen mit demenziellen Prozessen. Eines der bekanntesten Instrumente ist der Mini-Mental-Status-Test (MMST). Er ist sehr verbreitet, leicht einsetzbar und gibt erste Einblicke in den kognitiven Status eines Menschen. Allerdings gibt es auch hier noch einige Bedenken, da er von seinem kulturellen Umfeld abhängig ist und Grundfähigkeiten voraussetzt. Er ersetzt keine Differentialdiagnose und ist nur ein Beitrag dazu. Näheres finden Sie dazu in Bartholomeyczik und Halek (2009).

Schmerzerfassung

Wenn Menschen nicht in der Lage sind, ihre Schmerzen mitzuteilen, ist das Erfassen von Schmerzen durch Außenstehende besonders von Bedeutung. Selbsteinschätzungsinstrumente greifen hier nicht, deshalb müssen Pflegende eine besondere Begabung entwickeln, Schmerzen bei den ihnen anvertrauten Menschen zu erkennen. Hier ist besonders das Instrument ZOPA (Zurich Observation Pain Assessment) zu nennen, welches von einer Pflegeforschungsgruppe am Universitätsspital Zürich erarbeitet wurde (Gnass/Sirsch, 2009).

Es umfasst folgende Kategorien:

- Lautäußerungen
- Körpersprache
- Gesichtsausdruck
- physiologische Indikatoren.

Jedes einzelne Verhaltensmerkmal ist genau definiert. Es ist in der Praxis gut anwendbar und schärft den Blick der Pflegenden für Schmerzen bei Menschen, die sich nicht äußern können.

Belot et al. (2009) entwickelten über mehrere Jahre ein Instrument zur Evaluation von Schmerzzeichen bei Jugendlichen und Erwachsenen mit Mehrfachbehinderung (EDAAP-Skala). Die Skala kann von Professionellen ebenso wie von Angehörigen eingesetzt werden. Sie ist praktikabel und kann den Verlauf von Veränderungen der Schmerzzeichen gezielt wiedergeben.

Sie gliedert sich in zwei Schwerpunkte:

- somatische Äußerungen (vier Untergruppen)
- psychomotorische und körperliche Äußerungen (sieben Untergruppen).

Insgesamt wird ein Summenscore ermittelt, der bei einem Wert von 7 Punkten den Verdacht auf Schmerzen nahelegt.

Mangelernährung

Ebenso wie Schmerzen oder Probleme mit der Verdauung können auch Zustände einer Mangelernährung dazu beitragen, dass Menschen nicht konzentriert, genügend wach oder belastbar sind. Inzwischen verfügen wir über zahlreiche Instrumente, die in der Lage sind, eine Mangelernährung zu erfassen. Eines der bedeutendsten Instrumente in der näheren Vergangenheit stellt das PEMU dar (Schreier et al., 2009). Es erfasst in zwei Schritten die Ernährungssituation älterer Menschen. Eine Kurzeinschätzung gibt einen Einblick, ob das vertiefende Instrument zum Einsatz kommen soll. Insgesamt wird dem Instrument von Pflegenden, die damit arbeiten, Praktikabilität und eine Unterstützung im Auffinden des auslösenden Faktors einer Mangelernährung bestätigt.

„Herausforderndes Verhalten"

Menschen mit demenziellen Prozessen und Menschen mit kognitiven Beeinträchtigungen zeigen manchmal ein Verhalten, das die sie begleitenden Menschen zum Handeln herausfordert. Während diesen Menschen noch vor einigen Jahren aggressives Verhalten unterstellt wurde, geht die Pflege – und viele Jahre zuvor die Heilpädagogik – inzwischen davon aus, dass es für die gezeigten Verhaltensweisen einen Grund gibt, den es zu ermitteln gilt.

Zwei neue Instrumente können hierzu einen Beitrag leisten: das IdA und das IfES.

Das Instrument IdA (Innovatives demenzorientiertes Assessmentsystem [Bartholomeyczik/Halek, 2009]) ist in ein Dokumentationssystem integriert und kann anhand von systematischen Fragen eine Hilfestellung bieten, die Gründe des herausfordernden Verhaltens eines Menschen mit demenziellen Problemen zu ermitteln (www.dan-produkte.de). Die Pflegenden beschreiben es als hilfreich, es schärft den Blick, Probleme früher zu identifizieren und gezielter auf die auslösenden Momente reagieren zu können.

Das zweite Instrument IfES versucht, Gründe für das selbstverletzende Verhalten von Kindern mit intellektueller Beeinträchtigung zu erfassen (Bienstein/Nußbeck, 2010). Es besteht aus 24 Items in Form einer Fremdbeurteilung, mit dessen Hilfe die Funktion bzw. Gründe des selbstverletzenden Verhaltens erfasst werden können. Daraufhin können gezielt für die Betroffenen Angebote entwickelt werden, damit die Selbstverletzung reduziert werden kann.

Bartholomeyczik et al. (2007) entwickelten im Auftrag des Bundesministeriums für Gesundheit erste „Rahmenempfehlungen zum Umgang mit herausforderndem Verhalten bei Menschen mit Demenz in der stationären Altenhilfe". 14 Expertinnen und Experten trugen über einen mehrmonatigen Zeitraum ihr Wissen zusammen, die internationale Studienlage wurde ausgewertet und führte zu Handlungsempfehlungen für die Praxis. Unter anderem wurde auch das Konzept der Basalen Stimulation genau betrachtet (S. 102 ff.). Hier zeigte sich, dass noch keine Studien vorhanden sind (– die Veröffentlichung von Heimerl et al. lag zu diesem Zeitpunkt noch nicht vor), die das Konzept als Ganzes betrachten. Trotzdem kommen die Experten zu dem Ergebnis, dass es sinnvoll erscheint, das Konzept der Basalen Stimulation, besonders unter dem Aspekt der Berührung, bei Menschen mit herausforderndem Verhalten in der stationären Altenpflege einzusetzen.

Belastungseinschätzung pflegender Angehöriger
Es ist eine besonders wichtige Aufgabe professionell Pflegender, die Belastung pflegender Angehöriger einzuschätzen. Beispielhaft sollen hier zwei Instrumente erwähnt werden.
Gräßel und Leutbecher (1993) entwickelten die Häusliche Pflege-Skala (HPS), anhand derer die Belastung pflegender Angehöriger erfasst werden kann. Insgesamt besteht die HPS aus 28 Aussagen, die mittels unterschiedlich abgestuften Graden angekreuzt werden können (von „stimmt genau" bis „stimmt nicht").

Die Skala ist umfänglich erprobt und zuverlässig. Sie eignet sich besonders für die Einschätzung der Belastung pflegender Angehöriger in der häuslichen Versorgung ihrer pflegebedürftigen Angehörigen. Besonders hilfreich ist sie, da sie den Veränderungsprozess der Belastung aufzeigen und damit wichtige Hinweise geben kann, dass eine Entlastung erfolgen muss oder sich die Situation entspannt hat.

Das in Schottland entwickelte Instrument „Care needs Assessment Pack for Dementia" (CanapD) wurde inzwischen ins Deutsche übertragen und in Deutschland erprobt (Riesner, 2009). Es handelt sich um ein multiprofessionelles Instrument, welches die gesamte Versorgungssituation eines Menschen mit Demenz in den Blick nimmt. Hier werden Fragen zur Ernährung, zum Einkaufen und zur Wohnsituation ebenso erhoben, wie zum Zustand des betroffenen Menschen und den Möglichkeiten seiner ihn versorgenden Umgebung. Dieses Instrument ist vielfältig, es wird nicht in einer Erhebung ausgefüllt, sondern es bedarf der gezielten Zusammenarbeit aller beteiligten Akteure. Die Erprobung in Deutschland zeigt, dass die interprofessionelle Zusammenarbeit noch im Argen liegt und damit Grenzen des Einsatzes aufgezeigt werden. Auch existiert zurzeit keine Möglichkeit, diese umfängliche zeitliche Erhebung zu finanzieren. Trotzdem berichteten die Studienteilnehmer, dass es mit Hilfe des Instruments zu gezielteren Lösungsangeboten für die betroffenen Familien gekommen ist als ohne.

9.7.5.2 Studien zu einzelnen relevanten Themen

Ernährung
Bienstein (2004) und Jendrzej (2010) setzten sich mit der Ernährung von Menschen mit einer Ernährungssonde mittels natürlicher Lebensmittel auseinander. In jeweils umfangreichen Literaturstudien kamen sie zu dem Ergebnis, dass eine Ernährung mit natürlichen Lebensmitteln in pürierter Form möglich ist, soweit keine spezifischen Erkrankungen des Magen-Darm-Traktes oder hormonelle Entgleisungen vorliegen. Sie bestätigten damit das Verhalten von pflegenden Angehörigen, die ihre pflegebedürftigen Angehörigen über Jahre mit natürlichen Lebensmitteln ernähren und damit gute Erfolge erzielen.

Bienstein et al. (2011) untersuchten die Anwendung eines neuen Produktes (K400), welches sich dadurch auszeichnet, dass es auf natürlichen Lebensmitteln basiert (Spargel, Brokkoli, Kartoffeln etc.) und in

Trockenform angeliefert wird. Durch Hinzufügen von max. 150–200 ml Flüssigkeit kann dieses Lebensmittel in eine gewünschte Konsistenz gebracht werden. Jede Mahlzeit enthält zwischen 400–550 kcal und kann zur Ergänzung der normalen Nahrung genutzt werden.

Die Studie zeigte in einem ersten Pretest, dass besonders Menschen mit demenziellen Prozessen die Nahrung gerne zu sich nahmen, da die Menge gering und der Geschmack an biografische Erfahrungen anknüpft (www.blf.de).

Damag (2007) untersuchte die „Möglichkeiten der (heil)pädagogischen Förderung des Essens, Trinkens und Schluckens von Menschen mit schweren neurologischen Erkrankungen im Koma und in den frühen Komaremissionsphasen". Dazu wurden die medizinisch orientierten Konzepte der „Funktionellen Dysphagie Therapie" (FDT) nach Bartolome und die „Anregungen des Essens und Trinkens im Rahmen der Basalen Stimulation" nach Fröhlich analysiert. Damag kommt zu folgenden Ergebnissen:

- Das wissenschaftliche und praktische Vorgehen innerhalb der beiden Konzepte konnte transparent gemacht werden.
- Beide Konzepte legen Wert darauf, durch gezielte Berührung mit dem Betroffenen eine gute Positionierung herzustellen und mit ihm Kontakt aufzunehmen.
- Es finden sich jeweils sinnvolle Ergänzungen in beiden Konzepten.
- Beide Konzepte sind eine wichtige Unterstützung in der Praxis.

9.7.6 Angehörigenbegleitung

Metzing (2002) konnte den Nachweis bringen, dass Menschen in schweren existenziellen und vitalen Lebenskrisen auf die Nähe der Angehörigen angewiesen sind. Dies ist eine wichtige Voraussetzung für die Bewältigung der Krise.

Aus dieser Studie ergab sich ein umfassendes Projekt, welches die Rolle der Angehörigen von Intensivpatienten auf Intensivstationen in den Mittelpunkt stellte. Nach einer umfassenden Literaturrecherche und einer Expertenbefragung wurden Rechte für Intensivpatienten erarbeitet:

- Den Angehörigen so lange bei sich zu haben, wie es der Patient wünscht.

- verständliches und einfühlsames Informieren des Angehörigen über den Gesundheitszustand des Patienten
- respektvoller Umgang mit dem Angehörigen.

Inzwischen hat sich hieraus eine Initiative des Pflege e.V. entwickelt, der Intensivstationen als „Angehörigenfreundliche Intensivstationen" zertifiziert, wenn sie den vorgegebenen Kriterien entsprechen. Im deutschsprachigen Raum wurden inzwischen mehr als 100 Intensivstationen zertifiziert, einzusehen unter www.stiftung-pflege.de.

Nagl-Cupal (2011) knüpfte an die Ergebnisse von Metzing an und richtete seine Aufmerksamkeit auf das Erleben der Krankheitsbewältigung von Angehörigen auf der Intensivstation. Methodisch wählte er systematische Interviews mit mehreren von ihm begleiteten Familien über einen längeren Zeitverlauf.

Ergebnis: Es wurde deutlich, welche massiven Emotionen die Angehörigen durchlaufen, wenn ein Familienangehöriger eine lebensbedrohliche Krise erlebt. Die Familien entwickeln unterschiedliche Strategien, die helfen sollen, mit den eigenen Bedrohungen und Ängsten in der Familie während der schweren gesundheitlichen Beeinträchtigung des Familienmitglieds umzugehen. Die Ergebnisse können einen wichtigen Beitrag dazu leisten, dass Pflegende und Ärzte durch die gewonnenen Erkenntnisse spezifisch auf die Bedürfnisse der Familien reagieren können. Damit können sie dazu beitragen, dass der gesundheitliche Prozess des erkrankten Familienmitglieds unterstützt wird.

Horn (2008) untersuchte die Rolle und das Erleben pflegender Angehöriger von Menschen im Wachkoma. Die meisten Menschen im Wachkoma werden zu Hause von Angehörigen gepflegt. Dies bedeutet aber eine umfängliche Belastung, die nicht nur durch den zeitlichen Aufwand geprägt ist, sondern auch durch viele Anforderungen und Belastungen, die tagtäglich an die pflegenden Angehörigen gestellt werden.

Methodisch wurden umfängliche Interviews mit pflegenden Angehörigen geführt, mit dem Ziel zu erfahren, wie die pflegenden Angehörigen die Auseinandersetzung mit den Anforderungen erleben und was sie benötigen, um die Pflege so zu organisieren, dass sie ihr eigenes Leben noch gestalten können.

Metzing et al. (2009) erfassten erstmals bundesweit die Bedürfnisse von Kindern, die in die Pflege ihrer Angehörigen (Eltern oder Geschwister) einbezogen sind. Dabei handelt es sich um Kinder im Alter zwischen 3 bis 18 Jahren. Bisher war es in Deutschland nicht bekannt, dass Kinder wesentliche Aufgaben in der Versorgung ihrer Angehörigen übernehmen oder gar alleinverantwortlich sind. Eingebunden in die Studie waren auch Kinder, die die Versorgung ihrer Geschwister mit übernahmen, die über schwerste gesundheitliche Beeinträchtigungen verfügen.

Methodisch gingen Metzing et al. mittels qualitativer Interviews vor, um das Erleben der Kinder in Situationen der Versorgung pflegebedürftiger Angehöriger und deren Hilfebedarf zu erfassen.

Ergebnis: Die Kinder machen alles, was notwendig ist, um unterstützend und hilfreich für die Angehörigen zu sein. Dabei gehen sie auch die Gefahr ein, selber deutliche Qualitätseinbußen in Kauf zu nehmen. Inzwischen wurde ein umfängliches Konzept erarbeitet, wie pflegende Kinder unterstützt werden können (www.supakids.de).

Bewegung
Zegelin (2005) untersuchte erstmals die Entstehung von Bettlägerigkeit. Sie ging den Fragen nach, was Bettlägerigkeit ist und welche Faktoren zur Entstehung beitragen. Methodisch nutzte sie alle bestehenden Kenntnisse, die sich auf die Einschränkung der Bewegung bezogen, wie das Liegen und dessen körperliche, psychische und kognitive Auswirkung. Weiterhin wurden 32 Menschen zur Entwicklung ihrer Bettlägerigkeit befragt.

Die Ergebnisse trugen dazu bei, den Prozess des Bettlägerigwerdens genau beschreiben sowie den Begriff klar definieren zu können. Neben vielen Faktoren, wie unpassende Hilfsmittel, unzureichende Gestaltung der Umgebung oder Rücksichtsnahme auf Pflegende, nehmen auch sehr individuelle Faktoren der Betroffenen Einfluss auf die Entwicklung einer Bettlägerigkeit. Besonders die Zwischenphase der von ihr benannten „Ortsfixierung" (Sitzen im Rollstuhl oder Sessel) stellt ein wichtiges Ergebnis der Studie dar. Bis heute wird das Setzen eines Patienten/Bewohners in einen Stuhl immer noch als Mobilisation bezeichnet, obwohl keine Eigenbewegung erfolgt.

Inzwischen wurde ein umfängliches Programm erarbeitet, um die Entwicklung einer Bettlägerigkeit vorzubeugen und bereits bettlägerig gewordene Menschen wieder zu mobilisieren.

Reuther (2008) schloss an die Erkenntnisse von Zegelin an. Er stellte sich die Frage, welche mobilitätsbeeinflussenden Faktoren in deutschen

Pflegeheimen existieren. Methodisch zeichnete er anhand von 10 Altenheimbewohnern die schleichende Veränderung der Bewegungsabnahme nach. Er konnte belegen, dass neben der Krankheit auch soziale Kontakte, die Einschätzung der Familie auf die Bewegungsfähigkeit und -förderung des Familienmitglieds, die Haltung der Pflegenden (z. B. Bewegungsverluste als natürlichen Prozess zu betrachten und Sturzprävention durch Vermeidung von Bewegung erreichen zu wollen) und viele weitere Faktoren Einfluss auf die Entstehung von Mobilitätsverlusten haben.

Besonders bedeutsam sind die Pflegenden, die den Prozess der Mobilitätseinschränkung deutlich verlangsamen und hinauszögern können. Hierzu bedarf es aber der Nutzung neuer Erkenntnisse.

Gnass et al. (2010) untersuchten mittels einer umfassenden Literaturrecherche die Definition von Kontrakturen sowie die Ursachen der Entstehung von Kontrakturen und deren Prävention.

In einem ersten Schritt wurde anhand einer Literaturübersicht ermittelt, welches Wissen über die Entstehung von Kontrakturen sowie deren Prophylaxe weltweit vorhanden ist. Es zeigte sich, dass der Begriff nicht klar definiert ist und auf dieser Grundlage Aussagen von Prävalenzen (Vorhandensein einer gesundheitlichen Beeinträchtigung) mit einer Schwankungsbreite von 15–70 % bei Altenheimbewohnern angegeben wurden. Die Erhebungsinstrumente zur Ermittlung einer Kontraktur wichen vielfältig voneinander ab, sodass eine Vergleichbarkeit nicht herzustellen war.

In einem weiteren Schritt erarbeiteten Gnass et al. ein Instrument, um die Merkmale aufgetretener oder zu befürchtender Kontrakturen gezielt zu erfassen und diese damit auch beschreib- und dokumentierbar zu machen. Damit ist die Frage jedoch noch nicht beantwortet, warum Kontrakturen auftreten. Dies bedarf weiterer umfänglicher Studien.

9.7.7 Mitarbeiterförderung und Qualitätsentwicklung

Auch hier muss nochmals auf die Studie von Bienstein und Hannich (2001) hingewiesen werden. Die erhobenen Daten konnten einen direkten Nachweis erbringen, dass die Förderung und Unterstützung der Haltung, Begegnung, Lebensgestaltung und die Fachlichkeit einen direkten Einfluss auf die Qualität der pflegerischen und therapeutischen Versorgung von schwerst beeinträchtigten Menschen hat. Es zeigte sich, dass besonders qualifizierte Mitarbeiter Einrichtungen verlassen, wenn es ihnen nicht ermöglicht wird, gute Versorgungs- und Begegnungsprozesse mit den ihnen anvertrauten Menschen zu gestalten.

Neben der NEXT-Studie (2005) kommen viele weitere Studien (Simon, 2011) zu dem Ergebnis, dass Einrichtungen mit besonders qualifizierten, erfahrenen und mit ihrer Arbeit sehr zufriedenen Pflegenden die folgenden Möglichkeiten bieten:

- strukturelles Empowerment
- exemplarische professionelle Praxis
- neues Wissen, Innovation und Verbesserungen
- transformationale Führung.

Das bedeutet, dass eine Einrichtung über deutlich bessere Versorgungsmöglichkeiten für ihre pflegebedürftigen und/oder kranken Menschen verfügt, wenn die Pflegenden in ihrer Entwicklung unterstützt werden, ihre Arbeitsleistung wahrgenommen und wertgeschätzt wird und wenn sie Einfluss darauf nehmen können, etwas Neues zu erproben und ihr Wissen zu erweitern. Damit sinkt gleichzeitig das Risiko, dass Menschen Schäden in Gesundheitseinrichtungen oder in der Versorgung durch ambulante Pflegedienste erleiden.

Zu diesem Ergebnis kommen auch die Studien über die Magnetkrankenhäuser in den USA sowie die Übersichtsstudien des ICN und des IQWIG (2006).

Mitarbeiterförderung ist damit kein Luxus, sondern ein direkter Beitrag zur Qualitätssteigerung einer Einrichtung.

9.7.8 Umgebungsgestaltung

Bauer (1996) legte eine erste Studie aus dem deutschsprachigen Raum zur Fragestellung der Privatsphäre der Patienten in Krankenhäusern vor. Mit ihrer Studie wollte sie einen Beitrag dazu leisten, wie mit der Privatsphäre der Patienten umgegangen wird und wie Patienten diesen Umgang erleben. Sie nutzte methodisch Interviews mit Patienten und die Likert-Skala, die dazu diente, den Grad des Erlebens verschiedener Aspekte der Privatsphäre zu erfassen.

Ergebnis war, dass die Patienten erleben, dass ständig in ihre Privatsphäre eingegriffen wird (kein Anklopfen beim Eintritt ins Zimmer,

Sortieren von privaten Artikeln auf dem Nachtschränkchen, Ablage von Pflegeutensilien auf dem Deckbett des Patienten etc.). Diese Tendenz zu Übergriffen steigert sich, wenn ein Mensch nicht mehr in der Lage ist, sich zu wehren. Aus diesem Grund stellt der Forschungsbeitrag von Bauer einen wichtigen Beitrag für den Umgang mit der Privatsphäre schwerstbeeinträchtigter Menschen dar.

Huss (2008) untersuchte in ihrer Studie, ob Bettvorhänge für Patienten von Bedeutung sind oder ob sie nur einen unwesentlichen Beitrag zur Privatsphäre des Patienten leisten. Huss verglich mittels Interviews und Beobachtungen von Patienten, die die Möglichkeit hatten, einen Bettvorhang zu benutzen, im Vergleich mit Patienten, die nicht über diese Möglichkeit verfügten.

In den Niederlanden und in vielen anderen europäischen Staaten ist es selbstverständlich, dass Patienten über einen Bettvorhang verfügen, der es ihnen ermöglicht, den direkten Blick von anderen auf sich selbst zu unterbinden. Dies ist in den deutschsprachigen Ländern häufig noch eine Ausnahme. Huss konnte anhand der gewonnenen Ergebnisse nachweisen, dass die Patienten Bettvorhänge als hilfreich empfinden und sie als Schutz vor fremden Blicken, als intimen Raum bei Gesprächen mit Angehörigen oder bei Untersuchungen wahrnehmen.

Rüsing (2011) untersuchte die Wirkung des Konzeptes „Oase" auf die Bewohner und Pflegenden. Das Konzept der Oase unterscheidet sich von anderen Angeboten dadurch, dass 7–11 Menschen mit schweren demenziellen Prozessen ihren Hauptlebensraum in einem gemeinsamen Raum verbringen. Rüsing kommt zu dem Ergebnis, dass diese Form der Umgebungs- und Lebensgestaltung positive Auswirkungen auf die Bewohner hat. Sie erhalten mehr pflegerische Zuwendung, die Gestaltung des Tages wird gemeinsam geplant, das Nahrungs- und Flüssigkeitsangebot ist höher. Auch empfinden die Angehörigen dieses Konzept als sehr hilfreich, weil es ihnen jederzeit einen Austausch mit den Pflegenden ermöglicht. Allerdings beschreibt Rüsing auch, dass die Pflegenden diese Form der Begleitung von Menschen mit schweren demenziellen Prozessen als emotional sehr erschöpfend erleben, zugleich aber auch als äußerst bereichernd. Weitere Ergebnisse werden in Kürze veröffentlicht.

Auf dieser Basis arbeiten auch viele ambulante Wohngemeinschaften mit Menschen mit Demenz. Auch hier findet eine Zunahme der pflegerischen Angebote und Kontaktzeiten statt.

9.7.9 Ergänzende Ergebnisse

Schlichting (2009) befasste sich in ihrer Dissertation mit der Erhebung der Pflege bei Schülern mit schwersten Behinderungen an Förderschulen. Neben der gezielten Erhebung und Erfassung pflegerisch notwendiger Maßnahmen entwickelte sie auf dieser Grundlage Leitlinien für einzelne pflegerische Versorgungsangebote der Schüler.

Besonders bedeutsam erachtete sie, dass pflegerische Maßnahmen in die pädagogische Förderung der Kinder und Jugendlichen integriert werden und selbst zu einem Lerngeschehen gestaltet werden können. Unter anderem leitete sie aus ihren Ergebnissen die Forderungen ab, dass die Schüler ein Recht auf eine angemessene Pflege haben und dass Pflegende an Förderschulen beschäftigt sein müssen.

Das Bundesministerium für Familien, Senioren, Frauen und Jugend sowie das Bundesministerium für Gesundheit (2008) haben in einer gemeinsamen Anstrengung eine umfangreiche Charta der „Rechte hilfs- und pflegebedürftiger Menschen" vorgelegt. Die Rechte wurden unter Einbeziehung zahlreicher Experten aus verschiedenen Professionen (Pflege, Medizin, Psychologie, Recht, Sozialwissenschaft, Ethik etc.) sowie Vertretern von Selbsthilfegruppen und Verbandsvertretern erarbeitet. Grundlage lieferten die international vorliegenden Dokumente zu den Rechten von Menschen mit gesundheitlichen Beeinträchtigungen. Alle formulierten Rechte wurden mit den gesetzlich gültigen Rechtsausführungen abgeglichen. Insgesamt wurden acht Bereiche identifiziert, zu denen aus der Perspektive der Betroffenen Rechte formuliert wurden. Inzwischen wurde die Charta auf ihre Praktikabilität überprüft. Sie eignet sich gut, um die Qualität der Versorgung von Menschen mit langfristigem Hilfs- und Pflegebedarf zu beschreiben. Auf dieser Grundlage wurde sie 2009 in das Pflegeweiterentwicklungsgesetz integriert. Damit besteht für pflegebedürftige Menschen, aber auch für Pflegende die Möglichkeit, sich auf die Charta zu berufen und die dort beschriebenen Rechte einzufordern.

Die Deutsche Gesellschaft für Palliativmedizin e.V. veröffentlichte 2010 eine Charta zur Betreuung schwerstkranker und sterbender Menschen in Deutschland. Sie folgte der Struktur der oben erwähnten Charta und formulierte fünf Leitsätze. Die Anforderungen vertiefen das in der zuvor genannten Charta formulierte 8. Recht umfänglich. Darüber hinaus wird Stellung zu den Anforderungen an die professionellen Gesundheitsberufe genommen und der Ausbau der Versorgungsstrukturen gezielt eingefordert.

9.8 Fazit

Wie bereits zu Beginn des Kapitels beschrieben, hat sich im Bereich der Forschung viel getan. So liegen inzwischen viele Studien vor, die das Konzept der Basalen Stimulation stützen und unterfüttern. Selbst in Aussagen der Chartas und der Rahmenrichtlinie fließen die Ergebnisse der Studien ein.

Nichtsdestotrotz bleibt es ein Defizit, dass das Konzept als solches im Ganzen noch nicht umfassend untersucht werden konnte. Dies ist vor allem der noch fehlenden Methode geschuldet, die so genannte Artefakte (Fehler) in der Untersuchungsmethode deutlich minimiert.

Es bleibt zu hoffen, dass die dargestellten Ergebnisse einen Eingang in die Pflegepraxis finden und den Kollegen und Kolleginnen hinreichende Argumente liefern, um ihr „basales" pflegerisches Vorgehen zu begründen und damit auch den interprofessionellen Austausch zu fördern.

9.9 Anhang

Die nachfolgend vorgestellten Arbeiten entstanden vor der Öffnung der Hochschulen. Es handelt sich um Abschlussarbeiten, die im Rahmen von Weiterbildungen des Pflegefachseminars in Deutschland und der HöFa-II-Ausbildung in der Schweiz erstellt wurden. Sie beschäftigten sich mit einzelnen pflegerischen Maßnahmen, die im Kontext des Konzepts Basale Stimulation entwickelt wurden und im Buch vorgestellt werden. Sie enthalten wichtige Hinweise für die ihnen folgenden Forschungsvorhaben an den Hochschulen.

Weiterhin lassen sie deutlich werden, dass Kolleginnen und Kollegen aus der Praxis in der Lage sind, systematisch Daten zu erheben und diese im Nachgang zu interpretieren. Die Beteiligten haben damit einen sehr wertvollen Beitrag geleistet, der deutlich werden lässt, dass es sich lohnt, im Praxisfeld gezielt Fragen zu bearbeiten.

Mein Dank dient ausdrücklich diesen Kolleginnen und Kollegen. Sie haben einen maßgeblichen Beitrag zur Entwicklung der Pflegeforschung in Deutschland geleistet.

Insgesamt werden in diesem Abschnitt neun Beiträge vorgestellt. Sie richten ihre Aufmerksamkeit jeweils auf einzelne pflegerelevante Fragestellungen, wie aus der folgenden Kurzdarstellung hervorgeht:

- die Auswirkungen der Atemstimulierenden Einreibung (5)
- die Auswirkungen der verschiedenen Ganzkörperwäschen (3)
- die Auswirkungen der verschiedenen Lagerungsmaterialien (1).

Ergebnisse zur Atemstimulierenden Einreibung (ASE)
Die erste Untersuchung wurde von Schürenberg (1990) vorgelegt. Er untersuchte die Wirkung der ASE (Bienstein/Fröhlich, 1991) bei Patienten mit Einschlafstörungen unklarer Genese. Insgesamt 55 % der erfassten Patienten litten unter Schlafstörungen, die keinen somatischen oder psychischen Prozessen zugeordnet werden konnten. In einem ersten Schritt erhob Schürenberg den Verbrauch von Schlaf- und Beruhigungsmittel innerhalb von zwei aufeinanderfolgenden Monaten. So wurden an 948 Pflegetagen im Juni 1990 720 Einzeldosen ausgegeben, an 856 Pflegetagen im Juli 1990 850 Einzeldosen. Ein Vergleich mit anderen Kliniken in der BRD und in Österreich ergab ähnliche Daten.

Ziel der Studie war es, bei Patienten, die unter unklaren Einschlafproblemen litten und regelmäßig Sedativa einnahmen, die Wirkung der ASE als Hilfestellung für das Einschlafen zu untersuchen. Von weiterem Interesse war natürlich, ob die Patienten ohne die zusätzliche Einnahme von Sedativa einschliefen.

Es wurden insgesamt 52 Einreibungen an 22 Patienten durchgeführt, elf davon nur einmalig. Elf Personen wurden an drei bis sechs Tagen hintereinander zu einer für sie typischen Einschlafzeit eingerieben. Insgesamt wurden sieben Auslassversuche in die Studie integriert.

Ergebnis: Alle Patienten beschrieben die ASE als hilfreich und angenehm. Ausgehend von den 22 Patienten kam es bei 15 Personen zu einer deutlich verkürzten Einschlafzeit, die in einen nicht unterbrochenen Durchschlaf überging. Die Medikamenteneinnahme der beteiligten Patienten entfiel in dieser Zeit.

In einer zweiten Studie untersuchte Lengauer (1992) die Auswirkungen der ASE vor Herzoperationen.

Ziel der Studie war es zu ermitteln, ob die ASE eine Reduktion der Prämedikation vor herzoperativen Eingriffen ermöglicht. Als methodisches Vorgehen wählte sie den Doppelblindversuch. Insgesamt waren zehn Patienten an der Studie beteiligt.

Der Untersuchungsaufbau war – bis auf die Durchführung der ASE, die nur bei fünf Patienten durchgeführt wurde –, bei allen beteiligten Patienten gleich. Neben der gezielten Absprache mit den Anästhesisten bedurfte es gezielter Schulung der pflegerischen Mitarbeiter.

Ferner legte Lengauer eine Erfassungsmatrix an, in der alle Daten aufgezeichnet wurden.

Ergebnis: Das Ergebnis wurde von Lengauer zuerst als enttäuschend erlebt. Sie hatte eine deutlichere Auswirkung erwartet, bezogen auf die Verminderung der Prämedikation. Immerhin konnte auf die Gabe von Luminal® vor der Operation verzichtet werden. Umso erstaunlicher war das eigentliche, aber nicht erwartete Ergebnis der Studie: Während alle Patienten, die keine ASE erhalten hatten, in einem aufgeregten und wachen Zustand in den Operationssaal kamen, schliefen die Patienten, die die ASE erhalten hatten, bereits während der Fahrt in den Operationstrakt. In einem zwei Tage später durchgeführten Interview berichteten diese Patienten, nicht bemerkt zu haben, dass sie in den Operationssaal gebracht worden waren. Sie schilderten ihre psychische Situation im Vergleich zu den wachen Patienten als wesentlich entspannter.

Taubenberger (1992) untersuchte die Auswirkungen der ASE auf die Sauerstoffsättigung des Blutes bei intensivpflichtigen Patienten mit unterschiedlichen Krankheitsbildern. Ihr war dabei sehr wohl bewusst, dass die Studie nur zur Konkretisierung der Fragestellung dienen konnte, da zu viele verschiedene Parameter mitwirkten.

Insgesamt waren 25 Patienten in die Studie involviert. Alle Patienten verfügten über eine kontinuierliche Sauerstoffmessung des Blutes, zusätzlichen Messungen mussten nicht vorgenommen werden.

Bei 15 Patienten konnte direkt nach der ASE ein Anstieg der Sauerstoffsättigung um mehr als 2 % beobachtet werden. Zwölf Patienten reagierten zusätzlich mit einer Herabsetzung der Pulsfrequenz, und 19 Patienten wiesen einen ruhigeren Atemrhythmus auf.

Insgesamt bezeichneten 23 Patienten die ASE als angenehm, zwei als eher neutral.

Lehmann (1994) untersuchte die ASE hinsichtlich der Auswirkungen auf den Verwirrungszustand alter Menschen. Die Studie sollte nachweisen, ob eine Wirkung der ASE auf verwirrte, alte Menschen beobachtbar ist. Insgesamt wurden acht verwirrte Menschen im Alter von 82–94 Jahren ein- bis zweimal täglich oder situationsbezogen (z. B. bei zunehmender Unruhe) eingerieben.

Ergebnis: Da alle Mitarbeiter in die ASE eingewiesen worden waren, fand eine genaue Dokumentation statt. Bei sechs Patienten zeigte sich eine Normalisierung des Tag-Nacht-Rhythmus. Sieben Patienten wiesen längere nächtliche Schlafphasen auf. Vier Patienten zeigten eine vernehmliche Zunahme ihres verbalen Kommunikationsverhaltens sowie eine deutliche Steigerung ihres Konzentrationsvermögens. Fünf Patienten bedurften einer geringeren Unterstützung bei den täglichen Aktivitäten als zuvor.

Selbstgefährdendes Verhalten konnte deutlich reduziert, autostimulierendes, stereotypes Verhalten wie Brummen und Glattstreichen der Decke reduziert oder zeitweilig unterbrochen werden.

Nach Abschluss der Studie erhielt nur noch eine Patientin ein Sedativum.

Eine weitere Studie zur ASE wurde von Pfister (1994) durchgeführt. Ziel der Studie war herauszufinden, welche Veränderungen oder Abweichungen sich bei Patienten zeigen, die sich in der Isolationstherapie nach Zytostase bei Leukämie befinden. Vergleichend wurden eine Patientengruppe regelmäßig mit ASE und eine andere kontinuierlich ohne ASE, aber bei sonst identischer pflegerischer und medizinischer Versorgung behandelt. Es wurden nur Patientinnen in die Studie aufgenommen, die bereits Erfahrung mit der Isolationstherapie hatten.

Als Ergebnis kristallisierte sich heraus, dass die Patientinnen mit der ASE von sich aus offener für Gespräche waren. Sie suchten, eher als die nicht eingeriebenen Patientinnen, aktiv ein Gespräch, um die Bewältigung ihrer Situation besser angehen zu können. Sie beschrieben die Isolation in der jetzigen Form als nicht mehr so beeinträchtigend wie in den vorhergehenden Erfahrungen. Ein Nebeneffekt war der rascher zu verzeichnende Leukozytenanstieg, der eine frühere Beendigung der Isolation bedeutete.

Ergebnisse zu Ganzkörperwaschungen (GKW)

Wierse und Becker (1993) untersuchten die beruhigende Ganzkörperwäsche (Bienstein/Fröhlich, 1991; Bienstein/Zegelin, 1995) an Patienten auf der Intensivstation.

Ziel der Studie war, die Auswirkungen einer gezielt durchgeführten beruhigenden Ganzkörperwäsche mittels verschiedener Vitalparameter zu erkennen. Dabei sollte besonders erfasst werden, ob diese Körperwäsche die Patienten belastet.

Insgesamt waren fünf Patienten einbezogen, es wurden 13 Ganzkörperwäschen in beruhigender Form durchgeführt und währenddessen Parameter wie Herzfrequenz, systolischer und diastolischer Blutdruck, Sauerstoffsättigung des Blutes, Atemfrequenz und das Atemvolumen gemessen.

Ergebnis: Es wurde eine minimale Verschiebung der Ausgangswerte beobachtet. Aufgrund der kleinen Patientenzahl, der geringen Anzahl der Waschungen sowie des Fehlens einer Vergleichsgruppe konnten nur Untersuchungshinweise erarbeitet werden.

In einem ähnlichen Versuch untersuchte Straub (1995) die anregende (Bienstein/Fröhlich 1991) und die beruhigende Ganzkörperwäsche bei Intensivpatienten einer neurologischen Station. Ziel war, die Veränderungen der Patienten durch die vorgenommenen Ganzkörperwäschen zu erfassen. Ähnlich wie bei der zuvor aufgeführten Studie war der Untersuchungsaufbau zu unpräzise, um deutliche Rückschlüsse ziehen zu können. Im Vergleich zur beruhigenden Ganzkörperwäsche konnte in der Anwendung der belebenden Ganzkörperwäsche bei acht von elf Patienten ein Anstieg des systolischen Blutdrucks beobachtet werden.

Eine angefügte Dokumentation der oralen Stimulation von somnolenten Patienten zeigte eine deutlichere Aufklarung. Aufgrund der ebenfalls nur unvollständigen Untersuchungsstruktur sind diese Ergebnisse wissenschaftlich nicht verwertbar.

Kels (1995) untersuchte die Auswirkungen der am Bobath-Konzept orientierten Ganzkörperwäsche (Bienstein/Fröhlich, 1991). Es handelt sich um eine GKW, die besonders die Wahrnehmungsfähigkeit des Schlaganfallpatienten in seiner betroffenen Körperseite erhöhen soll. Das von Kels entwickelte Untersuchungsdesign war sinnvoll und logisch aufgebaut. In eine erste Versuchsreihe konnten drei Patienten einbezogen werden. Die Ergebnisse sind aufgrund der geringen Patientenzahl nicht wissenschaftlich verwendbar. Jedoch bietet es sich an, den Untersuchungsaufbau weiter zu verwenden und ihn gegebenenfalls zu ergänzen.

Ergebnisse zur Lagerung (Positionierung)

Knobel-Bachmann (1994) untersuchte die Auswirkungen von verschiedenen Lagerungsmaterialien auf die Bewegungsfrequenzen der Patienten. Ziel der Studie war es, zu erfassen, ob ein Zusammenhang zwischen Bewegungsfrequenz und Lagerungsmaterial besteht.

In die Studie wurden zwei Bewohnerinnen eines Altenheimes einbezogen, die auf ständige Hilfe angewiesen waren. Mit Hilfe einer Videokamera wurden drei Sequenzen mehrfach aufgenommen (Aufwachen/Frühstücken/Sitzen im Stuhl). Die Sequenzen wurden sowohl auf einer normal harten Unterlage (Spitalmatratze) als auch im Wechsel mit einer Superweichunterlage (Superweichmatratze) aufgezeichnet und anschließend analysiert.

Ergebnis: Insgesamt wirkten die Patientinnen auf der normalen Matratze orientierter und wacher, ihre Bewegungsfrequenz war erhöht bzw. die Bewegungen wurden gezielter und flüssiger ausgeführt. Sie waren in der Lage, Eigenbewegungen durchzuführen und sie benutzten die Arme häufiger, um sich selbst zu unterstützen. Auf der Superweichmatratze zeigte sich eine deutliche Steigerung der Müdigkeit und eine Abnahme gezielter Aktivität.

10. Information, Organisation, Weiterbildung

Im Jahr 2000 wurde der Internationale Förderverein Basale Stimulation® gegründet. In ihm haben sich Pflegende, Pädagogen, Therapeuten, Lehrer und andere Berufsgruppenangehörige zusammengeschlossen, um interdisziplinär und international das Konzept zu unterstützen. Sie finden Informationen unter: www.basale-stimulation.de

Weiterentwicklungen

Dieses Buch gehört zu denen, die nie enden könnten. Immer wieder gibt es noch neue Hinweise und Weiterentwicklungen. Inzwischen denken wir, dass:

- die Angehörigen mehr zu Wort hätten kommen müssen.
- die vielen drängenden ethischen Fragestellungen unserer Zeit nicht genug berücksichtigt und im Einzelnen behandelt worden sind.
- die engagierten Projekte, die bereits im deutschsprachigen und europäischen Raum begründet wurden, hätten vorgestellt werden müssen.
- die internationalen beginnenden Forschungskontakte, die Erfahrungen der Praktiker – nebst ihres Frusts und ihrer Erfolge – ein Forum benötigt hätten.
- die konkrete Hilfestellung zur Integration des Konzepts in die Praxis fehlt.

Es bleibt Vieles ungesagt und bedarf weiterer tatkräftiger Menschen, die bereit sind, diese Lücken zu füllen. Ein Konzept lebt nur von den Menschen, die bereit sind, dieses umzusetzen, es mit Interesse und Reflexion zu erproben und zu verfolgen.

Auch die Autoren sind mit dem Konzept älter geworden. Sie werden es nicht umfänglich darstellen und weiterentwickeln können. Andere Engagierte, die ebenfalls ein tiefes Interesse daran haben, dass Menschen in schwierigsten Lebenssituationen würdevoll und fördernd begleitet werden, werden sich dieser Aufgabe annehmen. Dass es diese Menschen gibt, wissen wir aus unseren Erfahrungen in all den zurückliegenden Jahren. Wir durften viele tiefe Begegnungen erleben, Gemeinsamkeiten spüren und Entwicklungen mit auf den Weg bringen. Dafür sind wir dankbar.

Menschen brauchen auch in der Zukunft Menschen, vielleicht sogar in noch stärkerem Maße, die auch die verstehen und schützen, die sich nicht auf unsere Art und Weise äußern können und der Fähigkeit beraubt sind, sich selbst zu schützen.

Die höchste Auszeichnung und Fähigkeit des Menschen liegt darin, mit dem Anderen zu sein, ihn verstehen zu wollen und Gutes mit ihm und für ihn zu tun.

Pflegen wir diese zutiefst menschliche Kunst.

Literaturverzeichnis

Anbeh, T.: Psychologische Aspekte einer Intensivstation, Augsburg 2000

Andrews, K. et al.: Misdiagnosis of the vegetative state: retrospective study in an rehabilitation unit, in: BMJ 6, July 1996, S. 13–15

Alzheimer Europe (Hrsg.): Handbuch der Betreuung und Pflege von Alzheimer-Patienten, Stuttgart 1999

Bartholomeyczik, S.; Halek, M.: Assessmentinstrument für die verstehende Diagnostik bei Demenz: Innovatives demenzorientiertes Assessmentsystem (IdA). In: Bartholomeyczik, S.; Halek, M.: Assessmentinstrumente in der Pflege, Hannover 2009, S. 94–104

Bauer, I.: Die Privatsphäre der Patienten, Verlag Hans Huber, Bern 1996

Belot, M.; Marrimpoey, P.; Rondi, F.; Jutand, M.A.: Bogen zur Evaluation der Schmerzzeichen bei Jugendlichen und Erwachsenen mit Mehrfachbehinderung. – die EDAAP-Skala, 2011. Sonderdruck aus dem Buch Maier-Michalitsch, N.J. (Hrsg.): Leben pur – Schmerz, Bundesverband für körper- und mehrfachbehinderte Menschen, Düsseldorf 2009

Bengel, J. (Hrsg.): Psychologie in Notfallmedizin und Rettungsdienst, Berlin 1997/2004

Benner, P.: Stufen zur Pflegekompetenz, Verlag Hans Huber, Bern 1994

Bienstein, Ch., Fröhlich, A. (Hrsg.): Bewusstlos, Düsseldorf 1994

Bienstein, Ch., Zegelin, A.: Handbuch Pflege, Düsseldorf 1995

Bienstein, Ch.: Dekubitus, Stuttgart 1997

Bienstein, Ch. et al.: atmen, Stuttgart 2000

Bienstein, Ch.; Hannich, H.-J.: Forschungsprojekt zur Entwicklung, Implementierung und Evaluation von Förderungs- und Lebensgestaltungskonzepten für Wachkomapatienten und Langzeitpatienten im stationären und ambulanten Bereich, anhand von zu entwickelnden Qualitätskriterien, Dorsten 2001

Bienstein, P.; Nußbeck, S.: Inventar zur funktionellen Erfassung selbstverletzenden Verhaltens bei Menschen mit intellektueller Beeinträchtigung, Göttingen 2010

Bienstein, D.; Fuchs, B.; Raaz, V.: Hochkalorische Ernährung (HokaE). Abschlussbericht zum Forschungprojekt, Witten 2011, www.blf.de

Blom, M.; Duijnstee, M.; Schnepp, W.: Wie soll ich das nur aushalten? Bern 1999 [vgr.]

Borbély, A.: Schlaf, Frankfurt 2004, S. 20 ff.

Borker, S.: Nahrungsverweigerung in der Pflege, Verlag Hans Huber, Bern 2002

Bosch, C.: Vertrautheit, Studie zur Lebenswelt dementierender alter Menschen, Ullstein Medical, Wiesbaden 1998

Buchholz, T.; Gebel-Schürenberg, A.; Schürenberg, A.: Begegnungen, Bern 2001 (Neuauflage 2010)

Buchholz, T.; Schürenberg, A.: Lebensbegleitung alter Menschen, Bern 2003 (Neuauflage: Basale Stimulation® in der Pflege alter Menschen, Bern 2009)

Büscher, A.; Gehring, M. et al. (Hrsg.): Familienbezogene Pflege, Bern 2001

Buhl, T.: Psychologische Aspekte der Krankheitsbewältigung auf der Intensivstation, Diplomarbeit, Fachbereich Psychologie, Rheinische Friedrich-Wilhelms-Universität Bonn 1996

Bundesministerium für Familie, Senioren, Frauen und Jugend; Bundesministerium für Gesundheit: Charta der Rechte hilfe- und pflegebedürftiger Menschen, Berlin 2008, www.bmfsfj.de

Bundesministerium für Gesundheit: Rahmenempfehlungen zum Umgang mit herausforderndem Verhalten bei Menschen mit Demenz in der stationären Altenhilfe, Berlin 2007

Claussen, P. C.: Herzwechsel, München 1996

Damag, A.: Möglichkeiten der (heil)pädagogischen Förderung des Essens, Trinkens und Schluckens von Menschen mit schweren neurologischen Erkrankungen im Koma und in den frühen Komaremissionsphasen, Frankfurt am Main 2007.

Davis, P.: Hemiplegie. Ein umfassendes Behandlungskonzept für Patienten nach Schlaganfall Hirnschädigungen, Berlin 2002

Deutsche Gesellschaft für Palliativmedizin e.V.; Deutscher Hospiz- und Palliativ-Verband e.V.; Bundesärztekammer: Charta zur Betreuung schwerstkranker und sterbender Menschen in Deutschland, Berlin 2010, www.charta-zur-betreuung-sterbender.de

Deutsches Netzwerk für Qualitätssicherung in der Pflege: Expertenstandard Dekubitusprophylaxe in der Pflege, Osnabrück 2000 (neuere Entwicklungen unter: www.dnqp.de)

Dörner, K.: Der gute Arzt, Stuttgart 2001

Dörr, G.; Grimm, R.; Neuer-Miebach, Th.: Aneignung und Enteignung, Der Angriff der Bioethik auf Leben und Menschenwürde. Düsseldorf 2000

Farran, C.J.; Herth, K.A.; Popovich, J.M.: Hoffnung und Hoffnungslosigkeit. Konzepte für Pflegeforschung und -praxis, Wiesbaden 1999

Fröhlich, A. et al.: Schwere Behinderung in Praxis und Theorie. Ein Blick zurück nach vorn, Düsseldorf 2001

Fröhlich, A.: Basale Stimulation, Düsseldorf 1998

Fröhlich, A.: Basale Stimulation in der Pflege – das Arbeitsbuch, Bern 2010

Georg, J.: Chronopflege und zirkadiane Systeme, Die Schwester Der Pfleger 2008, 47, 7/8, S. 639–641

Georg, J.: Kreative Ideen für Wachheit und Fitness am Tag, NOVA 2008, 39, 2, S. 26–27

Georg, J.: Aus dem Takt, NOVA 2009, 40, 1, S. 18–21

Georg, J.: Chronobiologie, Chronopflege, in: Schewior-Popp,S. et al. (Hrsg.): THIEMEs Pflege, Stuttgart 2009, S. 558–560

Georg, J.: Lichtduschen statt Körperduschen. Chronopflege verhilft verwirrten Menschen in Altersheimen zu ruhigen Nächten, Curaviva 2011, 9, S. 6–8

Georg, J.: Zeitgeber – Zeit geben und Zeit nehmen, NOVA 2011, 42, 3, S. 48–51

Ghoneinm, M. et al.: Learning and Memory during General Anesthesia, in: Anesthesiology 1997; 2; S. 387–405

Gießen-Scheidl, M.: Berührung – Merkmale der entwicklungsfördernden und familienorientierten Pflege in der Neonatologie, Witten 2011, unveröffentlichte Masterarbeit

Gnass, I.; Sirsch, E.: Schmerzassessment bei Menschen mit Bewusstseinsbeeinträchtigungen. In: Bartholomeyczik, S.; Halek, M.: Assessmentinstrumente in der Pflege, Hannover 2009, S. 173–186

Gnass, I., Bartoszek, G.; Thiesemann, R.; Meyer, G.: Erworbene Kontrakturen der Gelenke im höheren Lebensalter, in: Zeitschrift für Gerontologie und Geriatrie, 3, 2010

Gräßel, E.; Leutbecher, M.: Häusliche Pflege-Skala zur Erfassung der Belastung bei betreuenden oder pflegenden Personen, Ebersberg 1993

Gräßel, E.: Belastung und gesundheitliche Situation der Pflegenden, Ebersberg 1997

Gustorff, D.: Lieder ohne Worte – Musiktherapie bei komatösen Patienten, in: Musiktherapeut-Umschau 1991

Gustorff, D.: Musiktherapie mit komatösen Patienten, Inaugural-Dissertation der medizinischen Fakultät Witten/Herdecke 1992

Gustorff, D.; Hannich, H.-J.: Jenseits des Wortes – Musiktherapie mit komatösen Patienten auf der Intensivstation. Bern 2000

Haferkamp, H.; Tolle, P.: Wach-Koma und danach, Dorsten 2002

Hannich, H.-J.; Wendt, M.; Lawin, P.: Psychosomatik der Intensivmedizin, Symposium in Münster, Band 43. Georg Thieme Verlag, Stuttgart 1983

Hannich, H-J.: Bewusstlosigkeit und Körpersprache. Überlegungen zu einem Handlungsdialog in der Therapie komatöser Patienten, 1992. Überarbeiteter Vortrag anlässlich der 1. Essener Gespräche

Hannich, H.-J.: Beziehung und Interaktion mit Bewusstlosen. In Bienstein, Ch./ Fröhlich, A. (Hrsg.): Bewusstlos. verlag selbstbestimmtes leben, Düsseldorf 1994, S. 51–58

Hannich, H.J.; Ullrich, L.; Wilpsbäumer, St.: Kommunikation mit kritisch Kranken und ihrem Umfeld. In: Ulrich, L.; Stolecki, D.; Grünewald, M.(Hrsg.): Intensivpflege und Anästhesie, Stuttgart 2010, S. 74–83

Hasslhorn, H.M.; Müller, B.H.; Tackenberg, P.; Kümmerling, A.; Simon, M.:Berufsausstieg bei Pflegepersonal, Dortmund, Berlin, Dresden 2005

Heimerl, K.; Fercher, P.; Reitinger, E.; Amann, A.; Poppa, S.; Erlach-Stickler, G.; Kojer, M.; Wappelshammer, E.: Forschungsprojekt Validation und Basale Stimulation. Voraussetzungen und Wirkweisen von zwei Methoden zur personenzentrierten Kommunikation mit Menschen mit Demenz, Abschlussbericht, Universität Klagenfurt, Klagenfurt 2010

Helmbold, A.: Berühren in der Pflegesituation, Bern 2007

Helsinki-Deklaration 1964/2004. http://www.dgai.de/aktuelles/Helsinki_Deklaration.pdf

Herkenrath, A.: Musiktherapie mit Menschen in der Langzeitphase des Wachkoma – Aspekte zur Evaluation von Wahrnehmung und Bewusstsein, in: Neurologie & Rehabilitation 2006, 12 (1), S. 22–32

Horn, A.: Pflegende Angehörige wachkomatöser Menschen, Bern 2008

Huss, N.: Schutz vor fremden Blicken, Bern 2008

Illhardt, F.-J.: Die Medizin und der Körper des Menschen, Bern 2001

Institut für Qualität und Wirtschaftlichkeit im Gesundheitswesen: Zusammenhang zwischen Pflegekapazität und Ergebnisqualität in der stationären Versorgung – Eine systematische Übersicht, Köln 2006. www.iqwig.de

Jendrzej, B.: Selbst hergestellte Sondenkost als Alternative zu industriell hergestellter Sondenkost: Einfluss von enteraler Ernährung auf die Lebensqualität. Eine Literaturanalyse.: Witten/Herdecke 2010, unveröffentlichte Bachelorarbeit

Jones, G.: Patients Memories of Intraoperative Events, in: Journal für Anästhesie und Intensivbehandlung, 1999; 2; S. 42–44
Jörg, J.: Neurologische Therapie, Berlin 2002
Kels, K.: Von der fraktionierten zur Bobath-orientierten Ganzkörperwäsche. Verlag Zimmermann, Dorsten-Wulfen 1995
Kehls, K.: Von der laienhaften zur professionellen Ganzkörperwäsche, in Holenstein, H.: Spielräume der Pflege. Bern 1997, S. 127–138
Kitwood, T.: Demenz. Bern 2002 (Neuauflage: 2008; Weiterentwicklung des Konzepts von Kitwood in: Brooker, D.: Person-zentriert pflegen – Das VIPS-Modell zur Pflege und Betreuung von Menschen mit einer Demenz. Bern 2008)
Knobel-Bachmann, S.: Wie man sich bettet, so bewegt man. Der Einfluss von superweichen Matratzen auf die Bewegung. Verlag Zimmermann, Dorsten-Wulfen 1994
Koch-Straube, U.: Fremde Welt Pflegeheim, eine ethnologische Studie. Verlag Hans Huber, Bern 2002
Kostrzewa, S., Kutzer, M.: Was können wir noch tun? Bern 2002 (4. Auflage, 2009)
Kräuchi, K. et al.: Warm feet promote the rapid onset of sleep, Nature 1999, Sept., 401
Krohwinkel, M.: Der Pflegeprozess am Beispiel von Apoplexiekranken, Baden-Baden 1993 (4. Auflage, 2009)
Lauber A.; Schmalstieg, P.: Wahrnehmen und Beobachten, Stuttgart 2001
Lehmann, A.: Basale Stimulation in der Pflege verwirrter Patienten am Beispiel der atemstimulierenden Einreibung. Verlag Zimmermann, Dorsten-Wulfen 1994
Lengauer, M.: Die atemstimulierende Einreibung als Bestandteil der präoperativen Vorbereitung von kardiochirurgischen Patienten. Verlag Zimmermann, Dorsten-Wulfen 1992
Marcovich, M.: Sanfte Medizin und Pflege, Unveröffentlichter Vortrag, Universität Witten/Herdecke im Mai 1995
Metzing, S.: Bedeutung von Besuchen für Patientinnen und Patienten während ihres Aufenthalts auf einer Intensivstation. In: Abt-Zegelin, A. (Hrsg.): Fokus Intensivpflege, Hannover 2004, S. 159–219
Metzing, S.: Bedeutung von Besuchen für Patientinnen und Patienten während ihres Aufenthaltes auf einer Intensivstation, Masterarbeit Universität Witten/Herdecke 2002
Metzing, S.: Kinder und Jugendliche als pflegende Angehörige. Erleben und Gestalten familialer Pflege. Bern 2007
Nathan, B.: Berührung und Gefühl in der manuellen Therapie, Bern 2001
Nagl-Cupal, M.: „Den eigenen Beitrag leisten". Krankheitsbewältigung von Angehörigen auf der Intensivstation, Hungen 2011
Nydahl, P.; Bartoszek, G.: Basale Stimulation – Neue Wege in der Intensivpflege, München 2000 (5. Auflage, 2008)
Olbrich, C.: Pflegekompetenz, Bern 1999 (Neuauflage 2010)
Osarek, J.: Wie Menschen mit einem schweren Schädel-Hirn-Trauma ihre stationäre Rehabilitation erleben, Masterarbeit Universität Witten/Herdecke 2002
Osterbrink, J. et al.: Inzidenz und Prävalenz postoperativer Verwirrtheit kardiochirurgischer Patienten nach Bypassoperationen sowie Herzklappenersatz, in: Pflege 4/2002, S. 178

Pfister, I.: Berühren ist Begegnen. Wohlbefinden fördern durch ASE am Beispiel von Patienten in Umkehrisolation. Verlag Zimmermann, Dorsten-Wulfen 1994

Pinkert, C.: Das subjektive Erleben von Schlafstörungen bei Patientinnen und Patienten auf der Intensivstation, in: Abt-Zegelin, A. (Hrsg.): Fokus Intensivpflege. Hannover 2004, S. 17–65

Pinkert, C.: Das subjektive Erleben von Schlafstörungen bei Patientinnen und Patienten auf der Intensivstation, Masterarbeit Universität Witten/Herdecke

Plenter, C.: Ethische Aspekte in der Pflege von Wachkoma-Patienten, Hannover 2001

Plügge, H.: Der Mensch und sein Leib, Tübingen 1967

Powell, J.: Hilfen zur Kommunikation bei Demenz, Köln 2002

Prochaska, J.O.; Velicer, W:F.: The transtheoretical model of health behavior change, in: American Journal of Health Promotion 1997, 12 (1), 38–48

Rannegger, J.: Förderung des menschlichen Gleichgewichtssystems, Graz 1997

Reuß, M.; Maciejewski, B.: Lebensstil-Gruppen in Holländischen Pflegeeinrichtungen, in: Pro Alter, 2002; 3; S. 23–27

Reuther, S.: Mobilitätsbeeinflussende Faktoren bei Bewohner/innen in einem deutschen Alten- und Pflegeheim. Witten/Herdecke 2008, unveröffentlichte Masterarbeit

Riesner; C.: Versorgungsbedarfe der Familie mit Demenz im häuslichen Umfeld: Need-Assessment CarenapD (Care needs Assessment Pack for Dementia), in: Bartholomeyczik, S.; Halek, M.: Assessmentinstrumente in der Pflege, Hannover 2009, S. 123–137

Rüsing, D.: Ergebnisse der Evaluation der Pflegeoase Seniorenzentrum Bethanien, Solingen 2011, unveröffentlichter Zwischenbericht

Sachverständigenrat zur Begutachtung der Entwicklung im Gesundheitswesen: Kooperation und Verantwortung. Voraussetzungen einer zielorientierten Gesundheitsversorgung, Berlin 2007

Sacks, O.: Der Mann, der seine Frau mit einem Hut verwechselte, Reinbek 1987

Salomon, F.: Leben und Sterben in der Intensivstation, Lengerich 1991

Salomon, F.: Bewußtsein und Bewußtlosigkeit aus anästhesiologischer und intensivmedizinischer Sicht, in: Bewußtlos. verlag selbstbestimmtes leben, Düsseldorf 1994, S. 25–35

Salter, M.: Körperbild und Körperbildstörungen, Wiesbaden 1999

Schiff, A: Schlafförderung durch Atemstimulierende Einreibung bei älteren Menschen, Bern 2006

Schilder, P.: Das Körperschema, Berlin 1923

Schlichting, H.: Pflege als wesentlicher Bestandteil von Unterricht bei Schülern mit schwersten Behinderungen, Erfurt 2009, unveröffentlichte Dissertation

Schnell, M.: Zugänge zur Gerechtigkeit, Hannover 2001

Schnell, M.: Pflege und Philosophie, Bern 2002

Schnell, M.: Ethik und Anthropologie der Basalen Stimulation. In: Leib – Körper – Maschine, Düsseldorf 2003

Schönle, P. W.: Neurophysiologische Untersuchungen von extern nicht beobachtbaren Fähigkeiten (covert behavior) bei Patienten der Frührehabilitation. In: Symposium – Kuratorium ZNS, HVBG Hauptverband der gewerblichen Berufsgenossenschaften, S. 57–64

Schoppmann, S.: „Dann habe ich ihr einfach meine Arme hingehalten …" Zum Körperempfinden in Momenten des Entfremdungserlebens bei selbstverletzenden Frauen, Bern 2002

Schreier, M.; Volkert, D.; Bartholomeyczik, S.; Hardenacke, D.: Instrument zur Erfassung der Ernährungssituation in der stationären Altenpflege: PEMU, in: Bartholomeyczik, S.; Halek, M.: Assessmentinstrumente in der Pflege, Hannover 2009, S. 137–150

Schürenberg, A.: Die atemstimulierende Einreibung als einschlafförderndes Mittel in der Klinik. Verlag Zimmermann, Dorsten-Wulfen 1990

Schürenberg, A.: Beobachtungen von Berührungen innerhalb elementarer Pflegehandlungen, Witten 2006, unveröffentlichte Masterarbeit

Seitz, R. J.: Untersuchungen der menschlichen Hirnfunktion mit der Positron-Emissions-Tomographie, in: mta 7/1992, 4, S. 373–380

Simon, M. : Beschäftigungsstrukturen in Pflegeberufen: Eine Analyse der Entwicklungstrends im Zeitraum 1999–2009, in: Pflege & Gesellschaft 2011, 16 (4), S. 339–372

Smith, S. A.: Extended body image in the ventilated patient, in: Intensive care Nursing. 1989/5, S. 31–38

Sowinski, Ch.: Mit gemischten Gefühlen. Für den Umgang mit peinlichen und schamverletzenden Situationen gibt es keine Pflegestandards, in: Pflegen Ambulant, Nr. 2/00, April 2000, S. 16–20

Sowinski, Ch.: Lust und Frust in der Altenpflege. Bewältigungsstrategien für den Alltag, in: Altenpflegeforum Heft 4/1994, S. 97–109

Sporck, P.: Das Schlafbuch, Reinbek 2007, S. 84 ff.

Staedt, J.; Riemann, D.: Diagnostik und Therapie von Schlafstörungen, Stuttgart 2007, S. 132 ff.

Straub, M.: Ganzkörperwäsche auf der Intensivstation, unveröffentlichtes Manuskript

Straub, M.: Basale Stimulation als Möglichkeit zur Förderung der Wahrnehmung bei neurologischen Intensivpatienten, in: intensiv, 1996; 4; S. 160–169

Straus, E.: Vom Sinn der Sinne, Berlin 1956

Schwendner, D.: Musik in der Allgemeinanästhesie, in: Anästhesist 44. Jg., 1995, S. 743–754

Tacke, D.: Schlagartig abgeschnitten. Aphasie: Verlust und Wiedererlangung der Kontrolle, Bern 2006

Taubenberger, P.: Atemstimulierende Einreibung und O_2-Sättigung. Verlag Zimmermann, Dorsten-Wulfen 1992

Tavalaro, J.: Bis auf den Grund des Ozeans, Freiburg 1998

Urselmann, H.W.: „Störendes Schreien und Rufen" von alten Menschen mit Demenz in der stationären Altenpflege, Witten/Herdecke 2006, unveröffentlichte Masterarbeit

Urselmann, H.W.: Schreien oder Rufen von Menschen mit Demenz, Witten/Herdecke 2012, unveröffentlichte Dissertation

Vef-Georg, G.; Georg, J.: Mythos Orangenblütentee, NOVA 2009, 40, 11, S. 38–39

Walsh, M.; Ford, P.: Pflegerituale, Bern 2000

Watzlawick, P.; Beavin, J.-H.; Jackson, D. D.: Menschliche Kommunikation, Formen, Störungen, Paradoxien, 7. unveränderte Auflage, Bern 1969

Werner, B.: Konzeptanalyse Basale Stimulation, Bern 2002

Wied, S.: Farbräume, Bern 2001

Wierse, C.; Becker, St.: Eine Ganzkörperwäsche auf der Intensivstation, Erfahrungen mit der beruhigenden Ganzkörperwäsche auf zwei verschiedenen Intensivstationen. Verlag Zimmermann, Dorsten-Wulfen 1993

Zegelin, A. (Hrsg.): Sprache und Pflege, Wiesbaden 1997

Zegelin, A.: „Festgenagelt sein". Der Prozess des Bettlägerigwerdens, Bern 2005

Zieger, A.: Dialogaufbau in der Frührehabilitation mit hirnverletzten Komapatienten, in: Neander, K. D.; Meyer, G.; Friesacher, H. (Hrsg.): Handbuch der Intensivpflege. encomed Verlag, Landsberg 1993

Zieger, A.: Der neurologisch schwerstgeschädigte Patient im Spannungsfeld zwischen Bio- und Beziehungsmedizin, in: Intensivmedizin: 2002; 10; S. 261–274

Zieger, A.: Der schwerstgeschädigte neurologische Patient im Spannungsfeld von Bio- und Beziehungsmedizin, in: Intensiv, 2002, 10 (6), S. 26-1274

Zweig, S.: Schachnovelle, Frankfurt 1974

Sachregister

Die Autoren

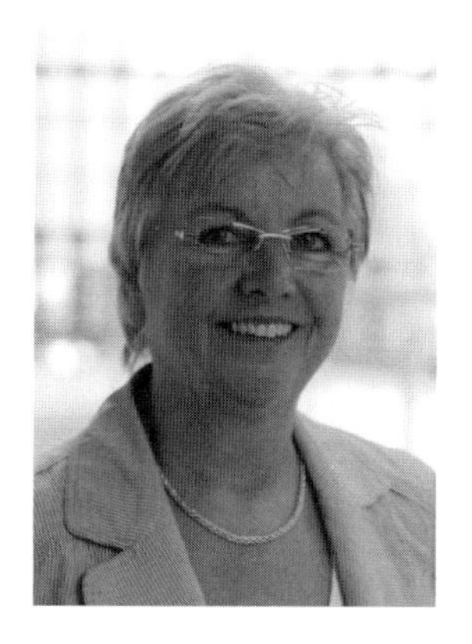

Christel Bienstein, Pflegewissenschaftlerin, Krankenschwester, arbeitete viele Jahre am Bildungszentrum des Deutschen Berufsverbandes für Pflegeberufe in Essen. Dort entwickelte sie eine zweijährige Weiterbildung für Pflegende, die besonders auf die unmittelbare Pflegepraxis ausgerichtet war (Pflegefachseminar). Innerhalb ihrer Fort- und Weiterbildungstätigkeit setzte sie sich mit dem Konzept der Basalen Stimulation auseinander und übertrug es in die Pflege. Seit Mitte der Achtziger Jahre bildet die Auseinandersetzung mit der Pflege von Menschen, die schwerste Wahrnehmungsbeeinträchtigungen aufweisen, einen ihrer Arbeitsschwerpunkte.

Seit 1994 leitet sie das Institut für Pflegewissenschaft der privaten Universität Witten/Herdecke gGmbH. Im Herbst 2003 übernahm sie eine Honorarprofessur an der Universität Bremen im Bereich Pflegewissenschaft. Im Rahmen ihrer wissenschaftlichen Tätigkeit forscht sie über verschiedene pflegerische Aspekte menschlicher Wahrnehmungsbeeinträchtigung. Weitere Informationen sind auf der Homepage der Uni Witten/Herdecke unter www.uni-wh.de zu finden.

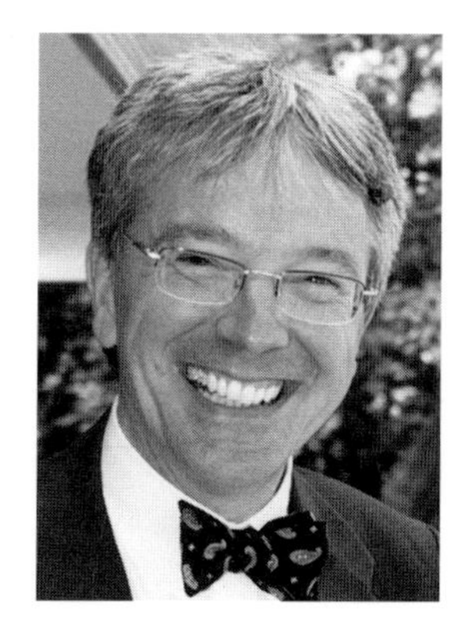

Andreas Fröhlich, Sonderpädagoge, arbeitete viele Jahre im Rehabilitationszentrum Landstuhl mit schwerst mehrfachbehinderten Kindern. Innerhalb eines fünfjährigen Forschungsprojekts entwickelte er dort das Konzept der Basalen Stimulation.

Nach einer Lehrstuhlvertretung an der Universität Mainz und einer Professur an der Pädagogischen Hochschule Heidelberg lehrt er von 1994 bis 2006 als Professor an der Universität Landau. Er veröffentlichte inzwischen eine Vielzahl von Büchern.

Seit Jahren arbeitet er eng mit Christel Bienstein zusammen. Gemeinsam entwickelten sie ein Pflegekonzept auf der Basis der Basalen Stimulation und sind in der Ausbildung von Pflegefachkräften sowie in der Initiierung von praxisrelevanten Forschungsprojekten tätig.

Anzeigen